Dr. Luc Swinnen

Der Vagusnerv-Effekt

GOLDMANN

Buch

Lange Zeit haben wir die Ursachen für Stress und Angsterkrankungen im Gehirn gesucht. Neuere Studien haben jedoch gezeigt, dass wir darüber hinausblicken müssen. Entscheidend ist dabei der Vagusnerv, der sich durch den gesamten Körper zieht und mit allen Organen verbunden ist. Kein Wunder also, dass wir Stress und Angst im ganzen Körper spüren. Doch über den Vagusnerv können wir unserem Körper auch positive Botschaften übermitteln. Dafür ist es entscheidend, mit anderen Menschen in Kontakt zu treten, denn die positiven Emotionen, die das soziale Miteinander auslöst, wirken aktivierend auf den Vagusnerv. Stressexperte Luc Swinnen übersetzt diese Erkenntnisse in ganz konkrete Werkzeuge. So können wir unsere Resilienz stärken, Ängste abbauen und stressbedingten Beschwerden ein Ende bereiten.

Autor

Dr. Luc Swinnen ist ein international anerkannter Experte auf dem Gebiet von Stress und Burn-out. Er versteht es hervorragend, wissenschaftliche Erkenntnisse einem breiten Publikum zu vermitteln. Von seinen Büchern wurden bereits Zehntausende Exemplare verkauft.

Dr. Luc Swinnen

DER VAGUS NERV EFFEKT

Stress und Ängste überwinden, Immunabwehr stärken

Aus dem Niederländischen
von Isabelle Brandstetter

GOLDMANN

Die niederländische Originalausgabe erschien 2021 unter dem Titel
»Activeer je nervus vagus. Een revolutionair antwoord op stress-
en angstklachten, trauma en een verminderde immuniteit«
bei Uitgeverij Lannoo, Tielt.

MIX
Papier | Fördert gute Waldnutzung
FSC® C014496

Penguin Random House Verlagsgruppe FSC® N001967

3. Auflage
Deutsche Erstausgabe Februar 2025

Redaktion: Birthe Vogelmann
Illustrationen: Tineke Vandenabeele
Umschlag: Uno Werbeagentur, München
Umschlagmotiv: AlphaStd/istock, Oleksandr Hurtovyi/istock,
© FinePic®, München
Satz: Uhl + Massopust, Aalen
Druck und Bindung: GGP Media GmbH, Pößneck
Printed in Germany
CH · CB
ISBN 978-3-442-22396-1

www.goldmann-verlag.de

Für Martine

»Was mich am Menschen in der westlichen Gesellschaft am meisten verwundert: Er opfert seine Gesundheit, um viel Geld zu verdienen. Dann opfert er sein Geld, um seine Gesundheit wiederzuerlangen. Und dann macht er sich so viele Sorgen um die Zukunft, dass er die Gegenwart nicht genießt. Folglich lebt er weder in der Gegenwart noch in der Zukunft. Er lebt, als würde er nie sterben – bis er stirbt, ohne je wirklich gelebt zu haben.«

DALAI LAMA

»Einst fragte eine Studentin die Anthropologin Margaret Mead: ›Was ist das erste Anzeichen von Zivilisation in einer Kultur?‹ Sie ging davon aus, dass sie über Angelhaken, Tontöpfe oder Schleifsteine spreche. Aber nein: Margaret Mead dachte kurz nach und antwortete dann: ›Ein verheilter Oberschenkelknochen.‹ In einer Gemeinschaft ohne moderne medizinische Versorgung braucht es etwa sechs Wochen Ruhigstellung, damit ein Oberschenkelbruch verheilen kann. Ein gebrochener und wieder verheilter Oberschenkelknochen ist somit der Beweis dafür, dass sich jemand um die verletzte Person gekümmert hat, für sie gejagt und Nahrung gesammelt hat, bei ihr geblieben ist, ihr körperlichen Schutz und menschliche Gesellschaft geboten hat, bis der Bruch verheilt war.

Mead erklärte, dass man dort, wo das Gesetz des Dschungels herrscht – the survival of the fittest –, keine verheilten Oberschenkelknochen findet. Das erste Anzeichen von Zivilisation ist also Mitgefühl, zum Ausdruck gebracht durch einen verheilten Oberschenkelknochen.«

IRA BYOCK

INHALT

4
AUF DER SUCHE NACH IHREN TRIGGERN UND GLIMMERN

5
DIE VERSCHIEDENEN VAGALEN ZUSTÄNDE ERKENNEN

6
DIE VAGUSBREMSE

7
DIE POLYVAGALTHEORIE IN DER PRAXIS

8
TRAUMA UND DIE POLYVAGALTHEORIE

9
EIN DYNAMISCHER BLICK AUF RESILIENZ UND IMMUNABWEHR

10
VERTIEFENDE ÜBUNGEN FÜR MEHR WIDERSTANDSFÄHIGKEIT

VORWORT

An einem sonnigen Tag im Tuileriengarten, einem Park im Zentrum von Paris, las ich auf einer ruhigen Bank zum ersten Mal Porges' Bücher über die wundersame Welt des Vagusnervs, unseres wandernden Nervs. Eine passende Kulisse, wie ich später erkannte. Denn wenn wir diesen Vagusnerv, der durch unseren ganzen Körper verläuft, angemessen behandeln, verwandeln wir unser Leben in einen Quell der Begeisterung voller Möglichkeiten, geprägt von Ruhe, Gelassenheit, Sanftmut und vor allem Verbundenheit mit anderen Menschen. Eine vielfältige Welt. Eine freundliche, verbundene Welt. Denn Netzwerke im Gehirn bilden Netzwerke in der Welt.

Dass wir, der *Homo sapiens*, die Evolutionsgeschichte überlebt haben, verdanken wir nicht unserer körperlichen Stärke oder unserer Anpassungsfähigkeit, sondern unserer Freundlichkeit. Das ist die Geschichte, die ich in diesem Buch erzählen möchte. Sie ist wissenschaftlich belegt und durch Fakten untermauert. Darauf gehe ich in einigen Kapiteln ein. Doch den Schwerpunkt lege ich auf praktische Ansätze. Ich möchte zeigen, wie ein tieferes Verständnis des Vagusnervs uns helfen kann, besser mit Bedrohungen, Stress und Traumata umzugehen – und wie wir durch gezielte Interventionen unsere Widerstandsfähigkeit und Immunkräfte ebenso steigern können wie unsere Kreativität und Entscheidungsfreude. Kurzum: Im Vagusnerv liegt der Schlüssel zu einem erfüllten Leben im 21. Jahrhundert.

Es ist eine lange Geschichte geworden, doch das Schreiben dieses Buches hat mir große Freude bereitet. Neben grundlegenden Informationen und Übungen bietet es auch eine kurze Einführung in verschiedene neue Forschungsgebiete. Beim Schreiben habe ich einige Freunde hinzugewonnen, die seitdem mein Leben bereichern. Ich konnte Zusammenhänge mit zahlreichen anderen Bereichen der Forschung herstellen, etwa der Herzkohärenz, der Emotionslandschaft, vielfältigen Meditations- und Atemtechniken, der Vagusbremse, der Welt der Metaphern, Selbstmitgefühl, *Deep Listening*, psychologischer Sicherheit und dem Umgang mit Autismus. Ich hatte die Gelegenheit, wahre Fachleute aus diesen Bereichen zu treffen. Nun hoffe ich, dass Sie bei der Lektüre dieses Buches ebensolche Freude empfinden wie ich bei den Begegnungen mit all diesen Menschen.

Dieses Werk gibt Ihnen Einblicke in die faszinierende Funktionsweise unseres Gehirns. Vielleicht wissen Sie bereits, dass dort Millionen von Neuronen zusammenarbeiten und komplexe, feinmaschige Netzwerke bilden. Diese Verbindungen sind unglaublich spannend, insbesondere weil sie uns die Möglichkeit bieten, widerstandsfähiger im Leben zu stehen. Wir sind zu viel mehr imstande, als wir uns je erträumt haben. Ich bin überzeugt, dass die Wissenschaft bisher nur einen Zipfel des Schleiers lüften konnte, doch bereits heute haben wir Zugang zu Techniken und Übungen, die es uns ermöglichen, die Netzwerke in unserem Gehirn optimal arbeiten zu lassen. Wir können kreativer mit der Welt um uns herum interagieren, unser bestmögliches Lebensumfeld schaffen, unsere Konzentration und Motivation steigern – und vor allem können wir lernen, wirklich zur Ruhe zu kommen. Raus aus dem Hamsterrad. Das erfordert einiges an Übung, aber es ist machbar.

In den ersten beiden Kapiteln dieses Buches beschreibe ich die wichtigsten Grundbausteine unseres Gehirns. Was sind Neuronen und wie bilden sie Netzwerke? Wie unterscheiden sich unser Online- und Offline-Gehirn und weshalb sind beide unentbehrlich? Im dritten Kapitel gehe ich darauf ein, was Sie selbst tun können, um Ihr Offline-Gehirn fit und gesund zu halten. Anschließend lernen Sie den Vagusnerv kennen, den wandernden Nerv, der es uns Menschen ermöglicht, über Netzwerke miteinander in Verbindung zu treten. Denn der Mensch ist ein Rudeltier, und das bringt Vor- wie Nachteile mit sich. Darauf gehe ich im fünften Kapitel ausführlicher ein. Zum Schluss gebe ich Ihnen noch einige allgemeine Tipps für ein gesundes und vitales Gehirn.

Ich wünsche Ihnen viel Freude beim Lesen!

EINLEITUNG

Descartes' Irrtum

»Eine Reise von 1 000 Meilen beginnt mit dem ersten Schritt.«

LAOZI

Als Arzt und Statistiker habe ich einen Großteil meines Lebens mit der Untersuchung und Behandlung körperlicher Beschwerden zugebracht. Intuitiv wurde mir bald klar, dass ein rein wissenschaftlicher Ansatz nicht ausreicht, um zu helfen. Die Menschen hatten immer auch Bedarf an vorbeugenden Maßnahmen und der Bewältigung psychischer Probleme. Früher nannte man das noch »Psychosomatik«. Schon dieser Begriff zeigt, dass der Schwerpunkt auf den körperlichen Beschwerden und »echten« Krankheiten lag, die Menschen erleiden. Doch dieses Modell war eindeutig unzureichend.

Viel zu lange stützte sich die Medizin auf Descartes' Grundsatz: »Ich denke, also bin ich.« Ärztinnen und Ärzte lebten in der Illusion, dass sich alle Beschwerden rational erklären lassen. Schlimmer noch: Fand man keine rationale Erklärung, wurden die Patientinnen und Patienten schnell nicht mehr für voll genommen. Ich habe eine Weile als Versicherungsmediziner gearbeitet. Dabei wuchs meine Erkenntnis, dass Menschen auch eine Seele haben – und dass es wichtig ist, diese in der Medizin zu berücksichtigen. Leider wimmelte es in der Versicherungswelt noch von Bezeichnungen wie »Nutznießer« und »Rentnerkrankheit«.

Erfreulicherweise hat in den letzten Jahren ein deutliches Umdenken stattgefunden. So wird beispielsweise dem biopsychosozialen Gesundheitsmodell allmählich mehr Aufmerksamkeit geschenkt. Während die Medizin Körper und Geist früher als getrennte Bereiche betrachtete, wissen wir heute dank wissenschaftlicher Studien, dass Geist und Körper durch die Neurochemie (Stoffe im Gehirn) eng miteinander verbunden sind. Das erklärt, weshalb sich Veränderungen unseres körperlichen Befindens auch auf unsere geistige und emotionale Gesundheit auswirken und umgekehrt. Psychologische Probleme wie Ängste können Veränderungen im Gehirn sowie im gesamten Körper hervorrufen. Auch unsere Beziehungen zu anderen Menschen können sich auf unsere Gesundheit auswirken. Indem wir untersuchen, wie sich all diese Faktoren gegenseitig beeinflussen, erschließen wir Möglichkeiten zur Verbesserung unserer physischen und psychischen Gesundheit und unseres Wohlbefindens.

Diese neue Sichtweise kommt auch in der Definition von »Gesundheit« der Weltgesundheitsorganisation zum Ausdruck, nämlich als »Zustand des vollständigen körperlichen, geistigen und sozialen Wohlbefindens und nicht nur als Freisein von Krankheit und Gebrechen«.

Mit anderen Worten: Lag der Schwerpunkt früher auf der Bekämpfung körperlicher oder psychischer Symptome durch bestimmte Therapien und/oder Medikamente, so denken Ärztinnen und Ärzte heute viel breiter. Es geht nicht mehr um Biologie *oder* Psychologie, sondern um das Zusammenspiel von beiden. Darüber hinaus ist auch der soziale Kontext von Belang für das Befinden der Patienten. Warum sonst ist die Beziehung zwischen Arzt oder Ärztin und Patient oder Patientin so wichtig und warum kann der Kontakt zu anderen Betroffenen so heilsam sein?

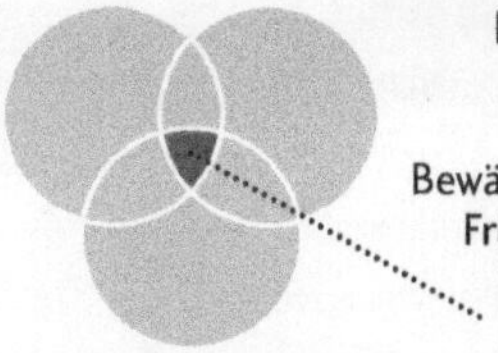

ABBILDUNG 1. Biopsychosoziales Gesundheitsmodell

Für mich persönlich kam der große Wendepunkt, als ich auf Anregung des belgischen Nationalen Forschungsinstituts für Arbeitsbedingungen und der damaligen belgischen Ministerin für Beschäftigung und Arbeit Miet Smet an einer groß angelegten Studie zu den Folgen von Stress mitwirken durfte. Wir hatten die Gelegenheit, 24 000 Dossiers auszuwerten und unzählige Belgierinnen und Belgier aus allen gesellschaftlichen Schichten zu befragen. Das Ziel der Studie: den Rahmen für eine bessere Stressprävention abstecken. Wir konnten die immensen Auswirkungen von Stress und Krankheitsausfällen zahlenmäßig nachweisen – sowie die Zusammenhänge mit Alter, Geschlecht, Bildung, Lebensereignissen, Bewältigungsverhalten und spezifischen Umständen der Arbeitssituation. In diesem Moment wurde mir klar, dass Descartes sich geirrt hatte: Körper und Geist sind untrennbar miteinander verbunden.

Bestätigung fand ich unter anderem in den Büchern des Neurologen Antonio Damasio. Er argumentiert, dass Gefühl und Verstand nicht voneinander losgelöst sind, sondern zusammenhängen. Als Beispiel für den Einfluss des Körpers auf den menschlichen Geist führt Damasio unter anderem die Geschichte von Phineas Gage an. Gage war ein freundlicher, engagierter Eisenbahnarbeiter im US-Bundesstaat Vermont. 1848 geriet sein Leben völlig aus den Fugen, als für den Bau einer neuen Eisenbahnlinie Felsbrocken gesprengt werden mussten. Dazu bohrten Gage und seine Kollegen Löcher in die Felsen und füllten sie mit Schwarzpulver und einer Zündschnur. Darauf kam eine Schicht aus Sand. Just als Gage den Sand mit einer Eisenstange festdrücken wollte, rief ein Kollege seinen Namen. Gage drehte sich um und stieß mit der Stange gegen die Felswand. Die Folge: ein Funke, der zu einer Explosion führte, durch deren Wucht die Eisenstange den Kopf – und das Gehirn – des unglücklichen Phineas durchbohrte. Er überlebte den Unfall, doch der brave Eisenbahner wurde zu einem Fantasten, der reichlich Lügen verbreitete und hemmungsloses Verhalten an den Tag legte.

Wie lassen sich diese plötzlichen Verhaltensänderungen erklären? Dazu müssen wir einen Blick in den Kopf des armen Phineas werfen. Die Eisenstange hatte nur den vorderen Teil seines Gehirns verletzt, genauer gesagt den präfrontalen Cortex. Dieser Teil des Frontallappens der Großhirnrinde filtert und sortiert normalerweise die vielen Reize, die täglich auf das menschliche Gehirn einprasseln, doch bei Gage war diese Funktion nun gestört. Zahllose Eindrücke drangen ungefiltert zu ihm durch und lösten Handlungsimpulse aus. So wurde aus dem braven Mann ein aggressiver Störenfried und betrunkener Taugenichts.

Descartes hatte also unrecht: Die Geschichte von Phineas Gage lehrt uns, dass man mit einer Hirnschädigung zwar leben kann, aber mitunter nur sehr eingeschränkt denken kann. Ähnliche Phänomene beobachten wir bei Männern und Frauen, deren Gehirn durch ein physisches oder psychisches Trauma schwer beschädigt wurde. Nach einem Stadium der Immobilität entwickelt sich bei diesen traumatisierten Menschen oft Impulsivität: Es fällt ihnen schwer, sich an neue Gegebenheiten anzupassen, sie erleben Angst- oder Wutanfälle und verhalten sich manchmal ungezügelt.

Mit diesem Buch möchte ich dort anknüpfen, wo ich mein letztes Buch *Rust voor je brein* (»Ruhe für Ihr Gehirn«) beendet habe. Darin habe ich bereits sehr knapp die Polyvagaltheorie von Stephen Porges vorgestellt und die Bedeutung des Vagusnervs, des »wandernden Hirnnervs« erwähnt. In diesem neuen Buch möchte ich weiter in die Tiefe gehen und nicht nur zeigen, welch großen Einfluss der Vagusnerv auf Ihr allgemeines (physisches und psychisches) Befinden hat, sondern auch, wie Sie ihn selbst aktivieren und damit Ihre Gesundheit stärken können.

Wichtig zu wissen ist, dass wir alle mit einem Nervensystem ausgestattet sind, das Reize von unserem Gehirn zu all unseren anderen Organen weiterleitet. Dieses Nervensystem funktioniert wie der »Ausguck« auf einem Schiff, der den Horizont nach Gefahren oder Zeichen von Sicherheit absucht. Unser wandernder Nerv ist an dieser Aufgabe besonders stark beteiligt. Den ganzen Tag über, und auch nachts während wir schlafen, senden unser Körper, unsere Umwelt und die Menschen um uns herum Signale von Sicherheit oder Gefahr an die Schaltzentralen in unserem Gehirn. Dort werden die Signale entschlüsselt und in Berichte übersetzt. Wenn große Gefahr droht, können wir in eine Starre verfallen und sozusagen einfrieren *(freeze)*. Wir können aber auch die Flucht ergreifen *(flight)* oder aktiv auf die Gefahr zugehen *(fight)*.

Diese Reaktionen sind evolutionsbiologisch zu erklären. In der Urzeit war das Erstarren etwa eine bewährte Technik. Viele wirbellose Tiere stellten sich im Angesicht großer Gefahren tot. Ihr Stoffwechsel verlangsamte sich, sie spürten keinen Schmerz und standen nicht mehr in Kontakt mit ihrer Umwelt. Für sie erwies sich diese Freeze-Reaktion als recht effizient: Die Chancen standen gut, dass sie nicht als Leckerbissen angesehen wurden und somit am Leben blieben. Etwas später in der Evolution kamen zwei weitere Reaktionen hinzu: Entweder flüchtete das Tier, das sich in Gefahr befand, oder es wählte den Angriff als die beste Verteidigung.

Auch wenn wir heute in einer ganz anderen Zeit und unter ganz anderen Umständen leben, sind diese drei Grundreaktionen noch immer in unserem Gehirn verankert. Die Freeze-Reaktion, das Verfallen in Immobilität, sehen wir sehr häufig bei Opfern von sexuellem Missbrauch. Ihr Überlebensinstinkt lässt sie erstarren (mit der perfiden Folge, dass ihnen im Nachhinein vorgeworfen wird, sie hätten sich zumindest verteidigen müssen).

Die Kampf-oder-Flucht-Reaktion ist Ihnen wahrscheinlich bekannt, auch wenn wir heutzutage meist nicht mehr im wörtlichen, sondern im übertragenen Sinne fliehen oder kämpfen. Stellen Sie sich zum Beispiel ein streitendes Pärchen vor: Die Wahrscheinlichkeit ist groß, dass sich die beiden entweder anschreien (fight) oder einander stur ignorieren und anschweigen (flight).

Wussten Sie, dass uns die Evolution – neben Erstarren und Fliehen oder Kämpfen – noch mit einer weiteren Möglichkeit zum Umgang mit Bedrohungen gesegnet hat? Nach dem Motto »gemeinsam sind wir stark« suchen wir bei drohender Gefahr Kontakt und Anschluss. Und hier kommt unser berühmter Vagusnerv ins Spiel.

Wir alle gehören der Art Homo sapiens an. Diese menschliche Spezies überlebte die natürliche Auslese, während ihr direkter Konkurrent, der Neandertaler, aus dem Rennen ausschied. Das ist durchaus erstaunlich, denn letzterer war stärker, weniger schmerzempfindlich und von robusterer Statur. Außerdem war er ziemlich clever: Neandertaler hatten ausgeklügelte Werkzeuge und Waffen. Oft werden sie als primitive Rohlinge dargestellt, doch archäologische Funde widerlegen dieses Bild. Neandertaler waren nicht nur stark, sondern auch klug und geschickt. Sie erfanden nützliche Werkzeuge und effektive Waffen, die sie zu guten Jägern machten. Man sollte meinen, dass der Neandertaler dem vergleichsweise unbeholfenen Homo sapiens weit überlegen war. Die Wahrheit sieht anders aus.

Der Homo sapiens ist nicht der stärkste oder klügste der Gattung Mensch – und dennoch gewann er das evolutionäre Wettrennen. Und zwar, weil er einen entscheidenden Vorsprung gegenüber seinem engsten Konkurrenten hatte: Er war freundlich. Sie haben richtig gelesen: Der Homo sapiens hat die Welt erobert, weil er der freundlichste aller Menschen war. Er konnte mit allen reden, sogar mit völlig Fremden. Er war in der Lage, die Emotionen anderer zu lesen und seine eigenen Emotionen mithilfe des Nervensystems anderer zu regulieren. Dieser Mechanismus heißt Co-Regulation. Die Fähigkeit zur Co-Regulation entstammt unserem wandernden Nerv.

Schon seit vielen Jahren wird angenommen, dass soziale Kontakte einen wichtigen Schutz vor Stress bieten. Mittlerweile wissen wir auch, wie dieser Zusammenhang funktioniert. Die faszinierende Geschichte dahinter möchte ich in diesem Buch erzählen. Es ist eine Geschichte mit vielen Verzweigungen. Ich schreibe über unser Nervensystem, über Angst und Trauma, über Flexibilität und Resilienz. Ich bringe Ihnen den Vagusnerv, die Polyvagaltheorie, Trigger und Glimmer nahe. Vor allem aber zeige ich Ihnen, wie Sie all diese Erkenntnisse in die Praxis umsetzen und Ihren Vagusnerv mit einigen sehr einfachen Techniken und Übungen aktivieren können. Ich zeige Ihnen die Kraft Ihrer Atmung, der Meditation und der Herzrhythmuskohärenz.

Ich hoffe, Ihnen auf diese Weise einige hilfreiche Werkzeuge an die Hand zu geben, die Ihnen den Weg zu einem gesünderen und glücklicheren Leben ebnen. Erleben Sie manchmal extreme Angstzustände? Zweifeln Sie an sich selbst? Haben Sie mit einem Trauma zu kämpfen? Fühlen Sie sich schnell überreizt? Wünschen

Sie sich mehr Kontrolle über Ihre Atmung, Verdauung oder Herzfrequenz? Möchten Sie Ihre Immunabwehr stärken? Oder interessiert Sie ein neuer Blick auf das Thema Widerstandsfähigkeit? Dann sind Sie beim Vagusnerv an der richtigen Adresse.

WIE SIE DIESES BUCH AM BESTEN LESEN

Dieses Buch gliedert sich in drei Teile. In den ersten beiden Kapiteln fasse ich einige wichtige Erkenntnisse zum menschlichen Gehirn und Nervensystem zusammen. Dann erörtere ich die Polyvagaltheorie und ihre Bedeutung für Immunität, Resilienz, Wohlbefinden, soziale Kontakte und Traumabewältigung. Zum Schluss folgen einige praktische Beispiele, Übungen und Tipps.

Damit dieses Buch für ein breites Publikum lesenswert ist, verzichte ich weitestgehend auf wissenschaftlichen Fachjargon. Allen, die auf der Suche nach spezialisierter und vertiefender Literatur sind, empfehle ich die Bücher von Stephen Porges und Deb Dana. Wer eine verständliche Zusammenfassung der Polyvagaltheorie sucht und vor allem wissen möchte, wie sich die daraus gewonnenen Erkenntnisse im eigenen Leben umsetzen lassen, für den ist dieses Werk genau das Richtige.

Bitte beachten Sie, dass dieses Buch keine ärztliche Behandlung ersetzen kann. Wenn Sie Beschwerden haben oder sich Sorgen um Ihre Gesundheit machen, sollten Sie immer einen Arzt oder eine Ärztin um Rat bitten. Dieser Text basiert auf aktuellen wissenschaftlichen Forschungsergebnissen, aber die Polyvagaltheorie steckt noch in den Kinderschuhen und unser Wissen über den Vagusnerv dürfte sich in den kommenden Jahren deutlich erweitern. Daher werden einige der in diesem Buch beschriebenen Einsichten in Zukunft vielleicht ergänzt und angepasst.

1

Wie Stress für und gegen uns arbeitet

Ein Springbock grast in der Savanne. Plötzlich wittert das Tier einen Löwen, der sich heranschleicht. Für den Bruchteil einer Sekunde bleibt der Springbock wie gelähmt stehen. All seine Muskeln spannen sich an, sein Herz schlägt schneller und seine Atmung wird flach. Dann rennt er davon – um sein Leben, denn bei dem Löwen sind alle Reflexe auf Angreifen, Töten und Fressen ausgerichtet. Der Magen-Darm-Trakt des Löwen bereitet sich bereits auf das Verschlingen und Verdauen von frischem Fleisch vor. Sein Speichelfluss wird angeregt und bestimmte Stoffe werden in den Verdauungstrakt abgegeben. Beim Springbock passiert genau das Gegenteil: Das Tier verspürt keinen Hunger mehr, sein Blutzuckerspiegel und Blutdruck steigen und seine Herzfrequenz nimmt zu. Das ändert sich erst, wenn die Gefahr vorüber ist. Dann kommt das Tier wieder zur Ruhe.

Stress war ursprünglich ein Lebensretter. Er kann auch heute noch ein mächtiger Verbündeter sein, der uns Höchstleistungen erbringen und wachsam auf Gefahren reagieren lässt. Akuter Stress wirkt stimulierend und ermöglicht es uns, anders zu handeln als sonst. Er spornt zu Veränderungen an, lässt uns Neues lernen und fördert unsere Selbsterkenntnis und Selbsteinsicht. Zu viel und anhaltender Stress sind jedoch gesundheitsschädlich.

Zahlreiche Einflüsse können uns in einen Stresszustand versetzen. Dazu gehören psychische Stressoren, körperliche Stressoren (wie Krankheit oder Trauma) und physikalische Stressoren (wie Lärm oder helles Licht).

Die Biologie von Stress

Wie registriert unser Körper Stress? Etwas oberhalb des Hirnstamms liegt der Hypothalamus, der mit der Hypophyse verbunden ist. Diese heißt auch Hirnanhangdrüse. Sie steuert eine Reihe von Hormonsystemen in unserem Körper. Über das limbische System reguliert der Hypothalamus die Aktivitäten der Hypophyse und des autonomen Nervensystems, welches über alle lebensnotwendigen Grundfunktionen wacht. Darüber hinaus greift der Stressmechanismus auch in unser Immunsystem ein, das uns vor den Auswirkungen verschiedenster Fremdstoffe schützt und Mikroben und Viren in Schach hält. All diese Systeme treten in Stresssituationen in Aktion.

Die Signale, die permanent auf uns einprasseln, werden in unserem Gehirn laufend analysiert. Wenn unsere Hirnrinde einen Reiz als Gefahr bewertet, wird eine emotionale Reaktion ausgelöst: Angst oder Stress.

Die Hirnrinde benötigt viel Energie und arbeitet fünfmal langsamer als unser Hirnstamm und unser Nervensystem. In besonders gefährlichen Situationen oder bei traumatischen Ereignissen erfolgt der Handlungsimpuls daher manchmal schlicht zu spät. Um so schnell wie möglich reagieren zu können, ohne eine bewusste Entscheidung zu treffen, braucht es also noch weitere Strukturen in unserem Nervensystem.

Auf diese Strukturen gehe ich im nächsten Kapitel ein. Zunächst möchte ich Sie mitnehmen in den ältesten Teil unseres Gehirns, der auch »Reptiliengehirn« genannt wird. Dieser Teil unseres Gehirns und Nervensystems hat die Aufgabe, uns als Individuen und als Spezies zu erhalten. Kurz gesagt: Unser Reptiliengehirn will überleben. Es gilt Nahrung zu beschaffen, Gefahren zu erkennen und sich rechtzeitig in Sicherheit zu bringen, sich fortzupflanzen, ein gutes Territorium zu finden und es zu verteidigen.

Wenn ein bedrohlicher Reiz auf uns einwirkt, schlägt unser Reptiliengehirn sofort Alarm. Unser inneres Stresssystem wird aktiviert. In den ersten Sekunden einer Stressreaktion erstarren wir. Für einen Moment sind wir wie am Boden festgefroren (freeze). Dann treffen wir automatisch die – hoffentlich – richtige Entscheidung: Kampf oder Flucht (fight or flight). All das muss rasend schnell gehen. Wir entscheiden, ohne nachzudenken, im Bruchteil einer Sekunde. Deshalb erkennen wir Gefahren auch schneller als sichere Situationen: Wer eine Sekunde zu spät reagiert, ist ein gefundenes Fressen für ein Raubtier. Doch dieses System hat auch eine Schattenseite. Weil wir so sehr auf Gefahren fixiert sind, kommt es uns vor, als würden uns überall Bären auflauern. Wir sehen eher Risiken als Lösungen. In dieser Hinsicht sind wir Menschen geborene Unheilspropheten. Kein Wunder, dass wir kollektiv zum Grübeln neigen. Zum Glück gibt es Möglichkeiten, unser Reptiliengehirn zu überlisten. Dazu später mehr. Erst möchte ich Ihnen einen tieferen Einblick in unseren Körper und die geheimnisvollen Botenstoffe geben, die eine wichtigere Rolle spielen, als Sie vielleicht denken: unsere Hormone.

Stresshormone

Unmittelbar zu Beginn eines Stressmoments werden mehrere Hormone ausgeschüttet. So wird in den orthosympathischen Nervenenden der Nebennieren Adrenalin freigesetzt. Noradrenalin wiederum wird von den sympathischen Nervenenden anderer Organe produziert. Beide Hormone sind an der Regulierung des Blutdrucks beteiligt. Sie versetzen unseren Körper in erhöhte Alarmbereitschaft, machen uns bereit für Kampf oder Flucht.

Auch Cortisol ist ein Stresshormon. Es wird in einem späteren Stadium der Stressreaktion ausgeschüttet. Cortisol sorgt dafür, dass unser Körper den Energieverlust wieder ausgleichen kann. Dazu wird Glukose gebildet, die uns Energie liefert. Diese Energie wird verwendet, um den Körper wieder in seinen »Normalzustand« zurückzuversetzen.

Mit anderen Worten: Kurze Stressmomente können wir problemlos bewältigen. Wir befinden uns vorübergehend in einem Zustand höchster Wachsamkeit und Erregung, doch dann kehrt wieder Ruhe ein. Leider ist das nicht der Fall, wenn wir unter Dauerstress stehen. Der Körper sendet dann alle möglichen Alarmsignale aus: körperliche Symptome wie Kopfschmerzen, Verspannungen oder Abgeschlagenheit, aber auch emotionale Stresssignale wie Angst, Gereiztheit oder depressive Verstimmungen. Außerdem erleben wir gewisse kognitive Stresssymptome wie Zerstreutheit oder Grübelei. Es kann sogar zu Verhaltensänderungen kommen: Wer über längere Zeit hinweg Stress empfindet, isoliert sich womöglich von anderen, greift zu Rauschmitteln, verliert sich vielleicht in einer Sucht.

KÖRPERLICHE STRESSSIGNALE	EMOTIONALE STRESSIGNALE
Kopfschmerzen, Migräne, Schlafprobleme	Angst
Verschwommenes Sehen, Schwindel, Ohrensausen	Reizbarkeit und Aggression
Muskel- und Rückenschmerzen	Feindseligkeit
Herzrasen	Wutanfälle
Engegefühl oder Schmerzen im Brustbereich	Empfindlichkeit
Magen- und Darmbeschwerden	Anspannung
Appetitschwankungen	Unruhe
Ermüdung	Depressive Verstimmungen
Hyperventilation	Gefühl der Wertlosigkeit
	Hilflosigkeit

KOGNITIVE STRESSSYMPTOME	VERHALTENSÄNDERUNGEN
Vergesslichkeit	Soziale Isolation
Zerstreutheit	Zynismus
Grübelei	Kontrollzwang
Konzentrationsprobleme	Rauschmittelkonsum und Sucht
	Mobbing und aggressives Verhalten, Manipulation

ABBILDUNG 2. Stresssignale und -symptome

Unsere Stresshormone sind äußerst nützlich. Wir haben es Adrenalin und Cortisol zu verdanken, dass unser Körper in der Lage ist, schnell auf potenzielle Bedrohungen zu reagieren. So können wir das Schlimmste meist verhindern. Doch manchmal machen unsere Hormone uns etwas vor. Sich Schwierigkeiten oder Gefahren nur vorzustellen, kann den Cortisolspiegel im Blut schon in die Höhe treiben. Das bedeutet, dass wir auch Stress erfahren durch Dinge, die nicht tatsächlich passieren, sondern die sich nur in unseren Gedanken abspielen. Wer sich einredet »Ich weiß jetzt schon, dass ich versagen werde, ich bin nicht gut vorbereitet«, kann in eine gewaltige Stresssituation geraten – nur wegen dieser negativen, tadelnden, kritischen Stimme im eigenen Kopf.

GIFT FÜR DAS GEHIRN

Anhaltend hohe Cortisolwerte sind Gift für das Gehirn: Sie zerstören die Verbindungen zwischen den Gehirnzellen.

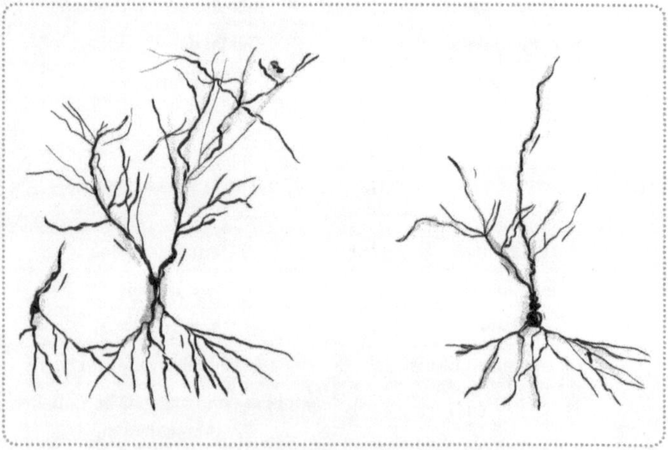

ABBILDUNG 3. Schäden durch Cortisol: eine Hirnzelle vor und nach der Aufnahme von Cortisol

Die obige Abbildung zeigt eine Gehirnzelle vor und nach einer Langzeitexposition. Durch die hohe Dosis an Cortisol verfügt die betroffene Zelle über weit weniger Verbindungen zu anderen Gehirnzellen. Doch zum Glück können wir diesen Zustand wieder rückgängig machen. Unser Gehirn ist widerstandsfähig und formbar. Es kann beschädigte Verbindungen bis zu einem gewissen Grad reparieren. Hält der Stress jedoch zu lange an, entsteht ein bleibender Hirnschaden, der sogar zu Demenz führen kann.

Wir wissen, dass Menschen nach schweren Traumata ihr Leben lang unter körperlichen Beschwerden leiden und unangenehme Träume und Flashbacks haben können. Das liegt unter anderem daran, dass die Struktur ihres Gehirns durch die anhaltende Gefahr oder das Trauma verändert wurde. Wir sprechen in solchen Fällen auch vom posttraumatischen Stresssyndrom. Ich komme im weiteren Verlauf dieses Buches auf den Umgang mit solchen Traumata zurück.

Nach dem Stressgipfel

Stellen Sie sich vor, Sie sind auf der Autobahn unterwegs. Plötzlich sehen Sie ein Auto, das mit 70 Kilometern pro Stunde auf der mittleren Spur tuckert. Sie reagieren sofort, bremsen und weichen notfalls aus. Zum Glück waren Sie aufmerksam und alles ist noch mal gutgegangen. Doch auch eine halbe Stunde später schlägt Ihnen das Herz noch bis zum Hals, Ihr Mund ist trocken, Ihre Atmung schnell und flach. Sie erleben eine verzögerte Stressreaktion.

Wenn in Ihrem Körper Cortisol oder Adrenalin freigesetzt wird, spannen sich Ihre Muskeln an. Ihre Verdauung funktioniert nicht mehr richtig, Ihre Pupillen weiten sich, Ihr Herz beginnt zu rasen, Ihre Atmung wird schneller, Ihr Blutdruck steigt. Zucker wird in Ihr Blut abgegeben und es gerinnt schneller. All das sind automatische Vorgänge, die Ihren Körper auf Kampf oder Flucht vorbereiten.

Diese Energie kann sich nicht immer weiter in Ihrem Körper aufstauen. Energie muss genutzt werden, sonst drohen Probleme – das ist ein Naturgesetz. Wenn Ihr entfernter Großonkel gerade mit einem echten Bären gekämpft hat, ist er die angesammelte Energie losgeworden, aber wenn Sie nur auf die Bremse treten mussten, wie in meinem Autobahnbeispiel, jagt der Stress weiter durch Ihren Körper. Daher auch das Herzrasen und der trockene Mund.

Nach einer solch direkten Konfrontation mit einer realen Gefahr – das Auto hätte Ihnen unter Umständen genauso viel Schaden zufügen können wie der Bär Ihrem Vorvorfahren – spüren Sie in der Regel, dass sich die aufgestaute Energie aus Ihrem Körper entladen muss. Vielleicht fahren Sie rechts ran und atmen ein paarmal tief ein und aus, oder Sie gehen spazieren, um sich von dem Schreck zu erholen. Dadurch lässt der Stress wieder nach.

Doch es gibt noch ganz andere Auslöser von Stress. Sie sind meist weniger spektakulär als ein Beinaheunfall, aber manchmal umso gefährlicher. Es sind Faktoren wie ständiger Zeitdruck, schwierige Beziehungen zu Hause oder am Arbeitsplatz, Ungewissheiten und Zweifel … Unterschwellig sind diese chronischen Formen von Stress ständig vorhanden, wodurch Ihr Stresssystem immer aktiv ist. Das macht es schwierig, zu entspannen.

Wer nicht mehr (ausreichend) zur Ruhe kommt, kann Krankheiten wie Magengeschwüre, Herzerkrankungen oder Burn-out entwickeln, doch auch viele andere Beschwerden können durch Stress mitverursacht oder verschlimmert werden.

WIE VERHÄLT ES SICH MIT TRAUMA?

Wenn man weiß, dass »normaler« chronischer Stress bereits erhebliche Schäden verursacht, kann man sich ansatzweise vorstellen, welch gravierende und bleibende Auswirkungen komplexe Traumata auf Körper und Geist haben können. Die Stressreaktion ist dann so stark, dass sie mitunter ein Leben lang anhält. Wie die Erforschung unseres Nervensystems zeigt, gehen solche Traumata oft mit emotionalen Problemen, Immobilisation, Burn-out und sogar dissoziativen Störungen einher. Eine Dissoziation wird häufig auch von Schuld- und Schamgefühlen begleitet.

Sich schuldig fühlen wegen einer Situation, die man nicht beeinflussen kann: Schlimmer geht es kaum. Trauma ist ein unterschätztes Problem, dem viel zu wenig Aufmerksamkeit geschenkt wird. Zudem sind Traumata nicht einfach zu behandeln. Es braucht spezialisierte Unterstützung – und Zeit, sehr viel Zeit. In den letzten Jahrzehnten wurden jedoch große Fortschritte erzielt, unter anderem dank der Polyvagaltheorie von Stephen Porges, auf die ich in Kapitel 8 ausführlicher zurückkomme.

Das Yerkes-Dodson-Gesetz

In seinem 1961 erschienenen Buch *Die Leistungsgesellschaft* beschreibt der US-amerikanische Psychologe David McClelland drei wesentliche Bedürfnisse, die Menschen motivieren: Erfolg, Macht und Zusammengehörigkeit. Menschen streben nach Erfolg und sie benötigen positives Feedback von anderen. Sie möchten einen bestimmten Status erlangen – und ihnen ist wichtig, akzeptiert zu werden.

Dabei kann Stress ein Verbündeter sein. Inwiefern eine Person in der Lage ist, eine Aufgabe zu bewältigen – und damit eine Leistung zu erbringen, die unter Umständen einen gewissen Status mit sich bringt –, hängt häufig auch von ihrem Stressniveau ab. Yerkes und Dodson, zwei Pioniere in der Psychologie, veröffentlichten 1908 ihr »Gesetz der Erregung« *(law of arousal)*. Diesem Gesetz zufolge besteht eine umgekehrt u-förmige Beziehung zwischen Erregung und Leistung. Anders gesagt: Um leistungsfähig zu sein, braucht man eine gewisse Dosis Stress. Zu wenig Stress, und es geschieht gar nichts. Zu viel Stress, und man erstarrt regelrecht.

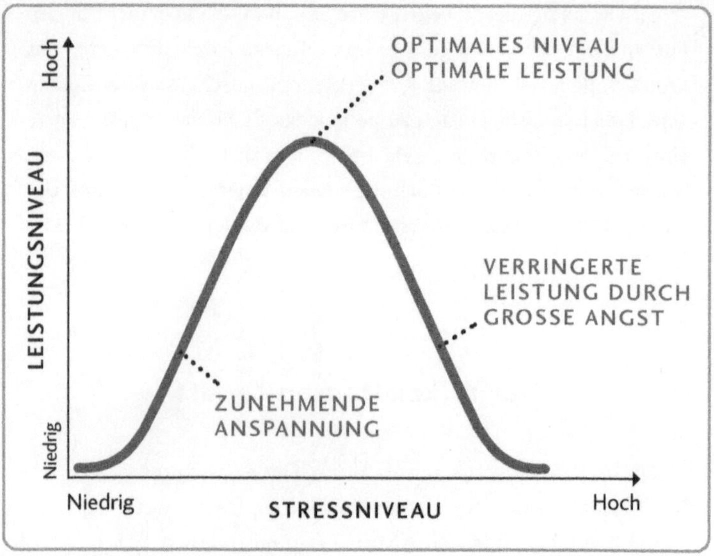

ABBILDUNG 4. Das Yerkes-Dodson-Gesetz: eine umgekehrt u-förmige Beziehung zwischen Erregung und Leistung

Diesem Gesetz zufolge besteht also irgendwo ein ideales Stressniveau, das uns zu Bestleistungen befähigt. Auf diesem Niveau gibt Stress uns den Schub, den wir brauchen, um aktiv zu werden, zu handeln, uns zu verändern. Doch genau in diesem Adrenalinschub liegt auch die Gefahr. Viele Menschen setzen sich – bewusst oder unbewusst – immer größerem Stress aus. Sie betreiben gefährliche Sportarten, gehen bei der Arbeit unnötige Risiken ein oder fahren zu schnell. Auch systematisches Zuspätkommen und ständiges Hinausschieben von Aufgaben kann man als Wege ansehen, den Stresspegel zu erhöhen.

Vielleicht gehören Sie ja auch zu den Menschen, die umso produktiver werden, je näher eine Deadline rückt. Oder Sie schlagen Ihre Tennisbälle ein wenig härter und gezielter in die Ecken, wenn Sie ein Match zu verlieren drohen. Doch zu viel Stress kann kontraproduktiv sein und regelrecht lähmend wirken. Dann bekommt man keinen Buchstaben mehr aufs Papier oder schlägt jeden Ball ins Aus. Das nennen wir negativen Stress: Wir werden ängstlich und verschwenden viel Energie auf unsere Angst, was uns weniger leistungsfähig macht. Wir werden die ganze Anspannung einfach nicht mehr los.

Zusammengefasst: Laut dem Yerkes-Dodson-Gesetz sollten wir Stress richtig dosieren. Das richtige Maß an Stress sorgt dafür, dass wir einen idealen Stresspegel erreichen und unsere Arbeit gerne machen. Wenn wir jedoch zu viel Stress empfinden, beginnen wir die Arbeit als Bedrohung zu erfahren.

WIE GESTRESST SIND SIE?

Um schnell zu überprüfen, wie es um Ihr Stressniveau bestellt ist, möchte ich Ihnen eine einfache Technik des Stressexperten Theo Compernolle an die Hand geben. In seinem Standardwerk *Stress – vriend en vijand* (»Stress – Freund und Feind«) empfiehlt er die folgende Übung.

Stellen Sie sich vor, dass Sie mehr Aufgaben zugewiesen bekommen als bisher. Fühlt sich das gut an? Dann befinden Sie sich noch auf der richtigen Seite der Kurve. Fühlt es sich jedoch bedrohlich an, dann haben Sie den für Sie richtigen Stresspegel vielleicht schon überschritten.

Bitte beachten Sie: Es gibt noch zu wenige empirische Beweise, um das Yerkes-Dodson-Gesetz wirklich als etabliertes Gesetz zu akzeptieren. Außerdem sollten wir nicht vergessen, wie wichtig es ist, dass wir Menschen regelmäßig Stress ausgesetzt sind. Wer sich nach einem Moment der Anspannung wirksam entspannen kann, hat die Gelegenheit, sich einige Techniken zur Stressbewältigung anzueignen. Der effiziente Umgang mit Stress ist ein Lernprozess – und zwar *learning by doing*.

2

Was Sie über Ihr Nervensystem wissen sollten

Um wirklich zu verstehen, wie Stress entsteht, müssen wir auch einen Blick auf unser Nervensystem werfen, denn es nimmt die Anzeichen von Sicherheit oder Gefahr wahr. Auf der Grundlage aller Informationen, die es erhält, steuert es die Organfunktionen, die Muskelspannung, die Atmung, den Herzrhythmus und sogar die Hormonproduktion sowie die Arbeit des Immunsystems. Wenn eine Handlung erforderlich ist, werden über Aktionspotenziale die entsprechenden Signale ausgesendet. Dabei handelt es sich um winzige elektrische Entladungen in der Membran eines Neurons (Gehirnzelle) oder einer Muskelzelle. Dieses ausgeklügelte System funktioniert unglaublich präzise, ist aber auch sehr störungsanfällig.

Das zentrale Nervensystem

Schauen wir uns zunächst an, wie unser Nervensystem aufgebaut ist. Das Gehirn bildet zusammen mit dem Rückenmark das zentrale Nervensystem. Um diese empfindlichen Strukturen zu schützen, haben wir einen Schädel und eine Wirbelsäule. Sie absorbieren

Erschütterungen, sodass wir recht gut gegen Schläge und Stöße gerüstet sind – allerdings in Grenzen. Deshalb sollten wir unser Gehirn zusätzlich schützen, indem wir vorsichtig sind, vor allem beim Sport, und einen Fahrrad- oder Skihelm tragen.

Das menschliche Gehirn besteht aus etwa 80 Milliarden Neuronen, die von Geburt an vorhanden sind, und 100 Trillionen Synapsen, also Verbindungen zwischen diesen Neuronen, die Netzwerke bilden. Unsere Gehirnzellen benötigen etwa 25 Prozent unserer Energie und 20 Prozent unseres gesamten Sauerstoffverbrauchs – nicht gerade wenig.

Unser Gehirn wiegt etwa 1,4 Kilo. Es steuert alle Funktionen unseres Körpers: Bewusstsein, Kreativität, Einfühlungsvermögen und Gefühle. Im Laufe der Evolution haben wir Menschen gelernt, Sprache zu benutzen, Werkzeuge zu fertigen, Maschinen und Computer zu bauen. Wir haben es unserem Gehirn zu verdanken, dass wir Meisterwerke der Malerei schaffen, literarische Schätze verfassen und erstaunliche medizinische und technische Fortschritte erzielen. Der Durchschnittsmensch lebt heute viel länger, auch weil sich unser Gehirn so gut an die Umwelt anpassen kann. Es ist äußerst lernfähig, kreativ und widerstandsfähig.

Es liegt auf der Hand, dass ein gesundes Gehirn für unsere Gesundheit und Lebensqualität von entscheidender Bedeutung ist. Strukturelle, biochemische oder elektrische Unregelmäßigkeiten im Gehirn, im Rückenmark oder in anderen Nervenzellen können Lähmungen, Muskelschwäche, Koordinationsprobleme, Empfindungsstörungen, Schlaganfälle, Schmerzen, Bewusstlosigkeit und sogar ein Koma auslösen.

DAS HUMAN BRAIN PROJECT

Nach Schätzungen der Weltgesundheitsorganisation leiden weltweit über eine Milliarde Menschen an neurologischen Erkrankungen und deren Folgen. Um neurologische Erkrankungen zu lindern, ihnen vorzubeugen und sie zu behandeln, sind Anpassungen des Lebensstils, Präventionsmaßnahmen, Neurorehabilitation, Schmerztherapie, Medikation oder operative Eingriffe erforderlich.

Nicht zuletzt deshalb lief 2013 eines der größten jemals von der Europäischen Union finanzierten Forschungsprojekte an: das *Human Brain Project*. Ziel ist der Aufbau einer Forschungsinfrastruktur. Etwa 500 Wissenschaftlerinnen und Wissenschaftler von über 100 Universitäten, Lehrkrankenhäusern und Forschungszentren in ganz Europa sind daran beteiligt. Im Rahmen des HBP werden Struktur und Funktion des menschlichen Gehirns und des Gehirns anderer Spezies untersucht. Darüber hinaus befasst sich das Projekt mit den ethischen und gesellschaftlichen Auswirkungen dieser neuen Erkenntnisse.

Das periphere Nervensystem

Das periphere Nervensystem ist mindestens so faszinierend wie das zentrale Nervensystem. Es besteht aus zwei Teilen, dem autonomen und dem somatischen Nervensystem. Dann gibt es noch die Hirnnerven, die den Zustand unseres Körpers und unsere Umwelt überwachen.

DAS AUTONOME NERVENSYSTEM

Dieser Wächter über die körperlichen Grundfunktionen besteht aus zwei Komponenten, dem sympathischen und dem parasympathischen Nervensystem. Diese arbeiten als Gegenspieler, ihre Aktivitäten sollten im Gleichgewicht stehen.

Unser autonomes – oder vegetatives – Nervensystem steuert viele unserer Körperfunktionen komplett selbstständig, ohne dass wir uns dessen bewusst sind: Atmung, Herzschlag, Blutdruck, Schlaf, Verdauung, Schweißproduktion, sexuelle Erregung und

Orgasmus. Über diese Funktionen haben wir im Allgemeinen kaum Kontrolle. Sie laufen völlig autonom ab, und das ist auch gut so. Stellen Sie sich vor, Sie müssten über alles, was in Ihrem Körper passiert, selbst entscheiden – Sie kämen vorne und hinten nicht hinterher.

Das autonome Nervensystem koordiniert nicht nur viele körperliche Vorgänge, es hält auch ständig Ausschau nach Anzeichen von Gefahr oder Sicherheit – und nach Möglichkeiten, sichere Beziehungen zu anderen Menschen aufzubauen. In gewissem Sinne ist es eine Art persönlicher Überwachungsapparat, der rund um die Uhr im Einsatz ist.

Angenommen, Sie gehen in den Zoo und stehen vor dem Tigergehege. Plötzlich springt ein großer Tiger mit lautem Gebrüll am Zaun hoch. Ohne auch nur eine Sekunde zu zögern, machen Sie einen Satz zurück. Ihre Instinkte und Reflexe lassen Sie blitzschnell reagieren. Erst danach wird Ihnen klar, dass keine wirkliche Gefahr bestand: Ein solider Zaun schützt Sie.

Dieser gesamte Prozess findet auf unbewusster Ebene statt. Ihre instinktive Reaktion wird durch Ihr autonomes Nervensystem gesteuert, das auf Umweltreize reagiert – sowohl auf solche, die auf eine Gefahr hinweisen, als auch auf solche, die Sicherheit erwarten lassen. Es ist also Ihr autonomes Nervensystem, das die Fight-Flight-Freeze-Reaktion auslöst, über die Sie bereits in Kapitel 1 gelesen haben.

Das autonome Nervensystem gliedert sich in zwei Teile: das sympathische und das parasympathische Nervensystem. Die meisten Organe werden sowohl über den Orthosympathikus als auch über den Parasympathikus gesteuert.

Das sympathische Nervensystem ist sozusagen das Gaspedal unseres Körpers. Es schaltet sich immer dann ein, wenn wir glauben, eine bestimmte Gefahr durch Kampf oder Flucht überwinden zu können. Dieser Teil unseres autonomen Nervensystems sorgt dafür, dass mehr Blut zu unseren Skelettmuskeln und weniger in unsere Haut fließt. Das Herz schlägt schneller, die Atemwege öffnen sich weiter, die Verdauung wird heruntergefahren, es werden weniger Verdauungssäfte produziert, die Magen-Darm-Tätigkeit nimmt ab. Die Schweißproduktion wird angekurbelt und Glukose wird ins Blut abgegeben. Dieser Zucker ist eine schnelle Energiequelle. Wahrscheinlich werden auch bestimme Gehirnfunktionen aktiviert, wodurch Sie wach, aufmerksam und kreativ werden.

Wenn wir das sympathische Nervensystem als das Gaspedal unseres Körpers betrachten, dann ist das parasympathische die Bremse. Es bewirkt im Großen und Ganzen genau das Gegenteil des orthosympathischen Nervensystems. Durch die Freisetzung des Botenstoffs Acetylcholin (siehe S. 46) ermöglicht es der Parasympathikus, dass sich das Körpergewebe insbesondere nach einer Stressreaktion erholt. Der Herzrhythmus und die Atmung werden langsamer und kohärenter. Durch die erhöhte Produktion von Verdauungssäften und die verstärkte Blutzufuhr wird die Verdauung angeregt und die Darmtätigkeit nimmt zu. Die Pupillen werden kleiner.

Gelegentlich kann es zu einer überraschend starken Aktivität des parasympathischen Nervensystems kommen. In alten Filmen sieht man manchmal jemanden erschrecken und spontan in Ohnmacht fallen. Diese plötzliche Bewusstlosigkeit wird als Kreislaufkollaps oder vasovagale Synkope bezeichnet. Sie entsteht durch eine unvermittelte Stimulation des Parasympathikus. Vielleicht erleben Sie kurz vor dem Einschlafen auch ab und zu einen komischen Schreckmoment – dann fühlt es sich an, als würden Sie plötzlich in die Tiefe fallen. Die Muskeln in Ihren Gliedmaßen spannen sich schlagartig an und Sie zucken unwillkürlich zusammen. Durch dieses unangenehme Gefühl sind Sie für einen Augenblick wieder hellwach, bevor Sie tatsächlich einschlafen. Auch an diesem Phänomen ist das parasympathische Nervensystem beteiligt.

Es ist sehr wichtig, dass das sympathische und das parasympathische Nervensystem im Gleichgewicht sind. Mithilfe von Entspannungsübungen können Sie Ihr autonomes Nervensystem stimulieren, um einerseits mehr Energie zu gewinnen und andererseits ausreichend Ruhe zu finden. Darauf gehe ich an späterer Stelle dieses Buches näher ein.

SYMPATHISCHES NERVENSYSTEM	PARASYMPATHISCHES NERVENSYSTEM
= GASPEDAL	= BREMSE
Alarmbereitschaft	Erholung
Glukose (Energie) wird freigesetzt	Normale Atmung
Schweißdrüsen aktiv, zur Abkühlung	Schweißproduktion wird eingestellt
Blut gerinnt schneller	Blut gerinnt weniger schnell
Stress	Entspannung
Herzfrequenz erhöht sich	Normale Herzfrequenz
Blutdruck steigt	Normaler, manchmal niedriger Blutdruck
Bauchmuskeln ziehen sich zusammen	Bauchmuskeln entspannen sich
Blasenmuskeln ziehen sich zusammen	Blasenmuskeln entspannen sich
Arm- und Beinmuskeln spannen sich an	Arm- und Beinmuskeln entspannen sich
Verdauung gehemmt	Normale Verdauung

ABBILDUNG 5. Die Funktionsweise des autonomen Nervensystems

DAS SOMATISCHE NERVENSYSTEM

Das somatische – auch animalische oder willkürliche – Nervensystem ist der Teil, den wir selbst beeinflussen können, über den wir die Kontrolle haben. Sobald Sie beschließen, Ihren Arm zu beugen, senden Sie Signale von Ihrem Gehirn an die Nerven und Muskeln in Ihrem Arm – und schon beugt er sich.

In manchen Situationen kann das somatische Nervensystem das autonome Nervensystem überwinden und aushebeln. Der niederländische Theologe und Autor Tjeu van den Berk beschreibt in seinem Buch *Het mysterie van de hersenstam* (»Das Geheimnis des Hirnstamms«), wie ein Mann ein Hotelrestaurant betritt und dort plötzlich seine Ex-Freundin sieht. In diese Frau war er vor Jahren bis über beide Ohren verliebt. Die neue Partnerin und die Kinder des Mannes sind schon im Hotelzimmer. Seine Ex-Freundin bemerkt ihn nun auch und lächelt ihn an. Der Mann lacht nervös zurück und versucht sich an unschuldigem Smalltalk. Ungewollt kommen einige lebhafte Erinnerungen an schöne Momente der früheren Beziehung in ihm hoch. Er errötet, seine Pupillen weiten sich, er spürt Schmetterlinge im Bauch, fängt an zu schwitzen und merkt, dass sich ein Gefühl wie Angst in ihm ausbreitet. Ihn überkommt eine leichte sexuelle Erregung. Sein autonomes Nervensystem übernimmt für einen Moment die Kontrolle. Dann fängt sich der Mann wieder und unterhält sich ganz locker und rein freundschaftlich mit seiner Ex-Freundin.

DIE HIRNNERVEN

Neben dem autonomen und dem somatischen Nervensystem gibt es einen dritten wichtigen Akteur in unserem peripheren Nervensystem: unsere Hirnnerven. Sie entspringen im Gehirn, überwachen bestimmte Bereiche unseres Körpers und sind von I bis XII nummeriert. Die römischen Zahlen geben die Reihenfolge an, in der die Nerven aus dem Gehirn austreten.

Sie haben unterschiedliche Aufgaben: Die Sinnesnerven etwa leiten Informationen aus dem Körper an das Gehirn weiter. Zu diesen sensorischen Informationen gehören Temperatur und Tastsinn sowie spezifische Empfindungen wie Riechen, Schmecken, Sehen, Hören und das Gleichgewichtsgefühl. Andere Nerven – die motorischen Nerven – leiten Informationen vom Gehirn an die Muskeln weiter. Und dann gibt es noch solche, die sowohl sensorische als auch motorische Signale übermitteln.

DIE ZWÖLF HIRNNERVEN

- Der Riechnerv Nervus olfactorius (N. I) leitet die Signale des Geruchssinns weiter.
- Der Sehnerv Nervus opticus (N. II) übermittelt visuelle Informationen von den Augen an den Okzipitallappen, das Sehzentrum des Gehirns.
- Der Nervus oculomotorius (N. III), der Nervus trochlearis (N. IV) und der Nervus abducens (N. VI) sind gemeinsam für die Steuerung der Augenbewegungen zuständig. Werden diese Hirnnerven geschädigt, kann das die Beweglichkeit des Augapfels beeinträchtigen.
- Der Nervus trigeminus (N. V) besteht aus drei Hauptästen. Sie versorgen die Gesichtshaut und den Kaumuskel. Eine Beeinträchtigung des Nervus trigeminus kann unter anderem zu Trigeminusneuralgie, Clusterkopfschmerzen und Gürtelrose führen. Bei einer Trigeminusneuralgie können heftigste Gesichtsschmerzen auftreten.
- Der Gesichtsnerv Nervus facialis (N. VII) steuert die Mimik. Ist dieser Nerv geschädigt, hängt häufig der Mundwinkel auf der Gesichtsseite des betroffenen Nervenastes nach unten. Die Patientinnen und Patienten können oft nicht richtig kauen, weil der Wangenmuskel verletzt ist.
- Der Nervus vestibulocochlearis (N. VIII) setzt sich aus dem Gleichgewichtsnerv Nervus vestibularis und dem Hörnerv Nervus cochlearis zusammen. Er sorgt dafür, dass wir den Kopf gerade halten und mit den Augen bewegliche Objekte verfolgen können. Eine Schädigung des Nervus vestibularis kann Schwindel auslösen.
- Der Nervus glossopharyngeus (N. IX) ist für die Geschmackswahrnehmung und die Speichelproduktion zuständig.
- Der Nervus vagus (N. X) ist der vielleicht wichtigste Hirnnerv mit den meisten Aufgaben. Er spielt eine Rolle für unser Empfinden von Stress, Sicherheit und Verbindung. Wenn der Vagusnerv

nicht richtig arbeitet, treten verschiedenste gesundheitliche Probleme auf. Blutdruck und Herzfrequenz steigen, zahlreiche Körperfunktionen wie die richtige Atmung, die Verdauung und das Gehör werden beeinträchtigt.

- Der Nervus accessorius (N. XI) kontrolliert die Hals- und Nackenmuskulatur.
- Der Nervus hypoglossus (N. XII) bewirkt, dass wir unsere Zunge bewegen können.

In diesem Buch gehe ich vor allem auf die besondere Bedeutung des zehnten Hirnnervs ein. Der Vagusnerv, auch wandernder oder umherschweifender Nerv genannt, ist einer der längsten Nerven des Menschen: Er verläuft durch den gesamten Körper und tritt mit fast allen Organen in Kontakt. Der Vagusnerv spielt eine entscheidende Rolle dabei, wie unser System mit Stress umgeht, und ist sehr wichtig für unsere allgemeine Gesundheit und unser Wohlergehen. Außerdem steht der Vagusnerv mit vielen der anderen Hirnnerven in Verbindung. Er hat also großen Einfluss auf unser Befinden.

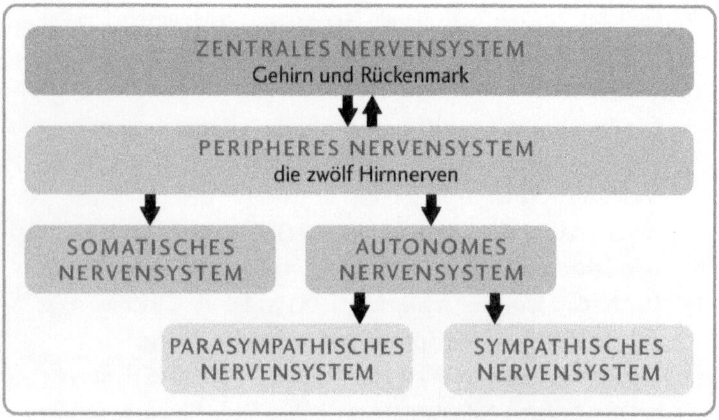

ABBILDUNG 6. Schematische Darstellung unseres Nervensystems

Der Vagusnerv

Der zehnte Hirnnerv – auch bekannt unter seinem lateinischen Namen *Nervus vagus*, kurz Vagus, was so viel wie Vagabund oder Landstreicher bedeutet – beginnt im Stammhirn und zieht sich entlang des Halses bis in den Unterkörper. Er ist mit dem Herzen, den Lungen, dem Zwerchfell, dem Gesicht, dem Hals und dem Nacken, den Augen und den Ohren, mit allen Organen im Bauchraum, dem Magen, dem Darm und den Geschlechtsorganen verbunden. Der Nervus vagus spielt auch eine bedeutende Rolle für die Nervenleitungen zu den Gehörknöchelchen (Hammer, Amboss und Steigbügel) und für die Sprachproduktion.

Über den Vagusnerv erhält unser Gehirn Tag und Nacht Meldungen zu sämtlichen Vorgängen in unserem Körper und unserer Umgebung. Er ist die Informationsautobahn, die alle möglichen Daten blitzschnell an das Gehirn weiterleitet. Der Vagusnerv übermittelt zudem sensorische und motorische Informationen an Strukturen im Nacken und an die meisten Organe im Brust- und Bauchraum.

Der zehnte Hirnnerv ist also ständig auf der Suche nach Zeichen der Sicherheit oder Hinweisen auf Gefahr. Darüber hinaus ist der Vagusnerv wesentlich an der Entstehung menschlicher Beziehungen und sozialer Kontakte beteiligt. Wenn wir Menschen nämlich genug Signale erhalten, dass wir unter sicheren Bedingungen leben, entwickeln wir Fähigkeiten, die für unser gesellschaftliches Miteinander wichtig sind. Dadurch fühlen sich Menschen zusammengehörig und eingebunden. Der Vagusnerv ermöglicht also Beziehungen und Netzwerke zwischen Menschen.

All diese Informationen werden weitergegeben, ohne dass wir uns dessen bewusst sind. Wir nehmen allenfalls vage Signale wahr. Diese werden weitergeleitet und setzen bestimmte körperliche Prozesse in Gang, über die wir scheinbar keine Kontrolle haben. Doch wie ich im Laufe dieses Buches aufzeigen werde, stimmt das nur zum Teil. Tatsächlich können wir unseren Vagusnerv sehr wohl steuern – mit gezielten Übungen. Und genau das macht diesen Nerv so interessant: Er öffnet uns die Tür zu körperlichem wie seelischem Wohlbefinden.

Wenn der Vagusnerv seine Arbeit richtig macht, kann sich der Körper nach Stresssituationen schnell wieder erholen. Und das ist unerlässlich. Akuter Stress hat seine Vorteile: Er ermöglicht es uns, sofort gezielt zu handeln. Doch zu viel davon wirkt sich verheerend auf unser Gehirn und unseren Körper aus. Wenn der Vagusnerv den angesammelten Stress rechtzeitig abbauen kann, läuft alles problemlos. Arbeitet der Vagusnerv jedoch nicht einwandfrei, kann sich Stress aufstauen, mit all den damit verbundenen Folgen: Sie sind aufgewühlt, erleben Stimmungsschwankungen oder sogar Depressionen und leiden unter lästigen körperlichen Beschwerden wie Verdauungsproblemen, Verstopfung, Harnverhalt, Entzündungen und Immunschwäche.

Was kann denn nun die Funktionsweise des Vagusnervs beeinträchtigen? Um diese Frage zu beantworten, müssen wir ein wenig tiefer in unser Gehirn vordringen und uns ansehen, wie dort Informationen weitergegeben werden.

Wie können Sie feststellen, ob Ihr Vagusnerv optimal arbeitet? Ein guter Indikator ist die Herzratenvariabilität (HRV). Wenn der Vagusnerv normal funktioniert, atmen Sie länger aus als ein. Ihr Herz schlägt dann beim Einatmen schneller und beim Ausatmen langsamer. Die gute Nachricht ist, dass Sie Ihre Atmung gezielt trainieren können, um Ihren Vagusnerv positiv zu beeinflussen. Darauf gehe ich später in diesem Buch noch genauer ein und gebe Ihnen auch Übungen an die Hand, die Ihnen helfen, Ihren Vagusnerv zu aktivieren.

Bevor wir jedoch zur Praxis übergehen, möchte ich Sie mit einigen weiteren grundlegenden Erkenntnissen vertraut machen, sodass Sie die Aufgaben und die Bedeutung des Vagusnervs besser einordnen können. Schauen wir uns als Erstes an, wie Informationen durch unser Nervensystem – und damit auch durch den Vagusnerv – geleitet werden. Dabei spielt ein unscheinbarer Botenstoff eine ungemein wichtige Rolle.

Neurotransmitter: die Botenstoffe in unserem Gehirn

Eine Synapse ist der Punkt, an dem zwei Nervenzellen miteinander in Kontakt treten, oder an dem eine Nervenzelle und eine Muskelfaser zusammentreffen. In den Synapsen werden Informationen in der Regel durch chemische Substanzen übertragen, die Neurotransmitter heißen.

Wie wir uns fühlen und was wir tun, wird weitgehend von Neurotransmittern bestimmt, den (Gehirn-)Hormonen. In unserem Gehirn findet eine ständige Kommunikation zwischen Millionen von Zellen statt – über Neurotransmitter.

Es gibt viele verschiedene Arten von Neurotransmittern, die alle eine bestimmte Funktion haben. Endorphine zum Beispiel lösen Glücksgefühle, Stolz und Unbeschwertheit aus. Kurzzeitig überlagern sie auch körperlichen Schmerz und geben uns so Zeit, angemessen darauf zu reagieren. Endorphine verringern Angst.

Serotonin hat vielfältige Funktionen. Vor allem bekämpft dieses Hormon Depressionen und trägt zu einem ausgeglichenen Gemüt bei. Es hat eine beruhigende Wirkung und lässt uns Stolz und Selbstbewusstsein empfinden.

Dopamin veranlasst uns, aktiv zu werden, um ein bestimmtes Ziel zu erreichen. Sobald sich der Erfolg einstellt, hört die Dopaminproduktion auf. Dieser Neurotransmitter verleiht uns also Willenskraft und Ausdauer. Er ist kein »Glückshormon«, führt uns aber auf den Weg zum Glück. Dopamin macht stark süchtig. Workaholics verspüren ein ständiges Bedürfnis nach ihren Dopamin-Kicks.

Oxytocin wird auch das Kuschelhormon genannt. Es wird ausgeschüttet, wenn wir unter Menschen gehen, Kontakte knüpfen, Netzwerke schaffen. Es stärkt zwischenmenschliche Beziehungen und fördert die Zusammenarbeit. Außerdem erhöht es unsere Widerstandskraft und schützt unser Immunsystem. Das Kuschelhormon ist somit ein echtes Anti-Stress-Hormon.

Im Zusammenhang mit dem Vagusnerv und der Polyvagaltheorie – mehr dazu im nächsten Kapitel – ist vor allem der Neurotransmitter Acetylcholin von Bedeutung.

In unseren Nervenfasern gibt es eine Reihe von Zwischenstationen. Sie heißen Ganglien: Nervenknoten, in denen zahlreiche Nervenfasern zusammenlaufen.

Damit Informationen durch die Nervenfasern geleitet werden, braucht es Neurotransmitter. Im orthosympathischen Nervensystem, dem Gaspedal unseres Gehirns (siehe S. 38), erfolgt die Signalübermittlung in zwei Stufen. In den Nervenfasern vor dem Ganglion sorgt der Botenstoff Acetylcholin für die Weitergabe der Informationen, in denen danach ist es Noradrenalin, das die Informationen zum Zielorgan transportiert. Die Schweißdrüsen bilden eine Ausnahme: Sie werden ausschließlich durch Acetylcholin gesteuert.

Im parasympathischen Nervensystem, der »Bremse« unseres Gehirns, erfolgt die Signalübertragung ebenfalls gänzlich mittels Acetylcholin. Wir sollten die Rolle dieses Botenstoffs nicht unterschätzen: Er steigert die Produktion von Verdauungssäften, beschleunigt die Darmtätigkeit, erhöht die Blutzufuhr zum Verdauungstrakt und regt die Nierenfunktion an. Auch senkt er die Herz- und Atemfrequenz. Darüber hinaus bewirkt Acetylcholin, dass sich bestimmte Blutgefäße weiten, wodurch der Blutdruck sinkt und sich der Körper entspannen und erholen kann (*rest and digest* – ruhen und verdauen). Acetylcholin beeinflusst außerdem unser Gedächtnis, unsere Kreativität und unsere Beweglichkeit positiv. Dieser wichtige Neurotransmitter stärkt unser Einfühlungsvermögen und unsere Fähigkeit, Kontakte zu knüpfen. Er macht uns neugierig und trägt dazu bei, dass unser Körper mit Energie versorgt wird. Unsere Reflexe werden schneller, wir denken schärfer und lassen uns nicht so leicht in die Enge treiben.

Wie Sie sich vorstellen können, hat eine gestörte Acetylcholinproduktion schwerwiegende Folgen. Bei einem Mangel an Acetylcholin hat man das Gefühl, nicht mehr richtig denken zu können. Das Gedächtnis, die Kreativität und die Belastbarkeit sind eingeschränkt und man steht unter ständiger Anspannung, weil die Ruhe- und Verdauungsfunktionen des Körpers nicht mehr optimal funktionieren.

Wichtig zu wissen ist, dass es auch Substanzen gibt, die den Einfluss von Acetylcholin hemmen. Bitten Sie daher immer Ihren Arzt oder Ihre Ärztin um eine Einordnung, wenn Sie Medikamente nehmen oder Insektizide verwenden.

Ein Überschuss an Acetylcholin kann ebenfalls gefährlich, manchmal sogar lebensbedrohlich sein. Einige Menschen reagieren besonders empfindlich auf Wespenstiche, vor allem auf die Stiche von Faltenwespen. Sie haben die gleiche Körperform und Farben wie Gemeine Wespen. Faltenwespen sind nicht besonders aggressiv, doch ihr Gift ist sehr wirksam und verursacht starke Schmerzen. Das liegt unter anderem daran, dass es Acetylcholin enthält – und ein Zuviel davon kann erhebliche Schmerzen auslösen. Nicht alle Menschen reagieren gleich empfindlich auf Wespenstiche. Doch bei manchen treten schwere Symptome auf, sie können sogar das Bewusstsein verlieren.

Ein noch extremeres Beispiel ist Sarin, einer der gefährlichsten chemischen Kampfstoffe der Welt. Das Gift enthält eine Substanz, die in die Signalübermittlung zwischen Nerven und Muskelzellen eingreift. Es blockiert das Enzym Acetylcholinesterase – weil Acetylcholin dadurch nicht mehr abgebaut werden kann, treten beim Opfer Lähmungserscheinungen auf. Bekanntheit erlangte Sarin 1995 durch einen U-Bahn-Anschlag in Japan. Dabei starben 13 Menschen, 1039 wurden verletzt. Ein ähnliches Gift wurde während des Zweiten Weltkriegs durch die deutsche Wehrmacht hergestellt, aber nicht verwendet. Saddam Hussein setzte den Nervenkampfstoff im Krieg gegen den Iran ein, sogar gegen sein eigenes Volk. Der Neurotransmitter Acetylcholin ist an der Impulsübertragung von den Nerven zu den Skelettmuskelzellen beteiligt. Sarin verhindert, dass Acetylcholin abgebaut wird, wodurch es sich in den Synapsen ansammelt. Die Anreicherung bewirkt, dass sich die Muskelzellen nicht mehr ausreichend entspannen können, was unter anderem zu schweren Krämpfen führt.

Ein weiteres Beispiel: Hören Sie den Russen Alexej Nawalny im Flugzeug noch vor Schmerzen stöhnen? Er befand sich auf einem Flug von Sibirien nach Moskau, als sich sein Gesundheitszustand plötzlich drastisch verschlechterte. Es folgte eine Notlandung und Nawalny wurde schließlich zur Behandlung nach Deutschland überführt. Für seine deutschen Ärztinnen und Ärzte steht fest, dass er mit dem Nervengift Nowitschok vergiftet wurde. Unabhängige Labore kamen zum selben Ergebnis. Nowitschok ist ein hochwirksames und äußerst gefährliches Gift: Es enthält chemische Stoffe, die den Körper daran hindern, den Neurotransmitter Acetylcholin abzubauen, wodurch die Muskeln verkrampfen und sich immer weiter zusammenziehen. Die Vergifteten sterben häufig an Herzversagen oder Erstickung, da sich ihre Lungen mit Flüssigkeit füllen.

Als Fazit können wir festhalten, dass Acetylcholin ein sehr wichtiger Botenstoff unseres autonomen Nervensystems ist. In der richtigen Dosis sorgt es für das reibungslose Zusammenspiel der Organe, die durch das autonome Nervensystem gesteuert werden. Ein Mangel oder Überschuss an Acetylcholin kann jedoch zu gravierenden gesundheitlichen Problemen führen.

DIE ENTDECKUNG VON ACETYLCHOLIN

Der deutsch-amerikanische Physiologe Otto Loewi untersuchte die Reaktion von Organen auf chemische und elektrische Stimulation. Sein berühmtestes Experiment führte zur Entdeckung von Acetylcholin. Loewi sezierte zwei schlagende Froschherzen – eines war noch mit dem Vagusnerv verbunden, das andere nicht. Die beiden Herzen wurden getrennt voneinander in physiologischer Kochsalzlösung aufbewahrt. Loewi beobachtete, wie das Froschherz, das mit dem Vagusnerv verbunden war, nach der Stimulation des Nervs mittels einer Elektrode langsamer zu schlagen begann. Daraufhin entnahm er diesem Herz ein wenig Kochsalzlösung und verabreichte sie dem zweiten Herz. Und wie sich herausstellte, begann auch das zweite Herz langsamer zu schlagen. Loewi schloss daraus, dass der Vagusnerv einen chemischen Stoff produziert, der den Herzschlag steuert. Er nannte diesen bis dahin unbekannten Botenstoff »Vagusstoff«. Später konnte der sogenannte Vagusstoff als Acetylcholin identifiziert werden. 1936 erhielt Loewi für seine Entdeckung den Nobelpreis für Medizin.

3

Die Polyvagaltheorie von Porges

Die Grundlagen

Wozu der Schnellkurs über unser Nervensystem? Weil Sie dieses Hintergrundwissen benötigen, um die Polyvagaltheorie vollständig zu verstehen. Diese faszinierende Theorie gibt uns eine ganze Reihe von Werkzeugen an die Hand, um unser Wohlbefinden zu steigern, Traumata zu überwinden und Resilienz sowie Immunabwehr zu stärken.

Der Begründer dieser Theorie ist Stephen Porges. Der Professor für Psychiatrie forscht und lehrt an der Indiana University Bloomington und ist Gründer des Traumatic Stress Research Consortium. Seinen Studien legte Porges insbesondere die Beobachtungen von Charles Darwin zugrunde. 1994 führte seine Forschung zur Aufstellung der Polyvagaltheorie, in der er die Evolution des autonomen Nervensystems von Säugetieren mit ihrem Sozialverhalten in Beziehung setzt. Mit anderen Worten: Porges zufolge ist es wichtig, zu untersuchen, wie sich unser autonomes Nervensystem im Laufe der Jahrhunderte entwickelt hat, weil wir dadurch besser verstehen, wie wir Menschen Stress erleben und damit umgehen.

Die Bezeichnung »polyvagal« bezieht sich auf die vielen Äste des Vagusnervs, unseres zehnten Hirnnervs. Wie ich im vorigen Kapitel beschrieben habe, verläuft der Vagusnerv durch unseren ganzen Körper und verbindet das Gehirn mit den Lungen, dem Herzen und den Verdauungsorganen. Der Vagusnerv ist Teil des autonomen Nervensystems, unseres inneren Überwachungsapparats, der unsere Umgebung ständig nach Anzeichen von Gefahr und Sicherheit absucht. Er erfasst also alle möglichen Signale, die auf beides hinweisen, und leitet sie an das Gehirn weiter. Dieses interpretiert die Informationen – handelt es sich um eine große Gefahr oder nicht? – und die Auswertung führt wiederum zu einer bestimmten Handlung (wie Flucht) oder einer bestimmten Empfindung (wir fühlen uns sicher oder unsicher). Die Therapeutin Deb Dana, die eng mit Porges zusammenarbeitet, nennt die Signale der Gefahr »Trigger« und die der Sicherheit »Glimmer« – großartige Begriffe, die ich auch in diesem Buch verwenden möchte.

Zum Glück ist unser autonomes Nervensystem immer auf der Hut – uns bleibt einiges an Unheil erspart, weil es uns so schnell vor möglichen Gefahren warnt. Manchmal gelingt es unserem autonomen Nervensystem allerdings nicht, sich selbst zu regulieren. Dann verkehren sowohl Geist als auch Körper ständig in höchster Alarmbereitschaft. Das bleibt nicht ohne Folgen. Laut Porges kann ein gestörtes autonomes Nervensystem etwa die Ursache sein für weit verbreitete Beschwerden wie Darmprobleme, ein geschwächtes Immunsystem, Überempfindlichkeit gegenüber Reizen und Stress sowie viele andere Volkskrankheiten. Das ist wenig überraschend, wenn man bedenkt, dass unser autonomes Nervensystem über den Vagusnerv all unsere Organe erreicht.

Doch die Polyvagaltheorie bringt auch gute Nachrichten: Indem Sie Ihr autonomes Nervensystem stimulieren und Ihren Vagusnerv auf positive Weise aktivieren, stärken Sie Ihren Körper und Geist.

Wie Porges entdeckte, kann die Aktivität des Vagusnervs ein Gradmesser für hohe Widerstandsfähigkeit sein: Wenn unser Vagusnerv einwandfrei funktioniert, schützt er uns vor den negativen Auswirkungen von Stress. Arbeitet er jedoch nicht richtig, sind wir tatsächlich anfälliger für Stress. Porges nennt das das »Vagusparadox«.

Um dieses Paradox zu verstehen, ist es zunächst notwendig, den Unterschied zwischen dem dorsalen und dem ventralen Vagus zu kennen. Dazu nehme ich Sie mit auf eine evolutionäre Reise durch unser Gehirn. Der dorsale und ventrale Vagus reagieren nämlich unterschiedlich auf Gefahr. Ersterer befindet sich unterhalb des Zwerchfells und ist der ältere, primitivere Teil unseres Nervensystems. Wenn der dorsale Vagus stimuliert wird, löst das einen sehr ursprünglichen Reflex in uns aus: Wir erstarren. Der ventrale Vagus hingegen ist ein Teil unseres Nervensystems, der sich erst viel später in der Evolution herausgebildet hat und oberhalb des Zwerchfells liegt. Hat er die Kontrolle, reagieren wir, indem wir Anschluss zu anderen suchen.

Das erste Prinzip: Hierarchie

»Es gibt keine unverrückbare physische Realität, keine einheitliche Wahrnehmung der Welt, sondern nur zahlreiche Möglichkeiten der Interpretation von Weltbildern, die durch unser individuelles Nervensystem und das jeweilige Umfeld unserer Existenz auf diesem Planeten bedingt sind.«

DEEPAK CHOPRA

Damit kommen wir zum ersten der drei wichtigsten Prinzipien der Polyvagaltheorie: dem Prinzip der Hierarchie. Um es Ihnen nahezubringen, nehme ich Sie mit auf eine kleine Reise durch die Evolution des menschlichen Gehirns.

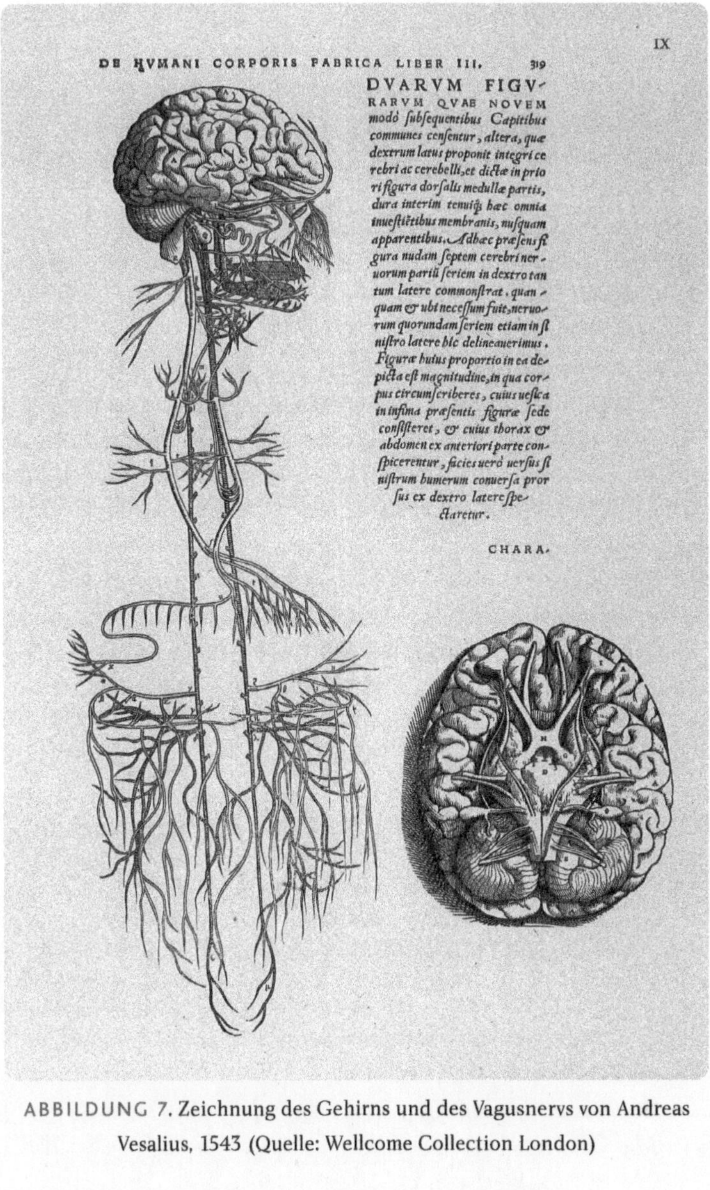

IX

DE HVMANI CORPORIS FABRICA LIBER III. 319

DVARVM FIGVRARVM QVAE NOVEM modò subsequentibus Capitibus communes censentur, altera, quæ dextrum latus proponit integri cerebri ac cerebelli, et dictæ in priori figura dorsalis medullæ partis, dura interim tenuiq; hæc omnia inuestientibus membranis, nusquam apparentibus. Adhæc præsens figura nudam septem cerebri neruorum pariũ seriem in dextro tantum latere commonstrat, quanquam & ubi necessum fuit, neruorum quorundam seriem etiam in sinistro latere hic delineauerimus. Figuræ huius proportio in ea depicta est magnitudine, in qua corpus circumscriberes, cuius uesica in infima præsentis figuræ sede consisteret, & cuius thorax & abdomen ex anteriori parte conspicerentur, facies uerò uersus sinistrum humerum conuersa prorsus ex dextro latere spectaretur.

CHARA-

ABBILDUNG 7. Zeichnung des Gehirns und des Vagusnervs von Andreas Vesalius, 1543 (Quelle: Wellcome Collection London)

In seinem äußerst erfolgreichen Buch *Sapiens* erläutert Yuval Noah Harari den Urknall und die Entstehung von Materie, Energie, Zeit und Raum vor schätzungsweise 13,8 Milliarden Jahren. Er nennt dies die Geburtsstunde der Physik. 300 000 Jahre später verbanden sich Materie und Energie zu Molekülen – damit war die Chemie geboren. Erst vor 3,8 Milliarden Jahren entstanden komplexe Strukturen und Organismen: der Ursprung der Biologie. Noch viel später erblickte der Homo sapiens das Licht der Welt, der moderne Mensch.

Unsere Welt, wie wir sie heute kennen, ist das Ergebnis einer kognitiven Revolution, einer landwirtschaftlichen und vor rund 500 Jahren auch einer wissenschaftlichen Evolution. Unserem Gehirn und unserem Nervensystem kamen in dieser Entwicklung eine stets bedeutendere Rolle zu. Glücklicherweise ist das menschliche Gehirn so flexibel, dass es sich laufend an veränderte Umstände anpassen konnte. Vielleicht haben Sie früher in der Schule gelernt, dass das menschliche Gehirn im Laufe der Jahrhunderte immer größer geworden ist, doch das ist noch nicht alles: Es hat sich auch grundlegend weiterentwickelt. Besonders auffällig ist die Anzahl der Verknüpfungen zwischen den einzelnen Hirnarealen. Unser Gehirn hat sich an eine sich wandelnde, disruptive Umwelt angepasst – nicht, indem es größer und schwerer geworden ist, sondern indem es bessere und effizientere Verbindungen der verschiedenen Gehirnzellen untereinander gebildet hat.

UNSER PLASTISCHES GEHIRN

Ende des 19. Jahrhunderts setzte der Spanier Ramón y Cajal, der Vater der Neurowissenschaften, einen Meilenstein auf dem Weg zu einem besseren Verständnis unseres Gehirns und Nervensystems. 1887 untersuchte er einige Objektträger des italienischen Arztes Camillo Golgi mit Gehirnzellen darauf. Cajal sah einzelne Zellen, die synaptische Verbindungen bildeten. Seine Entdeckungen verhalfen den Neurowissenschaften zu einem wahren Durchbruch: Dank seiner Forschungen wurde der Grundstein für die Erkenntnisse gelegt, die wir heute als »Neuroplastizität des Gehirns« kennen.

Wir machen eine kleine Zeitreise in die Urgeschichte: Ein prähistorischer Erdenbürger spaziert friedlich zwischen Farngewächsen. Plötzlich hört er ein verdächtiges Rascheln. Sofort bleibt er stehen und wird besonders wachsam. Seine Augen sind jetzt weit aufgerissen. Dann bemerkt er eine gefährliche Schlange. In seinem Körper wird Energie freigesetzt: Seine Muskeln spannen sich an, sein Puls beschleunigt sich, seine Atmung wird schneller und flacher. Er beginnt zu schwitzen, die Haare an seinen Armen und Beinen stellen sich auf. Der Mann hat drei Möglichkeiten zu reagieren: Er kann die Schlange angreifen (Kampf, also fight), sich so schnell wie möglich aus dem Staub machen (Flucht, also flight) oder ängstlich abwarten und sich ganz klein machen in der Hoffnung, nicht bemerkt zu werden (Erstarren, also freeze).

Die letztgenannte Reaktion – man ist für einen Moment wie an den Boden genagelt, immobilisiert – ist die ursprünglichste der drei und lässt sich zum Beispiel auch bei wirbellosen Tieren beobachten. Sie geht vom ältesten Bereich unseres Gehirns aus: dem dorsalen Vagus, der sich unterhalb des Zwerchfells befindet. Der dorsale Vagus entstand früh in der Evolution, wohl vor etwa 500 Millionen Jahren. Er ist der älteste Teil unseres autonomen Nervensystems. Wahrscheinlich entwickelte sich dieser Abschnitt des Vagusnervs bei primitiven Tierarten, die sich eher langsam und schwerfällig fortbewegten. Sie hatten die größten Chancen zu überleben, indem sie sich totstellten. Diese Regungslosigkeit oder Immobilisation, die wir auch bei Schildkröten sehen, die ihren Kopf einziehen, und bei Straußen, die ihren Kopf in den Sand stecken, wird also durch den dorsalen Vagus veranlasst.

Erstarren ist jedoch nicht immer die beste Lösung. Ein junges Reh, das von einem hungrigen Löwen beäugt wird, sollte sich schnellstmöglich in Sicherheit bringen. Wenn aber eine Bärenmutter sieht, dass ihr Nachwuchs durch einen Eindringling bedroht wird, sollte sie lieber ihre Familie verteidigen. Auch diese Kampf- und Fluchtreflexe sind tief in unserem Gehirn verankert, und zwar in einem Teil, der sich etwas später in der Evolution herausbildete: dem Sympathikus. Er entstand vor etwa 350 bis 400 Millionen Jahren. Der dorsale Vagus hat sich allerdings nicht zurückgebildet, er wurde lediglich um eine neue Ebene erweitert. Der Sympathikus ermöglicht es uns, bei Stress oder akuter Gefahr zu kämpfen (fight) oder zu fliehen (flight).

Im Laufe der Evolution wurde das menschliche Nervensystem immer ausgefeilter. Wir erhielten sozusagen Updates – zusätzliche Optionen und Strategien, durch die wir uns noch besser an unsere Umwelt anpassen konnten. Vor etwa 200 Millionen Jahren gesellte sich zum dorsalen Vagus und Sympathikus ein dritter Bereich unseres autonomen Nervensystems: der ventrale Vagus. Dies ist der Teil des Vagusnervs, der uns hilft, Beziehungen zu anderen Menschen aufzubauen. Der ventrale Vagus bescherte uns eine wichtige neue Ressource: unsere soziale Art, unser gegenseitiger Altruismus. Dank des ventralen Vagus können wir mit Fremden in Verbindung treten. Er markiert einen entscheidenden Schritt in unserer Entwicklungsgeschichte, denn ohne seine verbindende Kraft hätten sich unsere Urahnen nicht zu Stämmen oder Sippen zusammengeschlossen.

Seit wir Gruppenverbände bilden, kümmern wir Menschen uns vermehrt um die Schwächeren unter uns. Außerdem können wir unser Wissen gemeinsam besser aufbewahren und weitergeben.

Das Besondere am ventralen Vagus ist, dass er nur dann richtig arbeitet, wenn wir uns sicher fühlen. Das erklärt, warum wir, wenn wir große Angst haben, oft auf die »primitiveren« Schutzreflexe des dorsalen Vagus oder des Sympathikus zurückgreifen. Wenn wir zum Beispiel mit einem Nachbarn über eine Lärmbelästigung in Konflikt geraten, suchen wir nicht nach Verbindung (und der damit einhergehenden friedlichen Lösung), sondern kämpfen oder fliehen.

Es ist der gegenseitige Altruismus, der uns Menschen zum Homo sapiens macht. Während des Ausbruchs der Corona-Pandemie in 2020 machte es uns Hoffnung, zu sehen, wie viele Beschäftigte des Gesundheitswesens, Reinigungskräfte, Müllabfuhrleute, Polizeibeamte und zahlreiche andere trotz hoher Gesundheitsrisiken weiterhin ihren Dienst an der Gesellschaft verrichteten und dafür sorgten, dass niemand sich selbst überlassen wurde. Ihnen gebührt zu Recht große Bewunderung und Anerkennung dafür, dass sie den Laden am Laufen halten. In unserem gegenseitigen Altruismus liegt eine große Kraft. Und diese wird uns Menschen immer von Robotern unterscheiden: Robotern kann man viel beibringen, doch unser Altruismus ist eine zutiefst menschliche Eigenschaft.

SURVIVAL OF THE FRIENDLIEST

Es war nicht Darwin selbst, sondern der britische Soziologe und Anthropologe Herbert Spencer, der nach der Lektüre von Charles Darwins *On the Origin of Species* (*Über die Entstehung der Arten*) das Konzept *Survival of the fittest* (Überleben des am besten Angepassten) einführte. Spencer sah auch einen Zusammenhang zwischen Biologie und Wirtschaft. Spencer zufolge würden ohne staatliche Maßnahmen nur die fähigsten (reichsten) Menschen überleben – alle Angehörigen schwächerer Gruppen würden aussterben. Menschen ohne wirtschaftlichen Wert sowie Ältere wären auf sich allein gestellt.

Stimmt das wirklich? Anhand archäologischer Skelettfunde von Neandertalern haben Wissenschaftlerinnen und Wissenschaftler herausgefunden, dass schwere Wunden und Knochenbrüche dieser Menschen behandelt wurden. Wer sich ein Bein brach, wurde also nicht unbedingt durch den Rest der Gruppe im Stich gelassen, sondern von den anderen getragen, mit Nahrung versorgt und gepflegt, bis die Verletzung verheilt war. Schon die Neandertaler kümmerten sich – unter sicheren Bedingungen – um ihresgleichen. Offenbar musste man also nicht buchstäblich the fittest sein, um zu überleben.

Die herausragende Fähigkeit des Menschen besteht also nicht darin, körperlich besonders stark zu sein – er ist vielmehr in der Lage, soziale Beziehungen einzugehen und sich mit Gleichgesinnten zu einem gemeinsamen Vorteil zusammenzutun. Genau dieses Phänomen beschreiben Brian Hare und Vanessa Woods in ihrem Buch *Survival of the Friendliest* (»Überleben des Freundlichsten«). Es war der Homo sapiens, dem es als Erstes gelang, diese Eigenschaft voll auszuschöpfen, und der schließlich das evolutionäre Wettrennen gewann.

Der Homo sapiens ging noch einen Schritt weiter. Dank unseres gut entwickelten ventralen Vagus können wir Menschen komplexe Beziehungen aufbauen, in Gruppen zusammenarbeiten, mit Systemen und in Netzwerken interagieren, unsere Werte und Überzeugungen teilen, Kultur schaffen, Handel treiben und Kriege führen. All das verlieh uns eine beispiellose Macht und ein wachsendes Gefühl der Sicherheit. Es ging nun nicht mehr nur um das reine Überleben, sondern es kamen höhere Werte und Symbole ins Spiel. So entstand ein Gefühl der Verbundenheit, zunächst zaghaft in Familien und Stämmen, doch allmählich auch in der Form von größeren Gemeinschaften, Städten und Ländern.

Noch einmal zusammengefasst: Unser autonomes Nervensystem besteht aus drei evolutionären Komponenten. Den ersten, ältesten Bereich bildet der dorsale Vagus (»Ich sehe einen Bären und erstarre.«). Der zweite Abschnitt entspricht dem Sympathikus (»Ich sehe einen Bären und renne davon oder kämpfe.«). Der dritte und jüngste Teil ist der ventrale Vagus (»Ich sehe einen Bären und bitte meinen Nachbarn, ihn mit mir gemeinsam zu verjagen.«).

Die unterschiedlichen Verhaltensweisen, die mit diesen drei Komponenten einhergehen, können wir auch heute noch beobachten: Je nachdem, welchem Stress wir ausgesetzt sind, wird ein bestimmter Bereich unseres Gehirns aktiv.

1
DER DORSALE VAGUS IN AKTION: ANGST LÄHMT

Sind Sie schon einmal einen Waldrand entlanggefahren und haben plötzlich ein Reh die Straße überqueren sehen? Anstatt schnell davonzulaufen, bleibt es wie angewurzelt mitten auf der Straße stehen und starrt in das Licht Ihrer Autoscheinwerfer. Schuld daran ist sein dorsaler Vagus.

Selbst bei uns Menschen sehen wir den dorsalen Vagus manchmal noch in Aktion, zum Beispiel wenn sich kleine Kinder die Hände vor die Augen halten, weil sie verlegen sind oder sich schämen. Oder wenn wir in einem extremen Stresszustand einen Blackout erleben. Der dorsale Vagus übernimmt insbesondere dann das Ruder, wenn wir schwere Traumata erleiden oder uns in Lebensgefahr befinden. Dann erstarren wir und wirken für kurze Zeit wie versteinert. Viele Menschen, die Opfer schwerer Gewalttaten werden, wehren sich nicht, sondern sind wie gelähmt. Alle Energie scheint aus ihrem Körper zu schwinden, sodass sie auch keine Schmerzen oder Gefühle mehr empfinden.

Manchmal schaltet der Körper sogar regelrecht ab, dann sprechen wir von einem Schock: ein lebensbedrohlicher Zustand, in dem der Blutdruck stark absinkt und die ausreichende Sauerstoffversorgung von Herz, Gehirn und anderen lebenswichtigen Organen gefährdet ist. Hält der Schock über längere Zeit an, können Zellen irreversibel geschädigt werden und sogar absterben. Man wird womöglich bewusstlos und im Extremfall stirbt man infolge des Schocks. Ja, man kann sich im wahrsten Sinne des Wortes zu Tode erschrecken, wobei das glücklicherweise nur sehr selten vorkommt.

Menschen, die eine hohe Aktivität ihres dorsalen Vagus aufweisen, bewegen sich in der Regel wenig, sitzen häufig zusammengesunken und zeigen sich in Gesprächen nicht besonders präsent, schon gar nicht in größeren Gruppen. Es kann schwerfallen, eine Beziehung zu ihnen aufzubauen. Manchmal fühlen sie sich einsam oder verzweifelt. Eine schwere Bedrohung kann bei diesen Menschen zu einer Dissoziation führen. Das ist ein typischer dorsal-vagaler Reflex.

Ist ein dorsaler Zustand also per se etwas Schlechtes? Nicht unbedingt: Wir alle verweilen von Zeit zu Zeit im dorsalen Vagus. Zum Beispiel, wenn wir gerade aufgewacht sind und Schwierigkeiten haben, aus dem Bett zu kommen. Unser Gehirn ist dann noch nicht so richtig aktiv und unser Körper scheint sich nicht bewegen zu wollen. Wenn wir uns einfach ein wenig Zeit lassen und behutsam beginnen, uns zu bewegen, gelangen wir für gewöhnlich aus dem dorsalen Zustand in unser orthosympathisches System. Menschen, die ein traumatisches Erlebnis hinter sich haben, tun sich jedoch oft schwer, sich aus ihrem dorsalen Vagus zu lösen. Die negativen Emotionen und Erfahrungen, die nach einem Trauma zurückbleiben, können ein Leben lang Auswirkungen zeigen. Soweit nichts Neues – nur wie genau geht das vor sich?

Sie haben bestimmt schon einmal vom pawlowschen Reflex gehört. Der Mediziner und Physiologe Iwan Pawlow ließ seine Versuchshunde einen akustischen Stimulus hören, bevor er ihnen zu fressen gab. Dieser Reiz war übrigens keine Glocke, wie die meisten Menschen denken, sondern das Ticken eines Metronoms. Zunächst begannen die Hunde erst dann zu sabbern, wenn sie das Futter sahen, und nicht auf das Geräusch hin. Doch nachdem sie oft genug im zeitlichen Zusammenhang mit dem akustischen Reiz gefüttert worden waren, sabberten sie schon, wenn sie nur das Ticken des Metronoms hörten, egal ob Futter in der Nähe war oder nicht.

Pawlow rief bei den Hunden eine erlernte Reaktion hervor, eine klassische Konditionierung. In ähnlicher Weise lässt sie sich auch bei uns Menschen beobachten.

BEWEGUNG WAPPNET GEGEN ANGST

Unsichtbare Feinde – wie Terrorismus, Klimawandel oder … Pandemien – sind gefundene Fressen für unseren dorsalen Vagus. Durch den Ausbruch der Corona-Pandemie Anfang 2020 sahen wir uns plötzlich mit solch einem ungreifbaren Gegner konfrontiert, der erbarmungslos zuschlug und dem weder durch Flucht noch Kampf beizukommen war. Tausende Menschen starben, und Regierungen auf der ganzen Welt sahen sich gezwungen, drastische Schutzmaßnahmen zu ergreifen. Wir durften unser Zuhause nur noch sehr eingeschränkt verlassen und mussten Abstand zueinander halten. Vor allem verschiedene Generationen, wie Großeltern und Enkelkinder, durften keinen Körperkontakt mehr haben. Das war eine psychische Zumutung: Wir Menschen brauchen Körperkontakt und Bewegung. Umarmungen und auch schon kleine Berührungen tun unserer Seele gut. Soziale Medien, Bildschirme und virtueller Kontakt machten die Isolation ein wenig erträglicher: Wir konnten einander immerhin noch Nachrichten und Fotos schicken, um uns gegenseitig Mut zu machen. Doch je länger das Abstandhalten dauerte, desto schmerzlicher wurde uns bewusst, dass echte Kontakte nicht zu ersetzen sind.

Auch war schwer vorherzusagen, wie sich die Pandemie entwickeln würde – und das machte den Menschen Angst. Diese Angst wurde durch die Medien, in denen fast nur noch Spezialisten, Virologen, Epidemiologen, Ethiker, Gesundheitsökonomen und überforderte Politiker zu Wort kamen, weiter verstärkt. Beruhigend waren ihre Aussagen selten – ganz zu schweigen von den zahllosen Aufnahmen sterbender Menschen, die auf dem Bauch liegend künstlich beatmet wurden. Solche Bilder werden direkt an unseren dorsalen Vagus übermittelt. Wer in schwierigen, gefährlichen Zeiten zu viele Nachrichten konsumiert, kann in einen anhaltenden dorsalen Zustand geraten. Ich empfehle meinen Patientinnen und Patienten daher, höchstens einmal am Tag Nachrichten zu sehen und nur selten Zeitung zu lesen. Schließlich stellen die Medien oft Katastrophen und Gefahren in den Mittelpunkt, obwohl auch viele gute Dinge passieren und die meisten von uns genug gesunden Menschenverstand mitbringen, um Krisen sicher zu überstehen.

Eine Epidemie der Angst kann unserem Leben jegliche Schönheit rauben. Ihre Auswirkungen werden wir wahrscheinlich noch jahrelang spüren – in Form von Depressionen, Burn-outs und Gefühlen der Hilflosigkeit, aber auch Ausbrüchen von Aggression und Gewalt. Wir werden unser Wissen über den Vagusnerv also gut gebrauchen können. Es ist kein Zufall, dass Ärztinnen und Ärzte wie Psychologinnen und Psychologen in letzter Zeit immer stärker auf den hohen Stellenwert von Bewegung hinweisen. Bewegung stärkt unser Immunsystem und steigert unsere Resilienz, wodurch wir besser in der Lage sind, Widrigkeiten zu bewältigen. Deshalb kann es durchaus gefährlich sein, im Krankheitsfall strenge Bettruhe verordnet zu bekommen. Dadurch wird der dorsale Vagus stimuliert. Es wäre sicherlich falsch, Bettruhe grundsätzlich zu verteufeln. Viele Krankheitsverläufe sprechen gut auf Ruhe an, doch sie sollte nicht leichtfertig verordnet werden. Die Redewendung »Wer rastet, der rostet« dürfen wir also ruhig als Lebensweisheit ansehen. Eine längere Ruhigstellung kann zu Verstopfung, Miktionsbeschwerden (Schwierigkeiten beim Wasserlassen), Entzündungen und schlechter Sauerstoffzirkulation im Blut führen, manchmal auch zu Thrombosen und Embolien sowie zu Veränderungen der Stoffwechselprozesse. Darüber hinaus wird durch Bewegungsmangel der dorsale Vagus aktiviert. Dann können alte Dämonen wieder zum Vorschein kommen, etwa Erinnerungen an vergangene Traumata, Flashbacks und Alpträume sowie diverse psychische Syndrome. Nach Möglichkeit sollte Bettruhe daher auf das unbedingt erforderliche Minimum beschränkt werden.

Für gesunde Menschen lautet die Devise nach wie vor: viel zu Fuß gehen und möglichst 10 000 Schritte pro Tag oder mindestens drei große Spaziergänge pro Woche machen. Verbringen Sie nicht den ganzen Tag sitzend vor einem Monitor oder an Ihrem Schreibtisch. Stellen Sie sich alle halbe Stunde für etwa fünf Minuten aufrecht hin. Ihr Nervensystem, Ihr Körper und Ihr Geist werden es Ihnen danken.

ÜBUNG

Es ist sinnvoll, die Auslöser (Trigger) zu kennen, die Sie in einen dorsalen Zustand versetzen, und es kann auch guttun, sich zu überlegen, ob Ihr dorsaler Vagus Ihnen manchmal zunutze ist. Setzen Sie sich gemütlich hin, nehmen Sie ein Notizbuch oder ein Blatt Papier zur Hand und beantworten Sie die folgenden Fragen. Lassen Sie sich Zeit und beobachten Sie die Gefühle, die Sie dabei empfinden. Machen Sie eine kurze Pause, falls es Ihnen zu viel wird.

- ❑ Welche Schwierigkeiten oder Bedrohungen überfordern Sie? Erstellen Sie eine Liste.
- ❑ Welche stressigen Situationen können Sie nur schwer bewältigen? Was passiert dann?
- ❑ Haben Sie schon einmal einen Schock erlebt? Wann war das? Hat es Sie an vergangene Traumata erinnert?
- ❑ Wie fühlt es sich an, wenn Sie lange nicht mehr spazieren waren oder keinen Sport getrieben haben?
- ❑ In welchen Momenten kann Ihr dorsaler Vagus Ihnen helfen?

2
DER SYMPATHIKUS AM WERK: ANGST MOBILISIERT

Raubtiere schlagen blitzschnell und erbarmungslos zu. Als die Anzahl der Raubtiere zunahm, brauchten unsere Vorfahren ein schnelles und zuverlässiges Verteidigungssystem, sonst hätten sie keine Überlebenschance gehabt. Deshalb entwickelte sich vor 350 bis 400 Millionen Jahren der Sympathikus. Der dorsale Vagus verschwand nicht – unserem autonomen Nervensystem wurde lediglich ein weiteres Instrument hinzugefügt, das es uns ermöglicht, bei Stress oder akuter Gefahr nicht nur zu erstarren (freeze), sondern auch zu kämpfen (fight) oder zu fliehen (flight). Der Sympathikus war geboren.

Wie der dorsale Vagus entstand auch der Sympathikus bei eher primitiven Tierarten, allerdings bei solchen, die bereits etwas bewegungsfreudiger waren. Um rechtzeitig das Weite suchen oder kämpfen zu können, braucht man viel Energie und muss mobil sein. Der Sympathikus stellt sicher, dass ausreichend Energie freigesetzt wird, sobald das autonome Nervensystem die Information »Gefahr« erhält. Deshalb steigt bei Anzeichen von Gefahr die Herzfrequenz an. Die Schweißdrüsen produzieren mehr Flüssigkeit, wodurch mögliche Angreifer schlechter Halt auf der Haut bekommen und man besser geschützt ist. Die Atemwege weiten sich, damit mehr Sauerstoff in die Lungen gelangen kann, und die Pupillen werden größer. Der Magen-Darm-Trakt wird vorübergehend heruntergefahren, sodass keine Energie auf die Verdauung verschwendet wird und alle Kraft zum Kämpfen oder Fliehen zur Verfügung steht.

Der Sympathikus sorgt also dafür, dass der Körper in Gefahrensituationen aktiv wird – auch heute noch, wobei der Feind inzwischen meist unsichtbar und in vielen Fällen psychologischer Natur ist. Früher wurde das sympathische Nervensystem aktiviert, wenn man einem hungrigen Bären gegenüberstand. Im 21. Jahrhundert sind es eher Situationen wie eine schwierige Prüfung oder ein Auftritt vor großem Publikum, die uns Stress bereiten.

Der Sympathikus schüttet eine Menge Energie aus. Das macht uns hellwach, wir können dadurch aber auch unfassbar wütend werden oder Angst bekommen. Menschen, die eine hohe Aktivität des Sympathikus aufweisen, sind tendenziell lebhaft und rastlos, sie bewegen sich viel, kippeln mit dem Stuhl ... Sie brauchen Action, lassen sich auf hitzige Diskussionen ein und streiten sich häufig. Ihre Veranlagung zur Flucht äußert sich in aufschiebendem Verhalten und chronischem Zuspätkommen. Auch eine misstrauische Grundhaltung und das vorzeitige Beenden von Gesprächen sind wichtige Signale, an denen Sie erkennen, dass sich Ihr Gegenüber gerade nicht sicher fühlt. Ich vergleiche solche Situationen gerne mit einem rundum überwachten Haus in einer unruhigen

Umgebung, dessen Bewohnerinnen und Bewohner ständig Ausschau halten, um den möglichen Feind rechtzeitig zu erspähen.

Wird der Sympathikus aktiviert, dreht sich für eine gewisse Zeit alles ums Überleben und um Stressbewältigung. Ihr Körper befindet sich in einer Art Kampfmodus und hat keine Möglichkeit, zur Ruhe zu kommen. Wenn Herausforderungen in atemberaubendem Tempo aufeinanderfolgen und Sie von einem wichtigen Termin durch den Stau zur nächsten hitzigen Diskussion eilen, finden Sie keine Erholung. Alle möglichen Krankheiten werden mit einer übermäßigen Aktivität des Sympathikus, mit erhöhter Adrenalin- und Cortisolausschüttung in Verbindung gebracht. Wir brauchen eine gesunde Dosis Stress, um in unserem Leben einigermaßen herausgefordert zu werden, doch chronischer Stress ist äußerst ungesund. Dauerstress verschlingt große Mengen Energie – mit Nebenwirkungen. Sie können ausbrennen und einen Burn-out erleiden. Die Psychologin Ayala Malach Pines hat es in ihrem Buch *Couple Burnout: Causes and Cures* (»Burn-out bei Paaren: Ursachen und Abhilfe«) sehr schön ausgedrückt: »Um auszubrennen, muss man erst einmal Feuer gefangen haben.« Auch zu viel Energie kann schädlich sein.

MYELIN: DIE SCHNELLSTRASSE ZUR REIZÜBERMITTLUNG

Die Myelinscheide ist eine graue, fetthaltige Substanz, die die Reizübermittlung im Nervensystem erleichtert. Der dorsale Vagus hat keine Myelinscheide und leitet Reize deshalb vergleichsweise langsam weiter. Die sympathischen Nervenfasern und der Vagusnerv sind dahingegen von einer Myelinscheide umgeben. Myelin beschleunigt die Erregungsleitung, trägt dazu bei, dass Botschaften störungsfrei über die Nervenbahnen zum Gehirn geleitet werden, und schützt außerdem die Nervenfasern. So werden Signale schneller übertragen und wir können noch unmittelbarer reagieren.

3
DER VENTRALE VAGUS IM EINSATZ: GEMEINSAM SIND WIR STARK

»Und so lenken wir den Blick nicht auf das,
was zwischen uns steht,
sondern auf das, was vor uns liegt.
Denn Licht ist immer,
wenn wir es nur in uns zu finden wagen.
Wenn wir uns zutrauen, es weiterzutragen.«

AMANDA GORMAN

Schon vor Millionen von Jahren wussten Menschen, dass sie am besten in Gruppen zusammenleben. Das bietet mehr Schutz: Man kann sich gegenseitig helfen, warnen und informieren. Feindliche Raubtiere haben es auf die Schwächeren abgesehen, auf die Einzelgänger, die zurückbleiben. Es war also sehr gefährlich, aus einer Gruppe verstoßen zu werden. Einsamkeit war potenziell tödlich. Im Gegensatz dazu hatte der Anführer einer Gruppe oder das Alphatier eines Rudels Anspruch auf die beste Nahrung und wurde auch in sexueller Hinsicht bevorzugt.

Vor sehr langer Zeit glaubten die Menschen, Gefahren am Stand des Mondes, an der Form der Eingeweide bestimmter Tiere und an Geräuschen in der Natur erkennen zu können. Der Anfang aller zwischenmenschlichen Kommunikation war Klatsch und Tratsch über andere Stammesmitglieder, um an Informationen zu geraten. »Hat sich der da nicht zu gierig am Essensvorrat bedient? Hast du gesehen, wie viel er gegessen hat? Sollten wir ihn nicht lieber im Auge behalten, damit in ein paar Wochen noch genug für uns alle da ist?« Später wurde die Kommunikation ausgefeilter: Es entstanden Mythen, göttliche Figuren, Symbole und Geschichten, die immer größere Gruppen von Menschen miteinander verbanden. Sie bildeten soziale Einheiten. Dieses primitive System der Gemeinschaftsgründung bot mehr Sicherheit.

Auch im 21. Jahrhundert streben die Menschen nach Gemeinschaft und einem guten Status innerhalb ihrer Gruppe. Der ventrale Vagus spielt dabei eine entscheidende Rolle. Er ist seit etwa 200 Millionen Jahren Teil des autonomen Nervensystems und verbindet – zusammen mit fünf anderen Hirnnerven – das Gehirn mit dem Herzen und den Atemwegen. Anders als der dorsale Vagus und der Sympathikus, die auf Signale der Gefahr reagieren, erkennt der ventrale Vagus auch Anzeichen von Sicherheit.

Im Gegensatz zum sympathischen Nervensystem, das große Mengen an Energie in unserem Körper freisetzt, sorgt der ventrale Vagus für Ruhe, Wachstum, Wohlbefinden und Belastbarkeit. Darüber hinaus hat der ventrale Vagus eine weitere wichtige Funktion: Er macht uns offen für Kontakte und Verbindungen und ermöglicht es uns, enge und dauerhafte Beziehungen einzugehen und wertvolle Freundschaften zu schließen. Tatsächlich wären wir ohne den ventralen Vagus ständig auf der Hut und würden uns nie sicher fühlen. Nur wenn wir uns sicher fühlen, kann eine gesellige, entspannte, kreative und warme Stimmung aufkommen.

Zugehörigkeit und Freundschaften fühlen sich nicht nur gut an, sondern sind auch zu unserem eigenen Vorteil. Sie tragen dazu bei, dass wir Sicherheit verspüren – auch in einer manchmal feindseligen Welt. Ich möchte noch einmal auf die Covid-19-Pandemie im März 2020 zurückkommen. Unsere Welt war damals besonders unwirtlich: Wir hatten es mit einer tödlichen Virusinfektion zu tun, die Tausende von Menschenleben forderte. Unser Gesundheitssystem kam an seine Belastungsgrenze. In diesen Wochen sah man überall Solidaritätsbekundungen und Hilfsaktionen. Die Menschen spürten intuitiv, dass eine Lösung aus dem ventralen Vagus kommen musste. Während der zweiten Infektionswelle herrschte eine ganz andere Grundstimmung, es lag weniger Solidarität in der Luft. Nach einer langen Zeit der Immobilisation, in der die Menschen kaum das Haus verlassen durften, waren viele von ihnen im dorsalen Vagus gelandet. Und im dorsalen Vagus ist man auf sich allein gestellt. Dort gibt es keinen Raum für Verbindung.

Der ventrale Vagus prüft, ob es sicher genug ist, mit einer anderen Person in Kontakt zu treten. Wie funktioniert dieser Prozess im Detail? Über das evolutionäre Zusammenspiel mit fünf anderen Hirnnerven, die das Gesicht und die Gesichtsmuskeln versorgen, versucht der Vagusnerv unter anderem, emotionale Regungen aus unserer Mimik abzulesen. Augenlider, Mittelohr, Schluck- und Kauvorgänge, Stimme, Kopfbewegungen: Der Vagus überwacht alles. Der ventrale Vagus achtet also ganz genau auf nonverbale Kommunikation. Empfangen wir Signale der Sicherheit oder der Gefahr? Die Informationen werden an unsere Großhirnrinde weitergeleitet, und so entscheidet unser autonomes Nervensystem in Sekundenbruchteilen, ob eine Situation sicher ist.

Sicherheit bedeutet für alle Menschen etwas anderes. Manche verspüren Geborgenheit in der Natur, bei einem Waldspaziergang – doch das gilt nicht für jeden und jede. Wir alle fühlen uns in bestimmten Umgebungen wohler als in anderen. Was für die eine Sicherheit bedeutet, kann für den anderen eine Gefahr darstellen. Extrovertierte und introvertierte Menschen etwa haben in der Regel ganz unterschiedliche Auffassungen von Sicherheit und Wohlbefinden. Ein Lockdown, eine der Maßnahmen während der Corona-Pandemie, war für Extrovertierte eine schreckliche Strafe und folglich ein Auslöser von Unsicherheit. Viele Introvertierte hingegen kamen endlich richtig zur Ruhe. Sie konnten die Natur einatmen, den Vögeln zuhören. Endlich einmal Stille auf den Straßen.

Sie können sich den ventralen Vagus wie ein Haus mit offenen Türen vorstellen, in dessen sicheren Räumen wir alle willkommen sind. Der ventrale Vagus liefert uns ein Gespür für echten Respekt, tiefgehendes Einfühlungsvermögen und aufrichtige Wertschätzung. So hilft er uns, Verbindungen mit anderen aufrechtzuerhalten, insbesondere in langjährigen Freundschaften und romantischen Beziehungen. Der ventrale Vagus konzentriert sich auf die Person, nicht auf ihren Status oder ihre Rolle. Die entstehende Sympathie basiert nicht auf dem Aussehen oder der Intelligenz der anderen Person oder auf einem bestimmten Rollenverhalten. Der ventrale Vagus sucht nach tieferer Verbundenheit und echtem Respekt, was Beziehungen sicher macht.

Unser Nervensystem schafft die biologische Grundlage für unser Verlangen nach Kontakt. »*We are wired to connect*«, sagt Stephen Porges. Im Laufe von Millionen von Jahren wurde unser Nervensystem so »verdrahtet«, dass wir stets bessere und sicherere Verbindungen herstellen konnten. Gelingt uns das nicht, wird es heikel. Neurowissenschaftler nennen einen Mangel an Kontakten »sozialen Schmerz«. Sozialer Schmerz ist echt: Unser Gehirn unterscheidet nicht zwischen körperlichem und seelischem Schmerz.

Verbindungen sind lebensnotwendig. Wir werden als hilflose Geschöpfe geboren, die voll und ganz auf die Fürsorge anderer angewiesen sind. Auch während wir heranwachsen, brauchen wir ständig Sicherheitshinweise: Wir müssen lernen, was wir nicht anfassen dürfen, warum wir uns von Feuer fernhalten sollten und dass Steckdosen kein geeignetes Spielzeug sind.

Die ersten Lebensjahre sind entscheidend für eine gesunde Entwicklung des ventralen Vagus. Wenn dann schon etwas schiefläuft, wenn Kinder etwa in einer unsicheren Umgebung aufwachsen oder vernachlässigt werden, hat der ventrale Vagus in ihrem späteren Leben viel aufzuholen – und das ist harte Arbeit. Deshalb hat die Misshandlung von Säuglingen oder Kindern so schwerwiegende Folgen. Misshandelte oder vernachlässigte Kinder sehen in anderen Personen oft eine Gefahr. Deshalb fällt es ihnen noch im Erwachsenenalter häufig schwer, Kontakte zu knüpfen, und schlimmstenfalls sind sie gar nicht in der Lage, Verbindungen aufzubauen und Beziehungen einzugehen.

CORONA HEBELT UNSER VAGALES SYSTEM AUS

Unsere guten sozialen Strukturen schaffen Verbindungen, die uns ein tiefes Gefühl von Sicherheit und Belastbarkeit vermitteln können. In ihrem Buch *A Paradise Built in Hell* (»Ein Paradies in der Hölle«) beschreibt die amerikanische Schriftstellerin Rebecca Solnit Erdbeben und andere Katastrophen. Sie stellt fest, dass wir Menschen unter solch schwierigen Umständen zusammenhalten, uns gegenseitig helfen und füreinander da sein möchten. Einer der schwierigsten Aspekte der Corona-Pandemie war, dass wir nicht einmal die Unterstützung unserer Familie und Freunde in Anspruch nehmen konnten: Wir mussten auf Abstand gehen, um einander zu schützen. Es versteht sich von selbst, dass solche Phasen der Isolation unser gesamtes vagales System aus dem Gleichgewicht bringen.

Der ventrale Vagus sucht in einer sicheren Atmosphäre nach Anschluss. Signale der Sicherheit verhindern, dass wir in die Defensive gehen und uns absondern. Wer also viele soziale Kontakte haben und tiefe Verbindungen eingehen möchte, sollte eine sichere Atmosphäre um sich herum und in sich selbst schaffen. Doch wie geht das?

Achten Sie auf eine ruhige Umgebung, wenn Sie mit anderen Menschen in Kontakt treten möchten – ohne störende Geräusche, ohne plötzlich hereinplatzende Personen, ohne Handys in der Nähe. Vermeiden Sie abrupte Bewegungen, seufzen Sie nicht, stehen Sie nicht mitten im Gespräch auf, um den Raum zu verlassen. Kontrollieren Sie Ihre Emotionen und reagieren Sie nicht angriffslustig, spöttisch oder geistesabwesend. Handeln Sie nicht impulsiv. Bleiben Sie freundlich und ruhig.

Der ventrale Vagus ist mit den anderen Hirnnerven verbunden, weshalb auch die Höhe und Intonation der Stimme und die Augenbewegungen in seine Wahrnehmung einfließen. Das bedeutet, dass unsere Stimme und unser Blick Signale der Gefahr oder Sicherheit aussenden. Wenn sich unser Tonfall ändert oder wir für einen Moment den Blick abwenden, können das schon Trigger sein, die bei unserem Gegenüber ein Gefühl der Gefahr auslösen. Ein echtes Lächeln geht mit kleinen Fältchen um die halb geschlossenen Augen einher. Das liegt daran, dass der Vagusnerv mit den Gesichtsnerven verbunden ist, die für die Schluck- und Augenbewegungen zuständig sind und auch zu den Gehörknöchelchen führen. Wenn die Signale, die Sie mit Ihren Augen oder Ihrer Stimme aussenden, nicht mit dem Inhalt Ihrer Worte übereinstimmen, registriert der Vagus das sofort. Nehmen wir an, dass Sie durch einen unangenehmen Trigger erblassen und plötzlich in einem ganz anderen Tonfall sprechen – Ihre Stimme klingt zum Beispiel viel höher als sonst –, dann spüren Ihre Gesprächspartner, dass Sie in diesem Augenblick nicht in der Lage sind, eine Verbindung herzustellen. Anders ausgedrückt: Ihre nonverbale Reaktion verrät, in welchem Teil Ihres Vagus Sie sich aufhalten. Erst wenn der ventrale Vagus aktiviert wird, suchen Sie wieder nach Verbindung.

EINIGE TIPPS

- Versuchen Sie herauszufinden, was Ihren ventralen Vagus aktiviert. Gehen Sie dorthin, wo Sie sich wohl- und sicher fühlen.
- Nehmen Sie Rücksicht darauf, was andere Menschen als sicher oder unsicher empfinden. Machen Sie zum Beispiel deutlich, was Sie vorhaben und wie Sie etwas meinen. Ungewissheit löst bei den meisten Menschen ein Gefühl der Unsicherheit aus.
- Manchmal reagieren wir zu schnell aus dem Sympathikus heraus, mit Stress, Angst oder Wut. Das kann eine sichere Atmosphäre zunichtemachen. Wenn Sie überreizt, müde oder wütend sind,

legen Sie eine Pause ein und sorgen Sie für einen Moment Ruhe. Sonst besteht die Gefahr, dass Ihr Sympathikus die Oberhand behält.

- Vielleicht werden Sie von Reizen überflutet – im Straßenverkehr, durch finanzielle Sorgen oder Probleme am Arbeitsplatz –, wodurch Ihr Sympathikus aktiviert wird. Wenn Ihr Gegenüber Ihren Gesichtsausdruck oder Ihre Stimme als feindselig wahrnimmt, stellen Sie klar, dass Ihre Laune nichts mit ihm oder ihr zu tun hat, und erzählen Sie, was zuvor passiert ist.

TECHNIK ERSCHWERT BINDUNG

Die moderne Technik ist zwar eine feine Sache, doch sie behindert oftmals unser soziales Leben. So großartig und nützlich sie auch sind, Smartphones können zu echten Kontaktkillern werden. Ehe man sich versieht, lässt man sich ablenken und checkt kurz seine E-Mails oder schaut in eine App, während man die Person ignoriert, die einem gerade gegenübersitzt. Das mag vielleicht nicht so schlimm erscheinen, aber der Vagus wertet es definitiv als ein Zeichen der Gefahr. Wenn Sie möchten, dass sich andere Menschen in Ihrer Nähe sicher fühlen, sollten Sie Ihnen aufmerksam zuhören und sich an alles Besondere erinnern, das sie Ihnen erzählen. Von den wichtigen Menschen in unserem Leben gesehen und gehört zu werden, gibt uns ein Gefühl von innerer Ruhe und Sicherheit.

Warum ist diese Möglichkeit zur Verbindung evolutionär gesehen so wichtig? Warum geht es weniger um »the survival of the fittest« als um »the survival of the friendliest«, wie ich bereits ausgeführt habe? In ihrem Buch *Connected* (»Verbunden«) führen Nicholas Christakis und James Fowler das folgende einleuchtende Beispiel an: Angenommen, Ihr Haus steht in Flammen. Zum Glück wohnen Sie in der Nähe eines Flusses, sodass ausreichend Löschwasser vorhanden ist. Wenn Sie aber alleine zigmal mit einem Eimer in der Hand zum Fluss und wieder zurück zu Ihrem Haus laufen, kommen Sie viel zu langsam voran und das Feuer gerät außer Kontrolle. Wenn Sie jedoch Menschen um sich haben, die bereit sind, Ihnen zu helfen, und mit denen Sie eine schnelle Löschaktion auf die Beine stellen können, sieht es für Ihr Haus schon viel besser aus. Dann können Sie gemeinsam eine Eimerkette zwischen dem Haus und dem Fluss bilden und mehrere Eimer hintereinander weiterreichen. So sparen Sie viel Zeit und Energie. Die Wahrscheinlichkeit, dass der Brand erfolgreich gelöscht wird, ist nun deutlich höher. Um gefährliche Situationen wie diese zu überstehen, sind Zusammenhalt – und Organisation – also unerlässlich. Gemeinsam sind wir wirklich stärker. Deshalb sind wir Menschen Herdentiere. Sogar wenn wir durch andere enttäuscht wurden, haben wir nach einer gewissen Zeit das Bedürfnis, die Beziehung zu ihnen wieder aufzubauen. Wir möchten den guten Kontakt zu engen Freunden oder geschätzten Kollegen nicht verlieren. Gemeinsame Erlebnisse stärken unser Zusammengehörigkeitsgefühl – ein Grund für die Beliebtheit von Teamsportarten. Wir erzählen gerne Geschichten und glauben an Mythen, Religionen, Volkszugehörigkeiten. Kurzum: Die Erfahrung, Teil einer Gruppe zu sein, verleiht uns ein wichtiges Gefühl der Sicherheit.

MENSCHEN SIND HERDENTIERE

Wenn viele Menschen dasselbe tun, nehmen wir in der Regel an, dass ihr Handeln einen guten Grund hat – und wir folgen ihrem Vorbild. Unsere Fähigkeit, auf soziale Signale zu reagieren, macht unser Leben in vielerlei Hinsicht einfacher. Es ist außerdem eine hervorragende Überlebensstrategie. Im Fall einer Katastrophe muss schnell und effizient gehandelt werden und verbale Kommunikation ist dabei oft nicht das Mittel der Wahl. Wenn die Rettungskräfte in einer solchen

Situation an den richtigen Stellen stehen und in die richtige Richtung weisen, kann Panik vermieden werden. Dann orientieren sich alle an den Personen vor ihnen.

Um unser Herdenverhalten zu erforschen, untersuchte der renommierte Sozialpsychologe Solomon Asch unter anderem, wie stark Gruppenzwang unsere Entscheidungen beeinflusst. Er platzierte eine Versuchsperson zusammen mit sieben Schauspielerinnen und Schauspielern in einem Raum. Die Versuchsperson dachte, diese seien auch nur Teilnehmende des Experiments. Es wurde eine Linie X gezeigt, und alle Teilnehmenden sollten laut sagen, welche der drei anderen gezeigten Linien (A, B oder C) genauso lang war wie die Linie X. Eigentlich eine kinderleichte Aufgabe, denn es war jedes Mal eindeutig, welche Linie dieselbe Länge hatte. Zunächst gaben die Schauspielerinnen und Schauspieler die richtigen Antworten, um das Vertrauen der armen Versuchsperson zu gewinnen. Doch im Laufe des Experiments begannen sie, falsche Antworten zu geben, die zuvor vereinbart worden waren. Und wie sich herausstellte, schloss sich die Versuchsperson in 74 Prozent der Fälle den Aussagen der Mehrheit an. Sie wusste zwar, dass deren Antworten falsch waren, folgte aber dennoch ihrem Vorbild, um sich nicht lächerlich zu machen und aus Angst, nicht mehr zur Gruppe zu gehören.

Das Experiment von Asch wurde später mehrmals mit verschiedenen Personengruppen unterschiedlichen Alters und unterschiedlicher Bildungshintergründe wiederholt. Das Ergebnis war immer ähnlich: Mindestens die Hälfte der Teilnehmenden passte ihre Antworten an die der Mehrheit an. Dies beweist die Macht des Gruppenzwangs.

Ist Ihnen schon einmal aufgefallen, dass manche Hotels kleine Kärtchen auf ihre Handtuchstapel stellen? Darauf steht zum Beispiel, dass 75 Prozent der Menschen ihre Handtücher öfter als einmal benutzen. So wird geschickt an unser Herdenverhalten appelliert, um die Umwelt zu schonen (und womöglich die Gewinnspanne des Hotels zu erhöhen). Auch Fundraiser machen sich unser Herdenverhalten zunutze – oder halten Sie es für einen Zufall, dass in einem Brief einer

Wohltätigkeitsorganisation mit der Bitte um eine Spende steht, dass Ihnen schon 100 000 Menschen vorangegangen sind?

Gruppenzwang kann ein guter Anstoß sein, weniger zu rauchen oder zu trinken, mehr Obst und Gemüse zu essen und nachhaltig mit Energie umzugehen. Wer zum Beispiel viel Zeit mit Menschen verbringt, die sich sehr gesund ernähren, dem fällt es leichter, ihre Gewohnheiten zu übernehmen. Und wer freundlich ist, kann andere Menschen dazu ermuntern, ebenfalls freundlich zu sein. Leider trifft auch das Gegenteil zu: Aufgrund ihres Herdenverhaltens tun gute Menschen manchmal sehr schlechte Dinge. Das ist keine Entschuldigung, doch es erklärt bestimmte Verhaltensweisen.

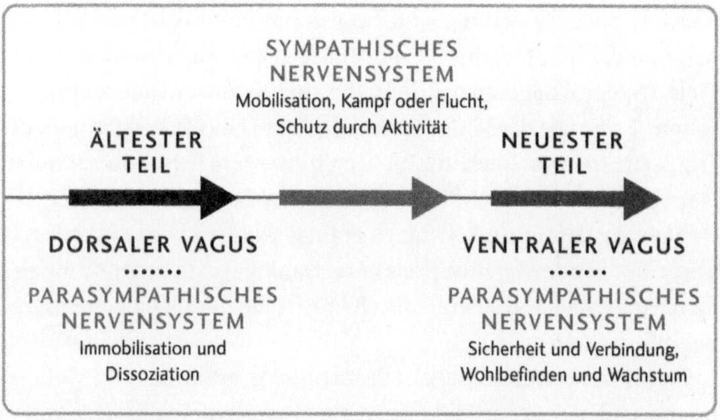

ABBILDUNG 8. Das erste Prinzip der Polyvagaltheorie: Hierarchie

Das zweite Prinzip: Neurozeption oder unbewusste Wahrnehmung

»Gewöhnung ist die größte Gefahr für einen guten Beobachter.«

BERTHOLD GUNSTER

Haben Sie schon einmal erlebt, dass Sie bei Ihrer Familie oder Ihren Freunden zu Hause waren und dennoch einen gewissen Stress verspürten? Sie konnten es sich nicht erklären, denn die Atmosphäre erschien liebevoll und sicher. Es gab keinerlei offensichtliche Anzeichen von Gefahr, aber Sie nahmen eine undefinierbare Anspannung wahr. Weshalb?

2003 führte Stephen Porges den Begriff Neurozeption ein. Er setzt sich zusammen aus »Neuron« und »Perzeption« (Wahrnehmung). Während Wahrnehmung ein bewusster Prozess ist, geht Neurozeption unbewusst vor sich. Neurozeption bedeutet, dass unser Körper Umgebung und Lebewesen um uns herum ständig nach möglichen Gefahren oder Zeichen von Sicherheit absucht. Viele Trigger bemerken wir nicht (bewusst) – unser Vagusnerv aber schon. Er fungiert wie ein Radar, der die Umwelt sorgfältig nach Triggern abscannt, die auf Gefahren hinweisen. Unser wandernder Nerv befindet sich nicht in den Bereichen des Gehirns, die für das Denken zuständig sind, sondern er liegt tiefer. Er wird nicht durch unser denkendes Gehirn gesteuert. Dank der Neurozeption nehmen wir Signale wahr, ohne durch Vorurteile oder Überzeugungen beeinflusst zu werden.

Neurozeption geschieht reflexartig. Wir erahnen eine Gefahr, riechen oder spüren sie, können sie aber nicht sehen. Der Feind ist unsichtbar, wesenlos. Mithilfe des Wissens und der Weisheit unseres Gehirns und unseres Nervensystems ermitteln wir, ob wir in Sicherheit sind, ohne dazu unser Bewusstsein zu benötigen. Unser Gehirn mag zwar meist die Show stehlen, aber ohne den Input unseres autonomen Nervensystems wüssten wir nicht einmal, dass gerade eine Show läuft. Lange bevor wir begreifen, was um uns herum passiert, nimmt der Vagusnerv bereits die ersten Signale wahr. Wir selbst empfinden bestenfalls ein vages Gefühl der Gefahr oder Sicherheit. Es kann eine ganze Weile dauern, bis wir auf der Höhe sind von allem, was tatsächlich vor sich geht.

Wenn wir mit anderen Menschen in Kontakt treten, ist unser neurozeptives System besonders wachsam. Was verrät uns ihre Stimme, ihre Haltung? Lächelt unser Gegenüber aufrichtig? Vermitteln seine Bewegungen ein Gefühl von Sicherheit oder Gefahr?

Unsere Neurozeption hält außerdem Ausschau nach Bedrohungen in unserem eigenen Körper. Ist der Herzrhythmus normal? Funktioniert die Verdauung einwandfrei? In unserem Körper befinden sich zahllose Zellen und empfindliche Gewebe, die uns eine ganze Reihe von Botschaften senden: ständige Signale der Sicherheit oder Gefahr. Wir alle spüren ab und zu einen stechenden Schmerz oder unser Herz schlägt mal unregelmäßig. Auch unsere Haut reagiert auf alle möglichen Trigger. Unser Körper sendet uns also auf subtile Weise Signale, wenn etwas nicht in Ordnung ist. Der Vagusnerv kann diese Botschaften interpretieren und uns entweder ein Gefühl der Sicherheit bescheren oder uns warnen, falls wir bestimmte Signale ernst nehmen sollten.

Dass der Vagusnerv auch auf interne Signale anspricht, heißt Interozeption: die Fähigkeit, Reize des eigenen Körpers wahrzunehmen. Dank des Vagus können wir also unsere persönlichen Grenzen erkennen und besser auf unsere Gesundheit achten. Was bedeuten Nackenschmerzen oder Schmerzen im unteren Rücken? Worauf weisen Verdauungsprobleme und Harnverhalt hin? Interozeptive Signale helfen uns zu verinnerlichen, dass wir keine

Maschinen sind, sondern wunderschöne, vielschichtige Netzwerke aus Zellen, Geweben und Empfindungen. Ignorieren Sie diese Hinweise also nicht. Durch Meditation, Bodyscan- und Achtsamkeitsübungen können Sie Ihrem Körper näherkommen und seine Signale besser wahrnehmen.

Es ist kein Geheimnis, dass unser Unterbewusstsein einen großen Einfluss auf unser Tun hat. Wahrscheinlich registrieren wir viel von dem, was wir in unserem Gedächtnis speichern, unbewusst. Ap Dijksterhuis, einer der einflussreichsten Psychologen der Niederlande, ist der Autor des Buchs *Das kluge Unbewusste*. Darin erläutert er, dass wir bestimmte Entscheidungen oft erst im Nachhinein begründen können – und dass es uns sogar schwerfällt zu glauben, dass die meisten unserer Entscheidungen tatsächlich durch unser Unterbewusstsein getroffen werden. Und das alles hängt mit unserer unbewussten neurozeptiven Wahrnehmung zusammen.

Unser Nervensystem erkennt Signale der Sicherheit oder Gefahr und reguliert umgehend Muskelspannung, Atmung, Herzrhythmus und vieles mehr. Erst nach diesen ersten Vorgängen schafft unser Nervensystem eine Zuordnung zur Realität, erzeugt dazu passende Bilder und sogar Geschichten. Manche Geschichten sind von großer Angst gekennzeichnet oder zeugen von sehr viel Mut, doch auf jeden Fall tragen sie die Handschrift unserer Neurozeption.

Wir verfügen über ein ganzes Arsenal an Werkzeugen, um unsere Umgebung richtig einzuschätzen: Augen und Ohren, Geschmacks- und Geruchssinn. Mit unserer Haut ertasten wir die Beschaffenheit und die Temperatur von Materialien. Nachdem der Vagusnerv seine Arbeit getan hat, haben wir Bilder von unserer inneren und äußeren Welt im Kopf. Das wiederum hilft uns, nicht zweimal in dieselbe Gefahrensituation zu geraten: Ein Esel stolpert nicht zweimal über denselben Stein. Wir können unser unbewusstes Wissen strukturieren und es bewusst nutzen.

Über Jahrmillionen hinweg war uns dieses System der unbewussten Wahrnehmung äußerst hilfreich. In einer feindlichen Umgebung bleibt oft keine Zeit, die Ereignisse vollständig zu erfassen. Wenn man jede Situation erst einmal rational überblicken muss, ist die Wahrscheinlichkeit hoch, dass man sie nicht lebend übersteht. Doch unsere unterbewusste Wahrnehmung birgt auch Gefahren. Wir Menschen lassen uns zum Beispiel relativ leicht manipulieren. Werbung etwa müssen wir nicht bewusst zur Kenntnis nehmen, um von ihr beeinflusst zu werden. Ohne dass wir es merken, können Informationen, die wir nur unbewusst registriert haben, uns zu Entscheidungen veranlassen. Wenn jemand Sie fragt, weshalb Sie ein bestimmtes Auto gekauft haben, fallen Ihnen wahrscheinlich einige vernünftige Gründe ein. Doch wissen Sie, wie Werbung womöglich auf listige Weise Ihre Kaufentscheidung beeinflusst hat?

Wir sollten nicht vergessen, dass unser autonomes Nervensystem vor allem Anzeichen und Beweise der Sicherheit braucht. Das ist an sich ein sinnvoller Reflex, doch wir leben heute unter viel sichereren Bedingungen als noch vor Tausenden von Jahren. Aus historischer Sicht hat sich vieles zum Besseren verändert. Dennoch haben viele das Gefühl, dass sie in äußerst gefährlichen Zeiten leben – und unter ihnen macht sich die Angst breit.

ÜBUNG

Versuchen Sie, die folgenden Fragen für sich zu beantworten:

- ❑ Welche Signale stammen aus Ihrem nahen Umfeld oder aus Ihren Beziehungen zu anderen?
- ❑ Welche kommen von sehr weit her, aus anderen Regionen der Welt?
- ❑ Welche Signale entspringen unbewussten Bildern in Ihrem Gehirn?
- ❑ Fühlen Sie sich durch diese Signale eher sicher oder eher besorgt? Oder spüren Sie eine wirkliche Gefahr?

Sobald wir uns dieser Signale bewusst werden, können wir sie interpretieren und verarbeiten. Angst hat eine wichtige Aufgabe und die Auseinandersetzung mit unserer Angst ist ein erster Schritt zu mehr Wohlbefinden – oder sogar zum Überleben.

Angst hat einen miserablen Ruf. Niemand will ängstlich wirken, obwohl wir fast alle ängstlich sind. Also tun wir so, als sei alles in Ordnung. Kein Grund zur Sorge!

Zum Glück lässt sich unser Vagusnerv nicht zum Narren halten. Angst ist ein unangenehmes Gefühl, aber sie macht uns auch aufmerksam, wodurch wir einen Handlungsplan aufstellen können. Und vorausgesetzt, unser dorsaler Vagus lähmt uns nicht, können wir diesen Plan in konkrete Maßnahmen umsetzen. Was kann ich selbst tun? Was fördert meine Autonomie? Inwieweit vertraue ich auf die Informationen, die ich erhalte?

Wenn Sie Menschen begegnen, die Angst haben, beobachten Sie, ob diese Angst von Bewegung und Mobilisation begleitet wird. Wo Bewegung stattfindet, fließt Energie. Das ist die positive Seite von Stress: Wir erlangen die notwendige Energie, um eine Herausforderung zu meistern. Geht die Angst jedoch mit Immobilisation und Schock einher, ist die Situation ernst. Ist sie lebensbedrohlich? Handelt es sich um eine schwere Depression, einen Burn-out oder ein posttraumatisches Stresssyndrom?

MIESE GEFÜHLE SIND UNSERE BESTEN FREUNDE

Während einer Reise nach San Francisco spazierte ich mit einigen anderen aus unserer Gruppe über einen leeren Parkplatz. Es war eine Abkürzung, die uns schneller zur Küste führte. Doch schon bald fühlten wir uns unwohl, wir bekamen sogar ein wenig Angst. Es herrschte eine bedrohliche Atmosphäre. Wir gingen immer schneller und unser Herz schlug uns bis zum Hals. Niemand sagte etwas. Sichtbare Hinweise auf Gefahr gab es nicht – aber am nächsten Tag erfuhren wir, dass auf genau diesem Parkplatz die Leiche einer unter verdächtigen Umständen verstorbenen Person gefunden worden war. Danach nahmen wir lieber den Umweg zum Strand. Manchmal sollten wir einfach auf die Signale der Angst hören, die unser Körper uns sendet.

Ina Mijling ist die Autorin des Buchs *Rotgevoelens zijn je beste vrienden* (»Scheißgefühle sind unsere besten Freunde«). Darin betont sie, wie wichtig es ist, aktiv zu werden. Wenn Sie Angst haben, wütend oder traurig sind, handeln Sie. Fragen Sie sich jedes Mal: Trifft das wirklich auf mich zu, hat es mit mir oder meiner Situation zu tun? Wenn ja, was kann ich daran ändern?

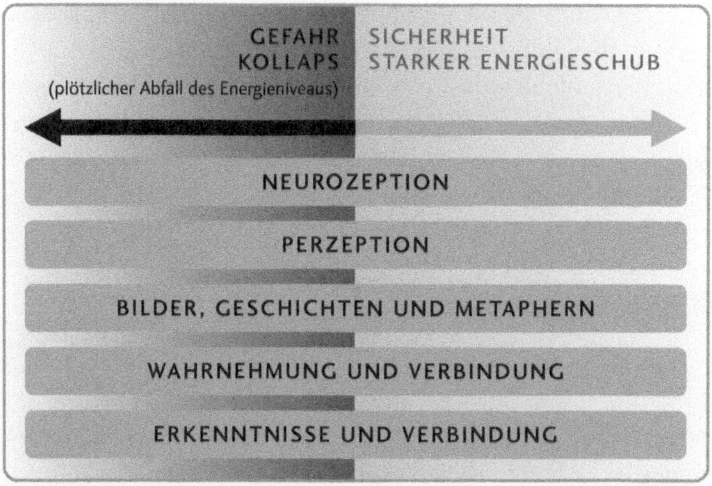

ABBILDUNG 9. Von Neurozeption zu Erkenntnissen und Verbindung

Unser Vagusnerv hält ständig Ausschau nach Hinweisen der Gefahr oder Sicherheit. Dazu bedient er sich eines unbewussten Prozesses. Das nennen wir Neurozeption. Wir »spüren« Trigger (Signale der Gefahr) und Glimmer (Signale der Sicherheit), sind uns ihrer aber nicht wirklich bewusst. Im nächsten Schritt übermittelt der Vagusnerv die Signale an unser Gehirn. Erst dann nehmen wir die Gefahr oder die Zeichen der Sicherheit bewusst wahr. Das kann eine Weile dauern. Wir festigen diese bewusste Wahrnehmung, indem wir sie mit Bildern, Geschichten oder sogar Metaphern verknüpfen. So gewinnen wir allmählich ein Grundverständnis für die Strukturen von Gefahr oder Sicherheit – und bauen Geschichten darum herum. Doch nicht alle werden mit Ihren Versionen einverstanden sein. Sie sind immer ein bewusstes Konstrukt. Therapeutinnen und Therapeuten sind daher weniger an den Geschichten interessiert, die ihre Patientinnen und Patienten erzählen. Wir fragen vielmehr nach ihren Gefühlen. Dadurch befassen wir uns mit der Neurozeption. Sie ist viel wichtiger als die bewusste Wahrnehmung, die oft eingefärbt und dadurch verfälscht ist. Die Patientinnen und Patienten erzählen uns ihre Wahrheiten, während wir uns in der Therapie vor allem für ihre Intuition und ihre Gefühle interessieren. Das ist für die meisten ein sehr befreiendes Erlebnis. Das gemeinsame Ziel ist herauszufinden, wie sich ihre Trigger und Glimmer anfühlen.

Das dritte Prinzip: Co-Regulation

Neben dem Prinzip der Hierarchie, wonach sich im Laufe der Evolution verschiedene Möglichkeiten herausgebildet haben, mit Stress umzugehen (nämlich Erstarren, Kampf/Flucht und Verbindung), und dem Prinzip der Neurozeption (wir reagieren automatisch auf innere und äußere Signale der Gefahr sowie der Sicherheit, die meist unbewusst auf uns einwirken) gibt es ein drittes wichtiges Prinzip der Polyvagaltheorie, nämlich Co-Regulation. Wörtlich bedeutet es, die eigenen Gefühle und Emotionen mithilfe anderer Menschen zu regulieren.

Ein alltägliches Beispiel: Meine dreijährige Enkelin Noor kommt zu Besuch. Es stehen leckere Kekse auf dem Tisch. Noor malt erst ein paar Häuser, Vögel und Fische und nimmt sich dann einen Keks – doch sie isst ihn nicht. Ohne etwas zu sagen, reicht sie den Keks ihrer Mutter. »Hmmmm, lecker«, sagt diese, wodurch sich die kleine Noor sicher fühlt. Erst dann isst sie den Keks genüsslich auf.

Wir Menschen sind soziale Wesen: Um unser eigenes Nervensystem zu regulieren, brauchen wir ein zweites – und damit eine Verbindung zu einem anderen Menschen. Die können wir nur aufbauen, wenn wir uns sicher fühlen. Stellen Sie sich vor, Ihr bester Freund oder Ihre beste Freundin macht im Scherz eine Bemerkung, die Sie so gar nicht lustig finden. Womöglich werden Sie an eine Zurückweisung erinnert, die Sie als Kind erlebt haben, etwa durch Ihre Eltern, Ihre Familie oder in der Schule. Der spöttische Seitenhieb war vielleicht gar nicht böse gemeint, aber Sie empfinden ihn als extrem verletzend. Unbewusst fühlen Sie sich nicht mehr sicher: Ihr Körper schüttet Adrenalin aus, und Sie merken, wie Wut in Ihnen aufsteigt. Ihr Gegenüber versteht nicht, warum Sie sich so aufregen. Doch Sie sind nicht mehr zu bremsen. Ihnen platzt der Kragen und Sie reagieren sich an Ihrem Freund oder Ihrer Freundin ab. Es findet keinerlei Co-Regulation statt, Sie sind kein bisschen aufeinander eingestimmt. Denn wenn wir uns unsicher fühlen – oder misstrauisch oder eifersüchtig sind –, ist es unmöglich, mit anderen in Verbindung zu treten. Und ohne Verbindung gibt es keine Co-Regulation. Das ist das dritte und vielleicht wichtigste Prinzip der Polyvagaltheorie.

SOZIALE KONTAKTE

Co-Regulation ist eine biologische Notwendigkeit. Wir brauchen das Nervensystem anderer Menschen, um unsere eigenen Gefühle optimal zu regulieren. Dann entsteht eine Art neuronale Kopplung: die

Grundlage für gegenseitiges Verständnis und Respekt. Wir »fühlen«, was die Person neben uns »fühlt«. Wir können quasi vorhersagen, was sie als Nächstes tun wird. Zusammen bilden unsere beiden autonomen Nervensysteme ein großes Nervensystem. Es existieren also neuronale Netzwerke über die Grenzen eines einzelnen Körpers hinaus, die uns ein warmes Gefühl von inniger Geborgenheit und Sicherheit geben. Diese Verbindung kann sich auf ein drittes Nervensystem, auf Gruppen, Städte, Gemeinschaften, Länder und sogar Kontinente ausweiten.

Co-Regulation lässt sich am besten mit einem Tanz vergleichen. Um ohne Stolperei miteinander zu tanzen, müssen Ihr Nervensystem und das Ihres Tanzpartners co-regulieren. Wenn Sie andere gut einschätzen können und ihnen vertrauen, erreichen Sie gemeinsam großartige Ergebnisse. Dann fühlen Sie sich sicher und sind voller Kreativität.

Co-Regulation gelingt nur zusammen. Wenn andere Menschen Sie als eine Gefahr ansehen, ziehen sie sich zurück. Wenn es Ihnen schwerfällt, mit anderen in Kontakt zu treten, fragen Sie sich, ob Sie vielleicht Trigger aussenden, die als Gefahr empfunden werden könnten. Welche Botschaft übermittelt Ihr Nervensystem – Gefahr oder Sicherheit? Wer gestresst ist, kann oder will keine Verbindung herstellen. Achten Sie auf Ihre Atmung und atmen Sie länger aus als ein. Das schafft Ruhe, die Ihnen und den Menschen in Ihrer Nähe ein Gefühl der Sicherheit gibt.

Wenn Sie sich Ihrer eigenen Gefühle nicht bewusst sind, sind Sie sich auch Ihrer Wirkung auf andere nicht bewusst. Stellen Sie zuallererst einen emotionalen Zustand her, der dem ventralen Vagus entspricht, bevor Sie sich auf wichtige Gespräche einlassen. In entscheidenden Situationen ist der ventrale Vagus Ihr bester Verbündeter.

Gibt es jemanden, der Sie nervt oder regelrecht auf die Palme bringt? Denken Sie an diese Person und an die frustrierende Situation. Wie fühlen Sie sich dabei? Pressen Sie die Zähne aufeinander? Spüren Sie, wie sich Ihre Muskeln anspannen? Atmen Sie schneller und klopft Ihr Herz wie wild?

Auch das Gegenteil lässt sich beobachten: Wenn Sie an Ihre Liebsten denken, atmen Sie tiefer und langsamer. Sie fühlen sich entspannt und geborgen. Ihr Körper schüttet Oxytocin aus, das beruhigend wirkt und Verbindung ermöglicht. Deshalb kann es hilfreich sein, an einen geliebten Menschen zu denken, bevor Sie einen wichtigen Kontakt eingehen. Dann strahlen Sie Zuversicht aus.

Alle guten Beziehungen zu Kollegen, Freunden und geliebten Menschen drehen sich um Co-Regulation. Personen, die in ihrer frühen Kindheit keine ausreichende Verbindung erfahren haben, tun sich später manchmal schwer damit, langfristige Beziehungen aufzubauen. Das sind die traurigen und anhaltenden Auswirkungen von Kindheitstraumata. Kinder, die ein Trauma erlebt haben oder vernachlässigt wurden, haben weniger Synapsen in ihrem Gehirn, weisen einen höheren Cortisolspiegel in ihrem Blut auf und sind nicht geübt darin, ihr Nervensystem zur Co-Regulation einzusetzen. Ihr Nervensystem ist jedoch ständig auf der Suche nach Möglichkeiten der Co-Regulation. Deshalb sind Einsamkeit und wenig Körperkontakt so schmerzlich – und ungesund. Ich habe bereits erwähnt, dass ein leistungsfähiger Vagusnerv mit einem leistungsfähigen Immunsystem assoziiert wird. Wenn der Vagusnerv nicht richtig arbeiten kann, hat das auch körperliche Folgen.

RAPPORT AUFBAUEN

Co-Regulation ist essenziell für die Entwicklung von Säuglingen. Sie können ihre Gefühle nämlich noch nicht selbst regulieren. Dazu benötigen sie die Hilfe von Erwachsenen. Doch auch im Erwachsenenalter co-regulieren wir. Wahrscheinlich haben Sie sich schon einmal mit dem Stress eines panischen Kollegen »angesteckt«. Und vielleicht merken Sie manchmal, dass Sie in der Gesellschaft einer fürsorglichen Freundin zur Ruhe kommen.

Das liegt daran, dass unser Nervensystem nicht für sich allein arbeitet, sondern mit den Nervensystemen der Menschen um uns herum in Verbindung steht. Denken Sie an eine Situation zurück, in der Sie sich mit einer Freundin, einem Bekannten oder einer geliebten Person vollkommen im Einklang fühlten. Womöglich verstanden Sie einander ganz ohne Worte, dachten genau dasselbe oder teilten bestimmte Erfahrungen. Milton Erickson, ein berühmter Psychotherapeut, sprach vom Rapport, den wir mit anderen Personen aufbauen (französisch ausgesprochen, das t ist also stumm). Erickson war der festen Überzeugung, dass jedem einzelnen Patienten und jeder Patientin mit größtem Respekt vor seiner oder ihrer Individualität, mit Zuwendung und Einfühlungsvermögen begegnet werden sollte. Es sei Aufgabe des Therapeuten, durch diese Haltung eine wechselseitige Einstimmung – den Rapport – zu fördern. Dazu bediente sich Erickson einer Vielzahl von verbalen und nonverbalen Techniken. Die meisten dieser Techniken sind heute unter Therapeutinnen und Therapeuten weit verbreitet, zu Ericksons Zeiten sorgten sie jedoch für viel Furore und kontroverse Reaktionen.

In der Literatur sind Milton Ericksons Sprachmuster als Milton-Modell bekannt. Er hakte immer weiter nach. Ein Beispiel: Wenn jemand von Einsicht, Verständnis oder Liebe spricht, wissen wir gar nicht wirklich, was genau mit diesen Worten gemeint ist. Erickson nannte solche Nominalisierungen »eingefrorene Verben«. Sie stellen eine komplexe Entwicklung als eine Sache dar, fassen sie mit einem Wort zusammen. Eigentlich müssten wir aber den gesamten Prozess beschreiben, um deutlich zu machen, was wir genau meinen. Erickson versuchte immer nachzuempfinden, was seine Patientinnen und Patienten erlebten. Er wollte nicht nur verstehen, was sie fühlten, er wollte es selbst fühlen. Deshalb fragte er so lange weiter, bis er ihre Emotionen erfassen konnte.

Rapport aufzubauen, ist intensive emotionale Arbeit: Sie stimmen sich bestmöglich auf Ihr Gegenüber ein. Es ist nicht dasselbe wie das Spiegeln. Das wird manchmal in Verkaufstrainings gelehrt. Sie sollen dabei zum Beispiel bewusst die Körperhaltung Ihres Gesprächspartners oder Ihrer Gesprächspartnerin nachahmen oder seine bzw. ihre Worte wiederholen, um sozusagen eine Verbindung herzustellen. Auf Dauer kann das allerdings sehr irritierend wirken. Spiegeln ist ein Trick – und der Vagusnerv durchschaut solche Tricks sofort. Erickson dahingegen versetzte sich wirklich in seine Mitmenschen hinein, auf respektvolle und behutsame Weise. Und das weiß der Vagusnerv sehr wohl zu schätzen.

Hört sich das alles sehr kompliziert an? Das ist es nicht, denn wir bauen von Natur aus Rapport auf. Zu einem Kundentermin kleiden Sie sich vermutlich adrett, doch in Ihrer Freizeit tragen Sie vielleicht lieber legere Kleidung. Sie gehen mit Fremden völlig anders um als mit guten Freundinnen und Freunden. Ihnen ist bewusst, dass Sie Ihren traurigen Sohn auf andere Weise trösten und aufmuntern können als Ihre traurige Tochter. Es ist das subtile Spiel der Kontaktaufnahme: indem man jemandem wirklich Aufmerksamkeit schenkt, aktiv zuhört, zum Beispiel den letzten Satz des Gesprächspartners wiederholt, seine Körperhaltung spiegelt. Das sind nur einige Elemente dessen, was ich gerne als »Tanz der Co-Regulation« bezeichne. Manche Menschen sind tänzerisch begabter als andere, doch Co-Regulation können wir alle lernen. Anfangs mag es sich etwas gestellt anfühlen, bis Sie nach und nach lernen, die Gemütslage Ihrer Mitmenschen besser zu lesen und darauf zu reagieren. So co-regulieren Sie und gelangen gemeinsamen in einen sicheren ventralen Zustand. Und das wirkt Wunder für Ihre zwischenmenschlichen Interaktionen! Vergessen Sie dabei nicht, dass bei der Kontaktaufnahme nicht Worte das Wichtigste sind, sondern Atmung, Gesten und Gefühle.

Es heißt manchmal, dass Worte nur einen kleinen Teil unserer Kommunikation ausmachen. Der Mensch hat 70 verschiedene Gesichtsmuskeln, die alle zusammenarbeiten, um zig unterschiedliche Emotionen zu zeigen. Diese Emotionen lesen zu lernen, ist die eigentliche Kunst der Co-Regulation. Achten Sie auf Veränderungen der Gesichtsfarbe und Schweißbildung der Haut, Falten um die Augen, Anspannung bestimmter Muskeln, Körperhaltung und Atmung sowie Hand- und Armbewegungen. Hören Sie genau auf Höhe, Lautstärke, Tempo und Rhythmus der Stimme. Erzählen Sie Geschichten, verwenden Sie Metaphern und nutzen Sie auch Sprechpausen. Und versuchen Sie vor allem, aus all diesen Zeichen zu ergründen, in welchem Bereich des Vagus sich Ihr Gegenüber befindet. Stimmen Sie sich bestmöglich darauf ein. Wenn Sie beide in einen ventralen Zustand gelangen, ist eine tiefe Verbindung möglich.

Menschen, die sich ähneln, sind sich in der Regel sympathisch. Um gut co-regulieren zu können, ist es daher wichtig, gemeinsame Erfahrungen zu sammeln. Denken Sie etwa an eine Reise, die Sie beide gemacht haben, ein geteiltes Hobby, die gemeinsame Vorliebe für gutes Essen, ein anregendes Gespräch … Versuchen Sie, so viele Sinne wie möglich in Ihre Kommunikation einzubeziehen. Ein Haus können Sie beispielsweise mit Farben und Gerüchen, mit Geräuschen wie Vogelgezwitscher im Garten oder mit Gefühlen wie einer sicheren und friedlichen Atmosphäre beschreiben. Die Chancen stehen gut, dass sich Ihr Gesprächspartner oder Ihre Gesprächspartnerin in einem dieser Bilder wiedererkennt: Er oder sie mag in einem anderen Haus wohnen, aber das Gefühl der Sicherheit und Ruhe, das er oder sie dort erlebt, deckt sich mit dem Ihren. Darin besteht das subtile Spiel der Co-Regulation. Zu Beginn braucht es ein wenig Übung, doch es kommt der Moment, da wird Ihnen Co-Regulation zur zweiten Natur. Aufrichtig, echt, voller Respekt und Milde.

Damit Co-Regulation möglich ist, müssen sich die Nervensysteme verständigen können. Das gelingt, indem man sich berührt, Blickkontakt herstellt oder sich einfach in der Nähe des anderen aufhält. Wenn Menschen die Möglichkeit zur Co-Regulation nicht haben – zum Beispiel, weil sie sehr isoliert leben –, leiden sie oft unter psychischen Beschwerden wie Ängsten, Depressionen und Burn-out. Menschen, die nicht co-regulieren können, sind auch nicht in der Lage, ihre eigenen Emotionen zu regulieren. Es fällt ihnen schwer, angemessen mit ihren Gefühlen umzugehen, und sie unterdrücken diese häufig. Das macht sie verletzlich. Sie zeigen in Stresssituationen oft heftige emotionale Reaktionen. Auch haben sie Schwierigkeiten, nach einem Moment der Erregung wieder zur Normalität zurückzukehren. Sie reagieren impulsiv oder halten ihre Emotionen im Gegenteil unter Verschluss. Und beide Reaktionsweisen sind große Energiefresser.

Co- und Selbstregulation sind also untrennbar miteinander verbunden. Erst wenn wir unseren autonomen Zustand auf eine andere Person abgestimmt haben, fühlen wir uns ruhig und sicher genug, um uns mit ihr zu verbinden. Dann können wir Freundschaften oder intimere Beziehungen eingehen. Wir werden also sozusagen erst einmal von einem anderen autonomen System abhängig, um davon ausgehend unser eigenes Nervensystem selbstständig zu regulieren.

REGULATION VON EMOTIONEN	MIT WEM?	WIE?
CO-REGULATION	Regulierung der eigenen Emotionen mithilfe von anderen, mithilfe des Nervensystems einer anderen Person	• Komplimente machen oder erhalten • Mit anderen zusammen sein • Aufmunternde Worte sagen oder zu hören bekommen • Empathie und Verständnis zeigen oder erfahren • Als Kind auf dem Schoß der Mutter sitzen • Spontan lächeln
SELBSTREGULATION	Die eigenen Emotionen ohne fremde Hilfe selbst regulieren	• Vor bedrohlichen Situationen weglaufen • Sich selbst Mut einreden • Sich selbst trösten • Meditieren • Positive Selbstgespräche

ABBILDUNG 10. Co-Regulation und Selbstregulation von Emotionen

CO-REGULATION IN AKTION

Maria João Pires ist eine weltberühmte Pianistin. 1999 war sie im Begriff, ein Mittagskonzert in Amsterdam zu spielen. Das Orchester wurde von Riccardo Chailly dirigiert. Er gab den Einsatz für Mozarts d-Moll-Konzert, doch Pires stellte zu ihrem Entsetzen fest, dass sie das falsche Konzert einstudiert hatte. Sie geriet in Panik – und dadurch in einen eindeutig dorsal-vagalen Zustand. Chailly, ein äußerst erfahrener Dirigent, schaffte es, beim Dirigieren einige Worte mit ihr zu wechseln und dabei schnell zu einer tiefen Verbindung und Co-Regulation zu gelangen. Er wusste, dass Maria ein hervorragendes Gedächtnis hatte, und versicherte ihr, dass es ihr genau deswegen gelingen würde, spontan das richtige Konzert zu spielen. Sieht man sich die Aufnahmen dieses besonderen Moments an (eine kurze Google-Suche oder der folgende QR-Code führen zum richtigen Clip), erkennt man, wie Pires von einem dorsalen über einen sympathischen zu einem ventralen Zustand wechselte. Sie spielte ein fantastisches Konzert, ohne auch nur den kleinsten Fehler zu machen: Co-Regulation vom Feinsten.

NONVERBALE KOMMUNIKATION UND SIGNALE DER SICHERHEIT

Jeden Tag verarbeiten wir eine Unmenge an Signalen, die auf Sicherheit oder Gefahr hinweisen. Im Umgang mit anderen Menschen nehmen wir ihre Mimik, Stimme, Bewegungen und viele weitere Signale wahr. Welche helfen uns, eine Verbindung zu unserem Gegenüber aufzubauen?

Unsere Augen

»An eye can threaten like a loaded and levelled gun,
or it can insult like hissing or kicking; or, in its altered mood,
by beams of kindness, it can make the heart dance for joy. (…)
One of the most wonderful things in nature is a glance of the eye;
it transcends speech; it is the bodily symbol of identity.«

RALPH WALDO EMERSON

Der ventrale Vagus achtet genau auf jegliche nonverbale Kommunikation – dank fünf der anderen Hirnnerven, die mit dem Gesicht und den Gesichtsmuskeln verbunden sind. In Sekundenbruchteilen entscheidet unser autonomes Nervensystem, ob eine Situation sicher ist. Alles wird genau erfasst: die Art und Weise, wie wir schlucken und kauen, unsere Stimme und unsere Kopfbewegungen. Auch Blickkontakt ist wichtig. Mit unseren Augen können wir signalisieren, dass wir über etwas nachdenken, eine Warnung andeuten, Unsicherheit zeigen, zur Kontaktaufnahme einladen oder aber ausdrücken, dass wir gerade nicht angesprochen werden möchten. Ein Blick kann voller Freude sein oder tiefe Traurigkeit ausstrahlen. Die Neurozeption des Vagusnervs versteht diese Sprache mit Leichtigkeit. Ein warmer Blick, mit einem verspielten Funkeln der Augen, ist ein Zeichen von wahrer Sicherheit – ein

Willkommensgruß des autonomen Nervensystems in der Welt des Gegenübers. Ein freundlicher Blick ist ein echter Glimmer und lädt dazu ein, Verbindung aufzunehmen.

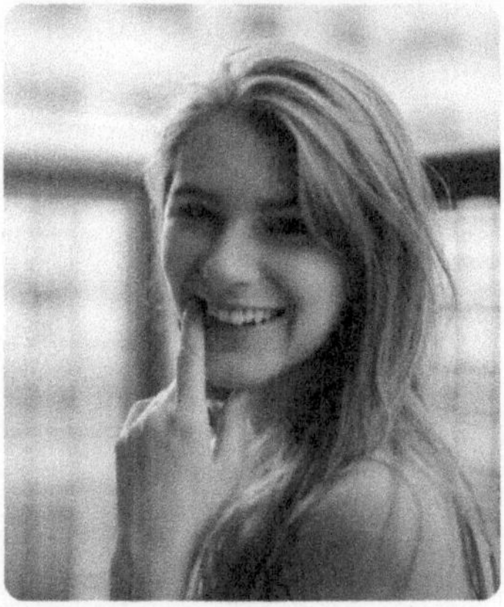

ABBILDUNG 11. Ein Duchenne-Lächeln (© Unsplash, JC Gellidon)

Unser Lächeln

Unser Mund und Kiefer sind über eine Reihe von Gesichtsmuskeln mit unseren Augen verbunden. Ein aufrichtiges Lächeln – ein sogenanntes Duchenne-Lächeln – geht mit Fältchen um die kurzzeitig geschlossenen Augen einher. Mit einem solchen Lächeln signalisieren wir, dass es sicher ist, Verbindung zu uns aufzunehmen. An einem aufgesetzten Lächeln sind nur die Mundmuskeln beteiligt, die Augen lächeln nicht mit – das weckt Misstrauen.

Mimik

Unkontrollierte Kopfbewegungen können Gefahr signalisieren. Doch auch ein emotions- und regungsloses Gesicht stellt in fast allen Kulturen der Welt ein Zeichen für eine Bedrohung dar. Experimente mit Kleinkindern zeigen, dass sie sich unsicher fühlen und wütend werden, wenn ihre Eltern ihnen längere Zeit keine Aufmerksamkeit schenken und keine Gefühle zeigen. Vielleicht kennen Sie das *Still-face*-Experiment des Entwicklungspsychologen Edward Tronick. Er untersuchte, wie Babys auf ihre Mutter reagieren, wenn diese einen verschlossenen, emotionslosen Gesichtsausdruck aufsetzt. Was stellte sich heraus? Die Babys machten alle möglichen Mätzchen, um wieder Kontakt zu ihrer Mutter aufzubauen. Wenn das nicht gelang, fingen sie an zu weinen. Warum? Die fehlende Reaktion der Mutter unterbindet die Co-Regulation – für das Baby ein Zeichen der Gefahr. Die Mütter saßen kaum drei Minuten mit unbeweglichem Gesicht und ausdruckslosen Augen neben ihren Kindern, doch die Babys zeigten augenblicklich eine Art Panikreaktion. Schon früh in unserem Leben erkennen wir in einem teilnahmslosen Gesicht ein deutliches Zeichen für Gefahr.

Babys können Gesichtsausdrücke lesen und bauen aktiv Kontakt zu ihren Eltern auf. Haben sie keinen Erfolg, versuchen sie, Aufmerksamkeit zu erregen, indem sie ein Spielzeug zeigen oder teilen, oder ihre Mutter oder ihren Vater berühren. Wenn auch das nicht hilft, werden sie immer unruhiger: Sie wuseln aufgeregt umher, versuchen vergeblich, das Interesse ihrer Eltern zu wecken und beginnen schließlich zu weinen. Greift man an diesem Punkt nicht ein, gibt das Kind auf, und die Verbindung zwischen Eltern und Kind reißt ab. Das hat erhebliche langfristige Folgen: Wir wissen heute, dass in den ersten Lebensjahren der Grundstein für ein gutes und gesundes kognitives, soziales und körperliches Funktionieren im Erwachsenenalter gelegt wird. Wenn also Bindung und Beziehung in diesen ersten entscheidenden Monaten und Jahren belastet werden, kann sich dies noch im Erwachsenenalter bemerkbar machen.

Das Still-face-Experiment zeigt auf, dass Kleinkinder in mehreren aufeinanderfolgenden Phasen versuchen, Kontakt aufzunehmen: Zunächst bewegen sie ihre Hände oder Arme, um Aufmerksamkeit zu erregen, dann versuchen sie auf jede erdenkliche Weise, eine Reaktion hervorzurufen, bis sie schließlich frustriert aufgeben. Die gleichen Phasen sind auch bei Interaktionen zwischen Erwachsenen zu beobachten: Eine Person möchte eine Verbindung herstellen, spürt aber, dass es nicht gelingt. Und so versucht sie immer stärker – oft auch mit negativen Mitteln –, die Aufmerksamkeit ihrer Gesprächspartnerin oder ihres Gesprächspartners bei sich zu behalten. Ein bewährter Tipp ist daher, während eines Gesprächs oder einer Interaktion bewusst zu signalisieren, dass Sie Ihrem Gegenüber zuhören und ihm Ihre ganze Aufmerksamkeit schenken. Sie können passend zum Gespräch nicken oder den Kopf schütteln, sich ab und zu an den Kopf fassen oder sich durch die Haare fahren … All diese kleinen Gesten machen einen gewaltigen Unterschied aus.

Ruth Feldman führte eine ähnliche Studie durch und nahm zu Beginn, während und am Ende des Experiments Blutproben der Kinder. Deren Untersuchung ergab, dass das sympathische Nervensystem der Babys eine Bedrohung wahrnahm und einen deutlichen Stressreflex auslöste: Ihr Cortisolspiegel war erhöht, solange die Mutter sich regungslos hielt. Die Werte sanken, wenn die Mutter ihr Kind wieder aufmerksam ansah, sodass Co-Regulation möglich war, und wenn dieser Blick von Berührungen begleitet wurde. Körperkontakt ist nämlich auch eine Form der Co-Regulation, die den Vagusnerv positiv stimuliert.

Körperhaltung

Auch durch Ihre Körperhaltung können Sie Sicherheit ausstrahlen. Während Sie dies lesen, fragen Sie sich doch einmal, welche Haltung Sie gerade einnehmen. Machen Sie sich klein, sitzen Sie mit vorgebeugten Schultern und gekreuzten Beinen da? Das erschwert das Atmen. Üben Sie mal zwei Minuten lang, etwas mehr Raum einzunehmen, indem Sie die Schultern leicht zurückziehen. Jetzt dürften Sie aufrechter dasitzen und leichter atmen. Spüren

Sie mehr Energie in Ihrem Körper? Denken Sie daran, dass der Vagus das auch wahrnimmt, wenn Sie mit einer anderen Person in Kontakt treten. Unser Körper sollte Kraft und Energie versprühen, wenn wir anderen Sicherheit signalisieren möchten.

Neben Kraft und Energie hilft auch eine offene, einladende und nicht defensive Körperhaltung. Schließlich entscheidet unser autonomes Nervensystem in Sekundenbruchteilen, wem wir vertrauen und wem nicht. Auch ein gepflegtes Äußeres ist daher ein wichtiger Faktor für Vorstellungsgespräche, Beförderungen, Reden, Verhandlungen, ja sogar für größere Anschaffungen und Entscheidungen. Das Lächeln einer Politikerin oder eines Politikers kann den Ausgang einer Wahl beeinflussen. Inhalte und Kompetenz sind natürlich von Bedeutung, doch die Vagusnerven der Wählerinnen und Wähler registrieren unbewusst auch die nonverbalen Botschaften wie Kleidung und Körperpflege.

Die amerikanische Sozialpsychologin Nalini Ambady ist eine Expertin für nonverbales Verhalten und zwischenmenschliche Wahrnehmung. Sie untersuchte Arzt-Patienten-Beziehungen anhand von stummen Videos. Ihre Forschung zeigte, dass Freundlichkeit und Körperhaltung die entscheidenden Faktoren für eine gute Arzt-Patienten-Beziehung sind. Die Patientinnen und Patienten möchten sich bei ihrer Ärztin oder ihrem Arzt vor allem sicher fühlen.

Damit Sie sich selbstbewusst fühlen, nehmen Sie am besten eine entspannte, offene Körperhaltung ein. Machen Sie sich groß und atmen Sie tief ein und aus. Wenn Sie sich dazu noch freundlich zeigen, wirkt dies wie ein starker Glimmer. Unsere Körperhaltung hat Einfluss auf unser Gehirn und unser autonomes Nervensystem. Umgekehrt beeinflusst das autonome Nervensystem auch den Körper. Und über Neurozeption nimmt der Vagusnerv das unmittelbar wahr. Verstecken Sie sich nicht, sondern lassen Sie sich sehen. »Unsichtbare« Menschen können uns leicht nervös machen, weil sie die Neurozeption unseres Vagusnervs beeinträchtigen.

Hören und zuhören

Unser soziales Verhalten wird auch beeinflusst durch alles, was wir hören. Der Vagusnerv steht in Verbindung mit den Gehörknöchelchen des Mittelohrs. Das erklärt, weshalb Kinder sich beruhigen, wenn sie die vertraute Stimme ihrer Mutter oder ihres Vaters hören, die sie aus vielen erkennen.

Mit Ihrer Stimme können Sie andere entweder einladen, Kontakt zu Ihnen aufzunehmen, oder sie auf Distanz halten – je nachdem, wie scharf oder tief Ihre Stimme klingt, wie schnell Sie sprechen, wie Ihre Betonung wirkt ... Achten Sie deshalb auf die »Musik« in Ihrer Stimme. Sprechen Sie in einer möglichst neutralen Tonlage. Eine tiefe Stimme kann den dorsalen Vagus stimulieren, eine hohe Stimme hingegen den Sympathikus. Auch die Länge und Intensität von Tönen spielen eine Rolle. Die Neurozeption des Vagus registriert sogar kleinste Unterschiede sofort.

Sogenannte Füllwörter wie »okay«, »hmmm« und »ahh« mögen belanglos erscheinen, doch sie haben eine größere Wirkung, als uns bewusst ist. Nichts ist so abweisend wie völliges Schweigen. Mit Füllwörtern zeigen Sie, dass Sie zuhören und am Gespräch interessiert sind, auch wenn Sie nicht unmittelbar eine ausführliche Antwort geben.

Menschen können auch aus der Ferne füreinander da sein. Virtueller Kontakt ist immer noch Kontakt. Manchen genügt schon die Stimme oder der Gesichtsausdruck eines anderen, und sei es über einen Bildschirm und ein Mikrofon, um buchstäblich eine Verbindung aufzubauen und zu co-regulieren.

Atmung

Der Rhythmus Ihrer Atmung kann Ruhe und Sicherheit ausstrahlen. Lang auszuatmen, erhöht den Tonus, also den Spannungszustand, des ventralen Vagus und strahlt Gelassenheit aus. Atmen

Sie deshalb bewusst und gleichmäßig und machen Sie jeden Tag Atemübungen. Wir behandeln dieses Thema ausführlich im Kapitel über Herzkohärenz (siehe S. 155).

Bewegung

Wer überwiegend am Computer arbeitet oder den ganzen Tag hinter einer Kasse oder an einem Schalter verbringt, sitzt oft viel länger still, als gesund wäre. Indem Sie sich regelmäßig kurz bewegen, vermeiden Sie, in einen lähmenden dorsalen Zustand abzugleiten. Wenn Sie zu lange am Stück sitzen, werden Sie rastlos und weniger leistungsfähig. Ihr Verstand arbeitet dann langsamer, Sie sehen schneller Gefahren und beginnen unbewusst, den Schattenseiten des Lebens mehr Aufmerksamkeit zu zollen. Falls Sie feststellen, dass Sie häufig vergessen, eine Pause einzulegen, können Sie einen Wecker stellen, der Sie daran erinnert, sich mal wieder die Beine zu vertreten.

Um den Tonus des ventralen Vagus auf einem hohen Niveau zu halten, empfiehlt es sich, mehrmals pro Woche einen ausgedehnten Spaziergang zu unternehmen. Das wirkt sich positiv auf Ihre Gesundheit, Ihre Kondition und Ihr Immunsystem aus und hält Ihren ventralen Vagus fit. Sie nehmen Signale der Sicherheit deutlicher wahr und können abends leichter einschlafen.

DIE POMODORO-TECHNIK

Wir sitzen viel zu viel. Trotz aller guten Vorsätze stelle ich selbst hin und wieder fest, dass ich schon wieder einen ganzen Tag sitzend vor meinem Computerbildschirm verbracht habe. Um genau das zu vermeiden, greife ich gerne auf die Pomodoro-Technik™ zurück, eine bewährte Methode des Zeitmanagements. Alles, was Sie dafür brauchen, ist ein Wecker oder ein Timer, den Sie auf 25 Minuten einstellen. Wenn er klingelt, ist es Zeit für eine fünfminütige Pause, in der Sie sich bewegen, vielleicht ein paar Übungen machen. Dann beginnt ein neuer 25-Minuten-Block, wonach Sie wieder eine kurze Pause einlegen. Nach vier Blöcken folgt eine etwas längere Pause von 25 Minuten.

Diese Pausen sind wichtig. Sie verhindern, dass wir unmerklich in einen dorsalen Zustand abgleiten, der nicht nur körperlich, sondern auch geistig lähmend wirkt. Unser Gehirn arbeitet dann langsamer. Außerdem sind wir in einem dorsalen Zustand anfälliger für Signale der Gefahr. Wir werden schneller nervös, was ebenfalls negative Auswirkungen auf die Leistungsfähigkeit hat.

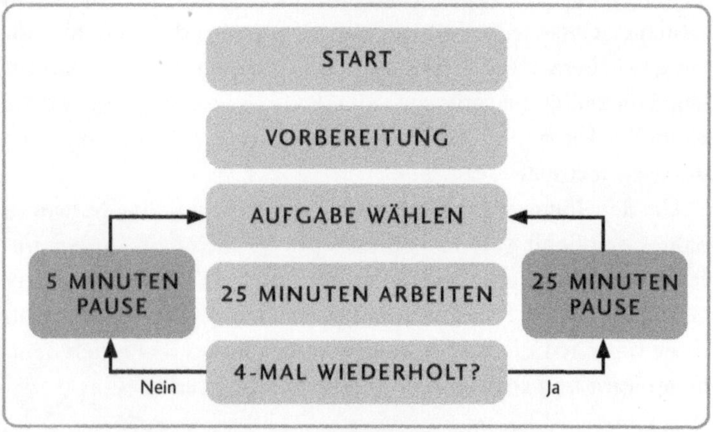

ABBILDUNG 12. Die Pomodoro-Technik™

Umgebung

Die physische Umgebung, in der wir einander begegnen und miteinander sprechen, beeinflusst unsere Gefühle. Liegt das Handy Ihres Gegenübers gut sichtbar auf dem Tisch, mit dem Display nach oben und mit eingeschaltetem Ton, kommt ganz natürlich ein gewisses Unbehagen auf. Sie spüren, dass Ihr Gesprächspartner Ihnen nicht seine volle Aufmerksamkeit schenkt, dass Sie nicht seine Priorität sind. Ein erster Glimmer, ein Zeichen von Sicherheit und Respekt, ist also, das Handy beiseitezulegen.

Wenn eine Patientin oder ein Patient eine Therapie scheinbar grundlos abbricht, hat das oft mit genau solchen Faktoren zu tun – sie vermitteln das Gefühl, dass die Therapeutin oder der Therapeut nicht ganz bei der Sache ist, etwa durch andere Personen oder Reize abgelenkt wird (Telefonate, E-Mails, Mitteilungen ...). Das erschwert es natürlich, sich in den Therapiegesprächen verletzlich zu zeigen. Auch unangemessene Fragen zu stellen, vehement zu argumentieren, gebieterisch aufzutreten, die Autonomie anderer einzuschränken oder in ihre intime Zone einzudringen sind Verhaltensweisen, die für eine unsichere Umgebung sorgen.

Wenn Sie hingegen eine sichere Umgebung schaffen möchten, bieten Sie Kaffee oder Tee an und verhindern Sie plötzliche Störungen. Ein ordentlicher, sauberer Raum mit ein paar Zimmerpflanzen und einer angenehmen Temperatur trägt zu einer Wohlfühlatmosphäre bei. In einer warmen Umgebung fühlen sich Menschen tendenziell sicherer. Körperliche Wärme führt zu sozialer Wärme.

HAUSTIERE

Wer ein geliebtes Haustier hat, weiß längst: Auch zu einem Tier kann man eine innige Beziehung aufbauen. Ein Hund versteht vielleicht nicht immer wortwörtlich, was Sie sagen, doch er vermag Ihre Stimmung hervorragend einzuschätzen und verhält sich dementsprechend, etwa unterwürfig oder ausgelassen. Sein Vagusnerv nimmt Ihre nonverbale Kommunikation wahr: Körpersprache, Gesten, Blickkontakt ... Vielleicht können Hunde mit ihren Besitzern co-regulieren. Das würde erklären, weshalb viele Menschen die Gesellschaft eines Hundes als entspannend empfinden. Der Umgang mit Hunden kann Stress lindern und den Cholesterinspiegel senken.

CO-REGULIEREN LÄSST SICH LERNEN: EINIGE TIPPS

- Setzen Sie sich an einen Ort, an dem viele Menschen sind. Wählen Sie jemanden aus, dem Sie zuhören möchten. Sehen Sie die Person nicht an, achten Sie nur auf ihren Sprachgebrauch. Schreiben Sie so viel wie möglich auf. Machen Sie das eine Woche lang, wo und wann immer Sie können.
- In der zweiten Woche dieser Übung achten Sie nicht mehr auf die Worte, sondern konzentrieren sich auf den Tonfall und den Rhythmus, in dem eine Person spricht. Trommeln Sie mit Ihren Fingern sanft den Rhythmus, den Sie hören, auf Ihre Oberschenkel. Beobachten Sie auch Atmung, Körperhaltung und Gesten.
- Beobachten Sie einen Menschen, mit dem Sie häufig zu tun haben (Ihre Partnerin, eine Kollegin …). Nehmen Sie seine oder ihre Bewegungen, Körperhaltung und Gesten bewusst wahr und versuchen Sie, daraus Rückschlüsse auf den vagalen Zustand zu ziehen, der damit einhergeht. Fühlt sich die Person sicher (= ventraler Zustand) oder eher ängstlich (= dorsaler Zustand)? Rufen Sie sich anschließend eine Situation ins Gedächtnis, in der Sie sich in demselben Zustand befanden, und durchleben Sie den Moment erneut. Spüren Sie in sich hinein: Wächst dadurch Ihre Sympathie für die Person, die Sie beobachten?
- Angenommen, Sie haben ein schwieriges Gespräch zu führen. Bevor Sie es beginnen, versuchen Sie sich in die Lebenswelt Ihres Gesprächspartners oder Ihrer Gesprächspartnerin hineinzuversetzen. Sie werden merken, dass das Gespräch viel angenehmer verläuft, als Sie erwartet hatten.
- Vermeiden Sie Unterbrechungen und plötzliche Störungen. Legen Sie Ihr Handy nicht auf den Tisch, unterbrechen Sie andere Menschen nicht, machen Sie keine plötzlichen Bewegungen, seien Sie einfühlsam. Achten Sie auf Ihren Tonfall und auf die Wärme, die Ihre Worte ausstrahlen.

- Wenn es Ihnen nicht gut geht, erklären Sie Ihren Mitmenschen, woran das liegt. Andernfalls nehmen diese unbewusst allerlei Signale wahr, die darauf hinweisen, dass Sie sich ängstlich, traurig, wütend … fühlen (siehe Neurozeption, S. 76).
- Bleiben Sie authentisch. Entschuldigen Sie sich nicht, wenn Sie es nicht ernst meinen – der Vagusnerv Ihres Gegenübers merkt sofort, ob Ihre Worte aufrichtig gemeint sind. Co-regulieren bedeutet nicht, einer anderen Person um jeden Preis gefallen zu wollen. Sie möchten sich auf diese Person einstimmen, doch dazu müssen Sie sich nicht verstellen, ganz im Gegenteil.

PLEASE, NO MORE PLEASING!

Es gibt so viele verschiedene Meinungen wie Menschen. Wie sehr Sie sich auch bemühen, jeden und jede zufriedenzustellen, letztlich scheitern Sie immer.

Lassen Sie uns die menschliche Neigung zum *Pleasing* im Kontext der Polyvagaltheorie betrachten. Wir werden als hilflose Wesen geboren, können nicht laufen, nicht kämpfen, nicht fliehen. Wir können uns weder selbst ernähren noch unsere Körpertemperatur regulieren. Wir sind in jeglicher Hinsicht auf andere angewiesen. Ein fröhliches, lachendes Kind bekommt schnell viel Aufmerksamkeit. So lernen wir schon früh, dass es sich lohnt, anderen zu gefallen. Unser dorsaler und ventraler Vagus verinnerlichen diese Erfahrungen, wodurch wir auch später im Leben noch zum Pleasing tendieren. Doch leider funktioniert diese Taktik im Erwachsenenalter nicht mehr. Vorübergehend mag es Ihnen gelingen, all Ihre Mitmenschen bei Laune zu halten, aber früher oder später zahlen Sie den Preis dafür. Es ist auch gar nicht nötig, dass Sie von allen gemocht werden. Stellen Sie sich nicht ständig für andere hinten an, sondern leben Sie nach Ihren eigenen Werten. Menschen wissen Authentizität zu schätzen.

BINDUNG

Ich kann nicht über Co-Regulation schreiben, ohne auch auf frühkindliche Bindung einzugehen. Schon in den ersten Lebensmonaten eines Kindes prägt die Co-Regulation mit seinen Eltern ein bestimmtes Bindungsverhalten, das sich ein Leben lang positiv oder negativ auswirkt. John Bowlby, der Begründer der Bindungstheorie, unterscheidet vier Bindungstypen bei Kindern: die sichere, die unsicher-vermeidende, die unsicher-ambivalente und die desorganisierte Bindung.

Damit Kinder eine sichere Bindung entwickeln können, müssen zwei wichtige Grundvoraussetzungen erfüllt sein: Sicherheit und Autonomie. Kinder müssen einerseits spüren, dass ihre Eltern sich für sie interessieren und zu ihnen halten, andererseits müssen sie auch lernen, dass sie durchaus in der Lage sind, für sich selbst zu sorgen. Kinder, die eine sichere Bindung entwickelt haben, wissen, dass ihre Bezugspersonen für sie da sind, wenn sie sie brauchen (Sicherheit). Sie klammern sich jedoch nicht an ihre Eltern fest, sondern stehen auf eigenen Beinen (Autonomie). Mit anderen Worten: Sicher gebundene Kinder werden in der Regel zu sicher gebundenen Erwachsenen, die mit sich selbst und ihren Mitmenschen im Reinen sind (»Ich bin okay und du bist okay«). Sie strahlen Selbstvertrauen aus, sind aber zugleich einfühlsam und in der Lage, sichere und intime Beziehungen aufzubauen.

Ist ein Kind hingegen unsicher-vermeidend gebunden, scheut es enge Kontakte und Beziehungen aus Angst, zurückgewiesen oder verletzt zu werden. Unsicher-vermeidend gebundene Erwachsene tun sich schwer, langfristige Beziehungen zu pflegen. Sie scheinen ständig auf der Flucht zu sein, vor sich selbst und vor anderen. Oft fühlen sie sich minderwertig und halten andere für nicht vertrauenswürdig. Unsicher-vermeidend gebundene Menschen werden von vielen als unfreundlich wahrgenommen, was ihr

Minderwertigkeitsgefühl noch verstärkt. Das führt zu einer defensiven Haltung, die ihre Verletzlichkeit verbergen soll. Sie haben Bindungsangst und verschließen sich der Möglichkeit, Beziehungen aufzubauen. Lieber knüpfen sie gar keine bedeutungsvollen Kontakte, als erneut verletzt zu werden.

Das entgegengesetzte Verhaltensmuster ist bei Kindern und Erwachsenen zu beobachten, die unsicher-ambivalent gebunden sind. Sie brauchen andere Menschen, um sich wohlzufühlen. Allein kommen sie nicht zurecht. Sie haben das Gefühl, nicht gut genug zu sein, und halten andere für besser. Daraus entsteht ein großes Bedürfnis nach Wertschätzung und Anerkennung. Personen mit einem unsicher-ambivalenten Bindungsstil leiden oft unter Trennungsangst, wodurch sie sich an andere Menschen klammern – zum Teil mit verheerenden Folgen. Manchmal bemühen sie sich so sehr, es anderen recht zu machen, dass sie ihre Mitmenschen dadurch abschrecken. Das macht echte Verbindungen schwierig, denn Pleasing wird schnell als Manipulation empfunden.

Personen mit einer desorganisierten Bindung befinden sich im Spannungsfeld zwischen einem ängstlich-vermeidenden und ängstlich-ambivalenten Bindungsstil. Zwar haben sie das Gefühl, okay zu sein, doch es fällt ihnen schwer, anderen zu vertrauen. Ihre Beziehungen sind geprägt von einem Wechselspiel aus Zuwenden und Abweisen: Sie streben nach Kontakt, interessieren sich aber nur bedingt für die Bedürfnisse ihres Gegenübers. Einerseits sehnen sie sich nach Verbindung, andererseits haben sie Angst, verletzt zu werden. Das führt zu einer emotionalen Achterbahnfahrt.

Was hat eine sichere Bindung mit Co-Regulation zu tun? Ein sicher gebundenes Kind hat die Möglichkeit erfahren, mit einem oder beiden Elternteilen – oder einer anderen Bezugsperson – zu co-regulieren. Ansonsten kann auch keine Selbstregulation stattfinden. Anders gesagt: Kinder, die sehr streng erzogen werden, keine Emotionen zeigen dürfen oder ignoriert werden, haben es später im Leben schwer, ihre Gefühle zu steuern. Oder um es mit den Begrifflichkeiten dieses Buches auszudrücken: Sicher gebundene Kinder haben tendenziell einen »guten Draht« zu ihrem Vagusnerv, während unsicher gebundene Kinder sich eher in einem dorsalen Zustand befinden. Werden Kinder mit einer unsicheren Bindung nicht fachkundig unterstützt, kann das lebenslange Folgen haben: Sie werden dann zu misstrauischen und ängstlichen Erwachsenen.

Schätzungen zufolge haben 30 Prozent der Erwachsenen Bindungsprobleme. Diese sind meist auf einen Mangel an Bindung und Co-Regulation in der Kindheit zurückzuführen, doch auch Erfahrungen in späteren Beziehungen spielen eine Rolle. Wer beispielsweise als Kind einen starken Zusammenhalt erleben durfte, kann dennoch aufgrund von wiederholten Betrugserfahrungen Züge eines ängstlichen Bindungsstils entwickeln. Mit der Zeit kann dies zu einer echten Bindungsstörung, Bindungs- oder Trennungsangst oder regelrechten Angstzuständen führen.

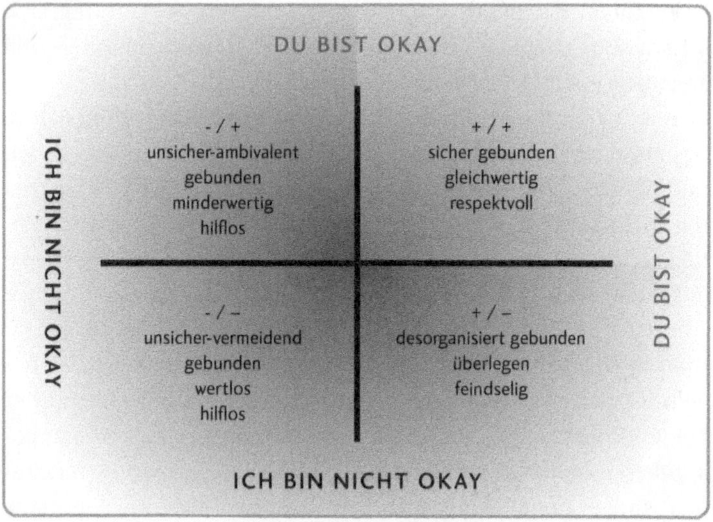

ABBILDUNG 13. Die vier Bindungstypen (grafische Darstellung

übernommen von Thomas A. Harris)

Das obige Modell basiert auf der Haltung, mit der wir uns selbst und andere betrachten. In der Transaktionsanalyse, einer Bewegung innerhalb der Psychologie, die durch das Buch *Ich bin o. k., du bist o. k.* von Thomas A. Harris weltweite Bekanntheit erlangte, wird diese Haltung auch als Lebenseinstellung bezeichnet.

Das Gefühl, »okay« zu sein, oder eben »nicht okay«, entsteht schon bald nach der Geburt. »Okay« zu sein, bedeutet wertgeschätzt zu werden, wichtig zu sein, man selbst sein zu dürfen, sicher zu sein. »Nicht okay« zu sein, bedeutet nicht wertgeschätzt zu werden, abhängig zu sein.

Fühlt sich ein Kind »okay«, fühlt es sich sicher. Dann bekommt sein ventraler Vagus alle Chancen. Im Gegensatz dazu katapultiert das Gefühl, »nicht okay« zu sein, ein Kind direkt in seinen dorsalen Vagus. Und das kann zu einer dauerhaften Belastung werden. Es kann das ganze Leben lang sein Denken, Fühlen und Handeln beeinflussen.

Es gibt einen klaren Zusammenhang zwischen Bindungsstörungen und unserem autonomen Nervensystem. Wenn wir uns sicher fühlen, übernimmt der ventrale Vagus das Kommando, und wir sind in der Lage, uns mit anderen zu verbinden. Bei Anzeichen von Gefahr, ob real oder nur vermeintlich, übernimmt der Sympathikus die Kontrolle und löst eine Stressreaktion aus. Das Nervensystem von Kindern, die in einem unsicheren Umfeld aufwachsen, steht unter Dauerstress. Ihr Sympathikus befindet sich in einem anhaltenden Zustand hoher Alarmbereitschaft, wodurch schon der kleinste zusätzliche Reiz sie überfordern kann.

Die Adverse Childhood Experiences Study, eine groß angelegte US-amerikanische Studie über die Auswirkungen von (körperlichem, emotionalem wie sexuellem) Missbrauch, (körperlicher und emotionaler) Vernachlässigung und anderen Störungen in der Familie (stark kontrollierender Elternteil, Krankheit eines oder beider Elternteile, Scheidung, Gewalt), hat einen unbestreitbaren Zusammenhang aufgezeigt zwischen der Sicherheit, die man als Kind in seinem Zuhause erfahren hat, und der Gesundheit im späteren Leben.

Bei Kindern, die in unsicheren Verhältnissen aufwachsen, häufen sich die Stressspitzen. Anfangs reagiert der Sympathikus noch (Kampf/Flucht), doch nach einer Weile gibt er entkräftet auf. Dann gerät das Kind in einen dorsalen Zustand, was zu Immobilisierung und Dissoziation führt (siehe S. 189). Kein Wunder, wenn es dadurch ernsthafte körperliche und geistige Probleme entwickelt. Diese Kinder haben nie gelernt, geschmeidig zwischen ihren drei Stresssystemen hin- und herzuschalten, sodass sie nicht angemessen auf Reize reagieren können. Ihr Vagusnerv ist weitestgehend außer Gefecht gesetzt, weshalb es ihnen nicht gelingt, ihre Gefühle zu regulieren. Sie sind ständig auf der Hut, befürchten Gefahren und Betrügereien und verhalten sich oft eifersüchtig und frustriert. Dementsprechend haben sie oft Schwierigkeiten, langfristige und tiefgehende Beziehungen aufzubauen. Ganz zu schweigen von körperlichen Beschwerden wie chronischer Müdigkeit, Burn-out, Magen-Darm-Erkrankungen, Störungen des Immunsystems und chronischen Schmerzen. Ihr Nervensystem erliegt dem Dauerstress.

Auch hierfür kann die Polyvagaltheorie eine Lösung bieten. Allein ein umfassenderes Verständnis der Zusammenhänge kann heilsam wirken. Darüber lässt sich erlernen, besser zwischen den drei Stresssystemen zu navigieren. Dazu liefere ich im zweiten Teil des Buches einige praktische Tipps. Bei schweren Bindungsstörungen und Traumata reichen diese jedoch nicht aus. Dann ist professionelle Hilfe gefragt.

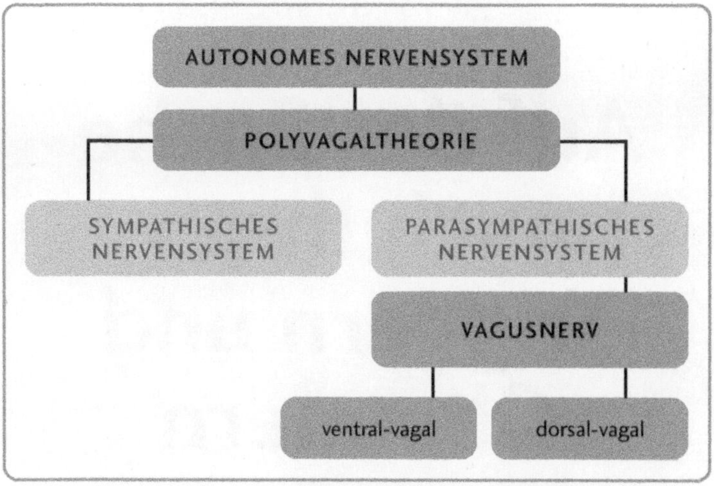

ABBILDUNG 14. Zusammenfassung der Polyvagaltheorie

4

Auf der Suche nach Ihren Triggern und Glimmern

Ich habe schon mehrmals ausgeführt, dass unser autonomes Nervensystem wie ein Meisterdetektiv ständig auf der Suche nach Signalen von Sicherheit und Gefahr ist, sowohl in unserer Umgebung als auch in unserem eigenen Körper. Diese Signale werden an unser Gehirn weitergeleitet. Das Gehirn interpretiert sie – handelt es sich um eine große Gefahr oder nicht? – und setzt seine Einschätzung in eine bestimmte Handlung um. Welche das ist, hängt von der Art des Signals ab. Signale der Gefahr (*cues of danger* oder »Trigger«) aktivieren unseren dorsalen Vagus oder unseren Sympathikus. Signale der Sicherheit (*cues of safety* oder »Glimmer«) aktivieren unseren ventralen Vagus.

Trigger und Glimmer sind nicht für alle Menschen gleich. Daher ist es wichtig, dass Sie Ihre persönlichen Trigger und Glimmer kennen und verstehen lernen. Genau das möchte ich mit diesem Kapitel erreichen. Der Prozess ist nicht ganz einfach und erfordert eine gewisse Anstrengung, doch er ist essenziell, wenn Sie ein besseres Verständnis dafür erlangen möchten, weshalb Sie tun, was Sie tun, und weshalb Sie fühlen, was Sie fühlen.

Trigger und Glimmer können sowohl in unserer Umgebung als auch in uns selbst vorhanden sein. Ein praktisches Hilfsmittel ist das Diagramm von Dr. Sarah McKay. Sie unterscheidet zwischen *Bottom-up-*, *Outside-in-* und *Top-down-*Triggern.

1
BOTTOM-UP

Manche Menschen sind empfindlicher, ängstlicher und verletzlicher als andere. Das liegt an der Struktur unseres Erbguts, an unserem Hormonsystem und unserem Immunsystem, aber auch an ungesunder Lebensweise. Wenn wir zu wenig schlafen, uns selten oder gar nicht bewegen und uns unausgewogen ernähren, sind wir besonders anfällig. In der Regel lässt unser Körper uns das auch wissen, und zwar mittels zahlreicher Signale, die auf Gefahren hinweisen: Müdigkeit, stechende Schmerzen, Muskelverspannungen, Atemnot, Herzrhythmusstörungen … Diese Bottom-up-Signale werden über das System der Neurozeption wahrgenommen (siehe S. 189) und können so den dorsalen Vagus, den Sympathikus oder den Vagusnerv anregen.

2
OUTSIDE-IN

Unser Umfeld hat einen großen Einfluss auf unser Wohlbefinden. Frühe Erfahrungen und Ereignisse, Erziehung und die Umgebung, in der wir leben, können Trigger der Sicherheit oder Gefahr sein. Es ist hinreichend belegt, dass Einsamkeit und mangelnder sozialer Rückhalt die größten *silent killer* bei Menschen sind.

3
TOP-DOWN

Auch Gedanken, Emotionen, Einstellungen und Überzeugungen können eine Gefahr darstellen. Viele Menschen haben festgefahrene Ansichten, die sie nicht gerne infrage stellen. Es erscheint ihnen gefährlich und bedrohlich, sich der Meinung anderer anzunähern. Wir Menschen neigen dazu, aktiv nach den Informationen zu suchen, die unsere eigene Einstellung bestätigen. Das nennt man *confirmation bias* oder Bestätigungsfehler. Umgekehrt können bestimmte Gedanken, Emotionen und Gefühle auch dazu führen, dass wir uns sicher fühlen, und unseren Vagusnerv aktivieren.

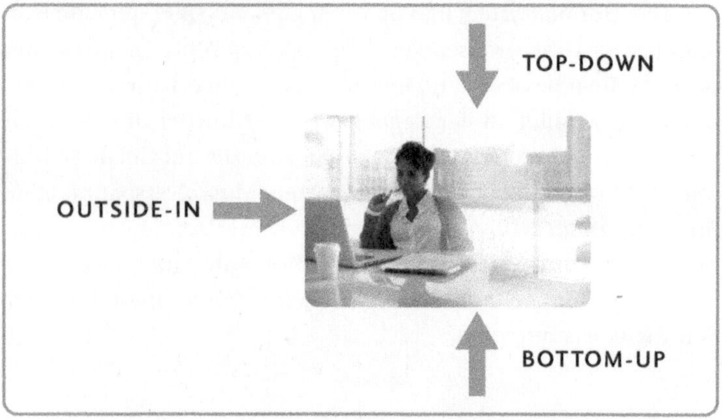

ABBILDUNG 15. Wo entstehen unsere Trigger und Glimmer?
(Foto: iStock, Paul Bradbury)

ÜBUNG

Beginnen Sie die Entdeckungsreise zu Ihren Triggern und Glimmern, indem Sie sich einige Fragen stellen:

- ❑ Wie fühle ich mich in meinem momentanen Zustand?

- ❑ Was sehe ich hier, was höre ich und was fühle ich?
- ❑ Was geschieht gerade? Wie sieht die Welt hier aus?
- ❑ Wurde ich kritisiert?
- ❑ Könnte ich kritisiert werden?
- ❑ Fühle ich mich ruhelos?
- ❑ Bin ich überfordert? Gereizt? Wütend?
- ❑ Habe ich Angst?
- ❑ Bin ich aus eigener Kraft in diesen Zustand gelangt oder habe ich Hilfe erhalten?
- ❑ Habe ich ein Kompliment bekommen?
- ❑ Was bedeute ich hier an diesem Ort?
- ❑ Bin ich in der Natur unterwegs?
- ❑ Fühle ich mich sicher?
- ❑ Spreche ich mit freundlichen Menschen?
- ❑ Habe ich etwas getan, worauf ich stolz bin?
- ❑ In welchem Bereich des autonomen Nervensystems befinde ich mich wohl gerade?

Trigger für das sympathische Nervensystem

Mehrere schnell aufeinanderfolgende Stressmomente können einen heftigen Trigger für Ihr sympathisches autonomes Nervensystem darstellen. Früh aufstehen, hastig frühstücken, einmal quer durch den morgendlichen Berufsverkehr, anstrengende Kollegen, Termindruck, Multitasking, todmüde nach Hause kommen – und das Tag für Tag. Geldsorgen, Krankheit, zu wenig Bewegung, gesellschaftliche und kulturelle Reize, Lärm, Schlafmangel, Ängste …

Wenn sich solche Faktoren häufen, gerät das sympathische Nervensystem in einen Dauerzustand höchster Alarmbereitschaft. Man kommt nie zur Ruhe, sondern hat das Gefühl, immer auf der Hut sein zu müssen. Dieses unbehagliche Gefühl ständiger Bedrohung hat seinen Ursprung in der Prähistorie: Ein Rascheln im Gebüsch kann harmlos sein oder aber vor einem gefährlichen Raubtier warnen, das auf der Lauer liegt.

Was versetzt Sie in einen solchen Alarmzustand? Was triggert Ihren Sympathikus? Zu viele Regeln, zu wenig Autonomie? Zu viel zu tun, Deadlines, Stau? Unfreundliche, rücksichtslose Menschen? Unausgesprochene Meinungsverschiedenheiten? Schreiben Sie alles auf, was Ihnen einfällt.

BEISPIELE FÜR TRIGGER DES SYMPATHIKUS

- Immer gut aussehen wollen
- Fehlende Autonomie
- Unsicherheit
- Schlechte Stimmung im Privatleben oder bei der Arbeit
- Streit
- Perfektionistisch sein
- Schwierige Vorgesetzte am Arbeitsplatz
- Unerreichbare Deadlines
- Zu viele Reize auf einmal
- Lärm
- Unsicherheit im Job
- Stechende Schmerzen
- Pleasing

LÄRM

Die Welt ist in den letzten Jahren nicht gerade leiser geworden. Es gibt immer mehr Lärm, der auf Gefahren hinweisen kann. Fast überall hören wir niederfrequente Geräusche – ein ständiges Surren oder Brummen von Verkehr, Geräten, sich unterhaltenden Menschen und so weiter. Unsere entfernten Vorfahren ergriffen schnell die Flucht, wenn sie ein solch niederfrequentes Brummen hörten, doch wir sind mitunter ständig davon umgeben. Laut der Europäischen Umweltagentur sterben jedes Jahr Tausende von Menschen an den Folgen von Lärmbelästigung. In der Nähe eines Flughafens oder einer stark befahrenen Straße zu wohnen, ist ungesund. Lärm gilt als Mitursache für einige chronische Krankheiten wie Diabetes. Diese führen wiederum zu noch mehr Stress, Schlaflosigkeit, einer schnelleren Herzfrequenz und höherem Blutdruck. Das Immunsystem leidet und ein hoher Cortisolspiegel führt zu Hirnschäden. Zum Glück gibt es inzwischen viele Initiativen, um die Welt zu einem leiseren Ort zu machen. Das Problem wird endlich erkannt.

LEBEN IN EINER VUCA-WELT

Die Veränderungen, die unsere Welt in den vergangenen Jahrzehnten durchlaufen hat, lassen sich mit dem Akronym VUCA zusammenfassen: *Volatile, Uncertain, Complex und Ambiguous.* Zu Deutsch ist unsere Welt unbeständig, unsicher, komplex und mehrdeutig.

Erstmals wurde VUCA in den 1990er-Jahren durch das US-Militär verwendet, um die zunehmend komplexe Lage nach dem Ende des Kalten Krieges zu beschreiben. Plötzlich lebten wir in einer Welt ohne jegliche Gewissheit. Was einst gut war, konnte plötzlich zu einem Nachteil werden. Alte Selbstverständlichkeiten waren auf einmal komplex und missverständlich. Der Feind wurde unsichtbar. Erst kürzlich bedrohte ein lebensgefährliches Virus unsere Welt. Es verbreitete sich blitzschnell und nahm durch Mutationen immer wieder andere Formen an. Was uns am meisten beängstigt: Das Virus ist nicht sichtbar, es lässt sich nicht greifen. Und doch mussten wir drastische Maßnahmen ergreifen, um uns zu schützen. Auch das ist VUCA.

Heutzutage gibt es viele unsichtbare Feinde: Strahlung, schlechte Luftqualität, Klimawandel, Viren ... Unser Gehirn kommt damit nur schwer zurecht. Ein Gehirn will wissen, an welchen Kontext es sich anpassen muss, und hat einen riesigen Wissensdurst nach ausreichenden und genauen Informationen. Doch eben daran mangelt es in unserer VUCA-Welt.

Trigger für den dorsalen Vagus

Die Trigger, die den dorsalen Vagus anregen, haben in der Regel mit einer realen oder vermeintlichen großen oder lebensbedrohlichen Gefahr zu tun. Der durch den dorsalen Vagus ausgelöste autonome Zustand wird von Immobilisation, Dissoziation, Müdigkeit, Kraftlosigkeit und einem Kältegefühl begleitet.

Der dorsale Vagus hat ein unglaublich gutes Gedächtnis: Er speichert frühere Gefahrensituationen auf seiner Festplatte und reagiert dadurch bei zukünftigen Bedrohungen proaktiv. Deshalb schaltet sich Ihr dorsaler Vagus manchmal ein, wenn Sie an eine alte Gefahr oder ein Trauma erinnert werden. Trigger können etwa Zurückweisung und Ablehnung, heftige Streitereien oder schwerwiegende, mitunter lebensbedrohliche Traumata sein. So schleppen wir einen alten Schmerz manchmal ein ganzes Leben lang mit uns herum. Ein Gefühl des Misstrauens kann die Verbindung zu anderen erschweren, selbst wenn alles sicher ist. Opfer schwerer Traumata – wie Krieg, Terrorismus, Pandemie, Hungersnot, anhaltende Unsicherheit oder sexueller Missbrauch – empfinden soziale Kontakte manchmal als Gefahr. Auch Mobbing und persönliche Angriffe können als sehr bedrohlich empfunden werden. Und was vielleicht das Gravierendste ist: Menschen wechseln sofort in den dorsalen Vagus, wenn sie ignoriert oder missverstanden werden.

WARUM DISKUTIEREN NICHT IMMER DIE BESTE IDEE IST

In ihrem Buch *Immer auf Sendung … nie auf Empfang* plädiert die Journalistin Kate Murphy dafür, nicht immer und überall Diskussionen über Politik, Religion, Lebensziele, ethische Fragen oder Intimität zu führen. Ehe Sie sich versehen, treiben Sie Ihr Gegenüber auf die Palme. Endlose Diskussionen lösen nämlich eine Stressreaktion im Gehirn aus. Wenn Menschen das Gefühl haben, dass ihre Ansichten nicht akzeptiert werden, erleben sie mitunter die gleiche Stressreaktion wie unsere Vorfahren, die von einem Säbelzahntiger gejagt wurden.

Meinungsverschiedenheiten gehören zum Leben, doch seien Sie sich ihrer Auswirkungen bewusst. Wenn Sie die Meinung eines anderen Menschen anfechten, stimulieren Sie dessen Vagus, der wiederum die Amygdala (Teil des limbischen Systems) aktiviert. Dadurch wird ein Angstreflex ausgelöst. Feste Überzeugungen sind bei vielen Menschen so tief im Gehirn verankert, dass sie sich in einer Diskussion darüber sofort angegriffen fühlen. Versuchen Sie also, Raum für Zweifel zu lassen, und verdeutlichen Sie, dass verschiedene Personen unterschiedliche Sichtweisen haben können. Betonen Sie, dass wir alle ein Recht auf unsere eigene Meinung haben. Dadurch gewinnen Sie Freunde und verlieren Feinde. Und Sie haben sicher auch schon festgestellt, dass die meisten Ihrer guten Freunde und Ihrer Lieben die gleichen Überzeugungen und Glaubenssätze haben wie Sie selbst.

Auch scheinbar unbedeutende Ereignisse können den dorsalen Vagus stimulieren. Kommunikation ist eine Herausforderung, die subtile Fallstricke birgt. Manchmal sagen Menschen unvorsichtigerweise etwas, das falsch aufgefasst oder als bedrohlich empfunden wird. Solche Äußerungen wirken lange nach und nähren den dorsalen Vagus. Ich denke dabei insbesondere an Eltern oder Lehrkräfte, die sich trotz ihrer guten Absichten manchmal unglücklich ausdrücken. Das ist kein Vorwurf: Wir treffen die Entscheidungen, die uns im jeweiligen Augenblick am besten erscheinen.

Wenn in einer Familie ein Junge geboren wird, obwohl die Eltern sich eigentlich ein Mädchen gewünscht hatten, kann der Sohn das Gefühl entwickeln, nicht er selbst sein zu dürfen. Eine Mutter, die erzählt, dass die Geburt das Schmerzhafteste war, das sie je ertragen musste, kann bei ihrem Kind Schuldgefühle hervorrufen. Ein Ehemann, der erlebt, dass er die Aufmerksamkeit seiner Frau plötzlich mit einem Neugeborenen teilen muss, kann darauf bisweilen mit wenig Begeisterung reagieren. Wenn sein Kind das unbewusst wahrnimmt, interpretiert es dieses Gefühl vielleicht als »wenn es dich nur nicht gäbe«.

Eine zu strenge Erziehung kann dazu führen, dass ein Kind glaubt, es sei schlecht. Schenken Eltern ihrem Kind nicht genug Zuneigung, entwickelt es möglicherweise Bindungsprobleme und leidet unter einem übermäßig aktiven dorsalen Vagus. Kinder mit ängstlichen Eltern, die ständig vor allen möglichen Gefahren warnen, bekommen unter Umständen das Gefühl, dass sie im Leben keinerlei Risiken eingehen sollten. Bemerkungen wie »Du bist nun mal besonders, anders als deine Freunde« können als »Ich gehöre nicht dazu« aufgefasst werden. Das sind alles Beispiele für Vorgänge, die unser dorsaler Vagus registriert.

Welchen alten Schmerz haben Sie noch im Gepäck? Was triggert Ihren dorsalen Vagus? Schreiben Sie es hier auf:

____

____

____

____

____

____

ACHTUNG

Wer zu häufig und zu lang in einem dorsalen Zustand verweilt, kann psychisch wie physisch erkranken. Der Stoffwechsel und das Immunsystem arbeiten dann auf Sparflamme. Eine spezialisierte Therapie ist in diesem Fall unbedingt zu empfehlen. Erst indem wir unsere Traumata verarbeiten, können wir unser Nervensystem wieder regulieren und in einen sympathischen autonomen Zustand wechseln. Das bewirkt eine Mobilisation, und von dort aus öffnet sich der Weg zum ventralen Vagus, der Ruhe und Sicherheit bietet.

Auch an dieser Stelle ist es hilfreich, eine Liste mit Glimmern zu erstellen – mit Orten, an denen Sie sich sicher fühlen, und mit Menschen, bei denen Sie sich wohlfühlen (siehe später in diesem Kapitel unter »Glimmer« und »Anker setzen«). Sie können sich diese so oft, wie Sie möchten, ins Gedächtnis rufen und damit einen großen Schritt in Richtung Veränderung machen. Ein weiterer Tipp ist, eine Liste mit unangenehmen Triggern zu erstellen und diese nach und nach mit etwas Fröhlichem oder Heiterem zu verknüpfen. Auf diese Weise entziehen Sie den negativen Ereignissen ihre Macht. Lernen Sie, Gegenwart, Vergangenheit und Zukunft voneinander zu trennen. Lassen Sie nicht zu, dass ein einziges Ereignis Ihr ganzes Leben überschattet.

Glimmer für den ventralen Vagus

Glimmer sind Signale der Sicherheit, die Co-Regulation und Verbindung ermöglichen. Ein aufrichtiges Kompliment, gesehen und geglaubt zu werden, sind wichtige Glimmer. Ein schöner Sonnenuntergang, ein intakter Fleck Natur, das Meeresrauschen – all das können Glimmer sein.

Was sind Ihre Glimmer? Was lässt Sie ruhig werden, was macht Sie glücklich? Schreiben Sie es hier auf:

____

____

____

____

____

____

Einige BEISPIELE

- Ehrfurcht
- Verwunderung
- Kunst und Kultur
- Freundschaft
- Wertvolle Beziehungen
- Ein gutes Buch
- Intakte Natur
- Ein angenehmes Gespräch
- Ein aufrichtiges Kompliment
- Schöne Musik
- Liebe und Intimität
- Kollegialität
- …

TIPP: FÜHREN SIE EIN GLIMMER-TAGEBUCH

Es ist eine gute Angewohnheit, Ihre Glimmer zu fotografieren oder sie in einem Glimmer-Tagebuch zu beschreiben. Ein solches Tagebuch kann Ihnen helfen, schnell in einen ventralen vagalen Zustand zu gelangen.

Anker setzen

Kim hat ihren Studienabschluss geschafft. Sie ist jetzt Mathematikerin. Bei der feierlichen Urkundenübergabe wird sie im Beisein ihrer Eltern, Lehrkräfte und Kommilitonen für ihre jahrelange harte Arbeit belohnt. Zur Melodie von *You'll Never Walk Alone* nimmt sie ihre Urkunde entgegen. Kim ist ergriffen und gerührt. Von diesem Moment hat sie schon immer geträumt. Als sie Jahre später ein Spiel von Liverpool im Fernsehen sieht, kommen ihr plötzlich die Tränen. Sie versteht nicht, warum sie wegen eines Fußballspiels so emotional wird. Doch wenn ich Ihnen verrate, dass der Vereinssong des FC Liverpool *You'll Never Walk Alone* heißt, wissen Sie wahrscheinlich Bescheid.

Unser autonomes Nervensystem speichert unzählige Informationen ab: Gerüche, Geschmäcke, Klänge, Bilder …, die untrennbar mit einem bestimmten – positiven oder negativen – Gefühl verbunden sind. Wir alle haben solche Anker, doch meist sind wir uns ihrer nicht bewusst. Und das ist schade, denn wir können positive Assoziationen ganz gezielt (ein)setzen, um in einen bestimmten autonomen Zustand zu gelangen.

Anker verweisen also auf die Vergangenheit, sind aber nicht dasselbe wie Trigger oder Glimmer. Es sind Gerüche, Geschmäcke, Geräusche, Anblicke, die wir früher einmal mit Signalen von Sicherheit oder Gefahr verbanden und die daher eine autonome Reaktion auslösen können. Anker sind vergleichbar mit dem pawlowscher Reflex (siehe S. 60): Ohne zu wissen warum, fühlen wir uns manchmal in einer bestimmten Situation oder Umgebung plötzlich sehr unwohl, obwohl es keine offensichtlichen Anzeichen von Gefahr gibt. Doch es gibt vielleicht einen Anker – einen Geruch, ein Geräusch oder einen Anblick –, der unser autonomes Nervensystem an ein schlimmes Geschehnis erinnert. Zum Glück gibt es auch Anker der Sicherheit und Glimmer-Anker.

Wir alle haben Anker. Ein Lied im Radio kann bestimmte Emotionen hervorrufen, wenn Sie genau dieses Lied oft hörten, als diese Emotionen Ihr Leben beherrschten. Das Lied kann Sie an eine große Liebe, einen traurigen Abschied oder einen speziellen Ort erinnern. Selbst ein Geruch kann Emotionen wecken und Erinnerungen hervorrufen. Und nach einem Bootsunfall kann der reine Anblick eines beliebigen Bootes zum Beispiel spontan Angst auslösen.

Diese Anker ausfindig zu machen, ist gar nicht so einfach. Doch die Mühe lohnt sich. Sie zu kennen, hilft Ihnen, besser zu verstehen, warum Sie manches stresst oder aber entspannt – und es hilft Ihnen, gezielt in einen bestimmten Zustand zu gelangen.

Auch Sie können nach Ihren Ankern suchen, die Sie in einen ventral-vagalen Zustand versetzen. In welchem Kontext befinden Sie sich? Im Sonnenlicht, in der Natur, am Meer? Mit welchen Menschen sind Sie zusammen? Was tun Sie gerade? Was hören, was sehen Sie? Anker können ein Park oder Naturschutzgebiet, das Foto eines geliebten Menschen, ein Gegenstand, ein Buch, eine Landschaft sein – oder das Gefühl, morgens aufzuwachen und die Sonne zu sehen. Schauen Sie sich Fotos von Aktivitäten, Menschen und Orten an, die Sie früher in Ihrem Leben in einen ventral-vagalen Zustand versetzt haben.

Wer das viel übt, kann diese Anker in schwierigen Zeiten nutzen. Und Sie können neue, sichere Assoziationen schaffen.

Beachten Sie, dass es auch Anker gibt, die einen dorsal-vagalen Zustand hervorrufen. Personen mit einem posttraumatischen

Stresssyndrom können zum Beispiel in einen Schockzustand geraten, wenn sie ein Feuerwerk oder den Knall eines Jagdgewehrs hören, oder sogar durch einen dummen Scherz, der sie erschreckt.

POSITIVE EMOTIONALE ATTRAKTOREN

Denken Sie an einige Menschen, die einen entscheidenden positiven Einfluss auf Ihr Leben hatten. Das können Ihre Eltern sein, aber auch Lehrkräfte, Freundinnen oder ein Partner. Es geht um Menschen, die wirklich an Sie glaubten, die Ihnen Möglichkeiten eröffneten und Ihre Autonomie respektierten. Was taten sie, was sagten sie, welchen Unterschied machten sie für Ihr Leben? Erinnern Sie sich an die Menschen, die dazu beigetragen haben, dass Sie wurden, wer Sie sind? Schreiben Sie ihre Namen auf und rufen Sie sich diese Personen ins Gedächtnis. Gab es Schlüsselmomente, die einen großen Einfluss auf Sie hatten? Was haben sie damals bewirkt? Was haben Sie gelernt? Wie fühlt es sich jetzt an, wenn Sie daran denken? Sind Sie bewegt, ergriffen, dankbar und stolz? Sogar Erinnerungen, die Jahre zurückliegen, können immer noch Gefühle des Stolzes entfachen und den ventralen Vagus aktivieren. Haben diese Menschen Ihnen etwas Wichtiges beigebracht oder Ihnen etwas Besonderes erzählt? Sind sie vielleicht zu Vorbildern für Sie geworden? Sie haben Sie auf jeden Fall Ihre Stärken erkennen lassen. Solche Menschen nennen wir positive emotionale Attraktoren.

Es gibt auch negative Attraktoren. Das sind Personen, die Ihre Autonomie einschränken. Sie zwingen Sie, bestimmte Aufgaben zu erledigen, und setzen stark auf Belohnung und Bestrafung.

Ein unbeweglicher, verschlossener Geist voller Schmerz kann sich nicht ohne Weiteres verändern. Im orthosympathischen Bereich sind Ihre kognitiven Fähigkeiten eingeschränkt und Sie sind oft von Angst oder Wut erfüllt. Dieser defensive Modus ist keine gute Grundlage für Veränderungen. Nachhaltige, gute Veränderungen beginnen mit positiven Attraktoren, die Ihnen Möglichkeiten und Optionen eröffnen.

Ressourcen

Sie können eine Ressource als ein Mittel zur Überbrückung der Kluft zwischen einem Problem und seiner Lösung sehen. Darin liegt der Unterschied zu Glimmern, die plötzlich und unerwartet auftreten, wie ein Regenbogen. Wenn Sie schöne Bilder wie dieses in Ihrem Gedächtnis speichern, werden sie zu wertvollen Ressourcen, die Sie jederzeit abrufen können.

Welche Ressourcen können Sie nutzen, um mühelos durch Ihre vagalen Zustände zu navigieren? Einiges können Sie selbst tun oder auslösen, für andere Dinge benötigen Sie die Hilfe von anderen. Denken Sie daran: mehr Sport treiben, Kontakte knüpfen oder Freunde anrufen, gesund essen, ausreichend schlafen. Führen Sie gute Gespräche, machen Sie Ausflüge mit Ihren Lieben, unterhalten und beratschlagen Sie sich mit anderen. Eine gute Beziehung kann eine gute Ressource sein, doch wenn die Beziehung angespannt ist, wird sie manchmal als feindlich und gefährlich empfunden.

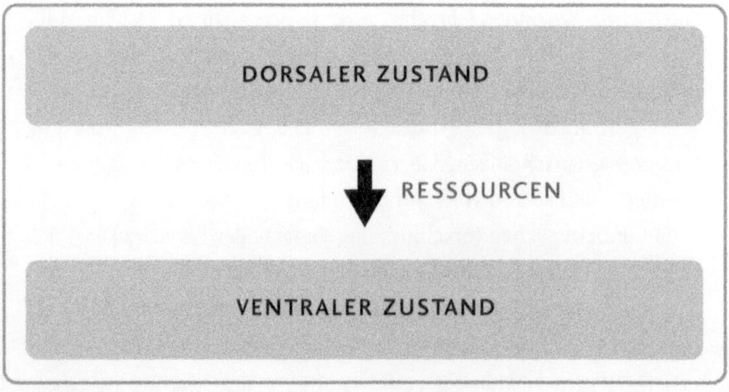

ABBILDUNG 16. Mithilfe von Ressourcen von einem dorsalen in einen ventralen Zustand gelangen

Einige Beispiele:

- Einen dorsalen Zustand zu verlassen, in dem Sie kaum Energie haben, ist schwierig. Sie können nur versuchen, sich allmählich, mit unendlicher Geduld, innerlich wieder aufzurichten. Dazu brauchen Sie vielleicht die Hilfe von Freunden oder geliebten Menschen, indem Sie miteinander spazieren gehen, reden, essen, telefonieren. Es gibt unzählige Möglichkeiten.
- Stellen Sie sich vor, Sie sind frustriert, weil Sie im Stau stehen. Dieser Frust setzt auch eine Menge Energie in Ihnen frei. Können Sie sich an Momente erinnern, in denen Sie unter ähnlichen Umständen ruhig geblieben sind? Haben Sie Ressourcen, um einen Teil Ihrer überschüssigen Energie loszuwerden und nicht zu fliehen oder zu kämpfen?
- Wenn Sie in einem ventralen Zustand sind, in dem Sie viel Sicherheit und Verbindung spüren: Wie kann es gelingen, so lange wie möglich in diesem Zustand zu bleiben? Was können Sie selbst tun, was mit der Unterstützung anderer? Schaffen Sie es, gleichmäßig zu atmen und positive Emotionen hervorzurufen? Im siebten Kapitel, in dem es um Atemmeditation und die Emotionslandschaft geht, erläutere ich dies näher.

Als Übung können Sie die folgende Tabelle ausfüllen. Was überrascht Sie dabei und in welchem Bereich haben Sie nur wenige Ressourcen? Es ist zum Beispiel normal, wenn Sie in einem dorsalvagalen Zustand eine ganze Weile gemeinsam mit anderen nach Ihren Ressourcen suchen müssen. In diesem Zustand können Sie noch keine Verbindungen aufbauen und haben wenig oder kaum Energie. Dann können Sie die Visualisierungsübungen durchführen, die ich weiter unten beschreibe.

VAGALER ZUSTAND	KERN-FRAGE	WAS MÖCHTE ICH ERREICHEN?	WAS SCHAFFE ICH SELBST?	WAS SCHAFFEN WIR ZUSAMMEN?
VENTRALER VAGUS	Was hilft mir, um in diesem Zustand zu bleiben?	Sicherheit		
		Verbindung		
SYMPA-THISCHES NERVEN-SYSTEM	Wie kann ich ausreichend Energie erhalten, aber ein Zuviel an Energie vermeiden?	Energie		
		Flucht oder Kampf		
DORSALER ZUSTAND	Was hilft mir, um mehr Energie zu bekommen?	Immobilisation		
		Shutdown		

ABBILDUNG 17. Ressourcen in mir selbst oder durch Unterstützung von anderen

Im ventralen Zustand fühlen Sie sich sicher und verbunden. Das gibt Ihnen Ruhe. Wie fühlt sich das an? Wie atmen Sie? Wie bewegen Sie sich? Wie schlägt Ihr Herz? Sind Ihre Atmung und Ihr Herzrhythmus in Einklang? Haben Sie Energie? Anders ausgedrückt: Wie fühlt sich das alles körperlich an?

Wenn Sie die Energie Ihres sympathischen Zustands abrufen können, ohne Stress zu empfinden, fühlen Sie sich unbeschwert und ausgelassen. Sie sind im Flow und genießen diese spielerische, energiegeladene und sichere Erfahrung in vollen Zügen. Achten Sie auch auf die Bilder, Gefühle und Überzeugungen, die in einem solchen Moment hochkommen. Richten Sie Ihre volle Aufmerksamkeit auf das Erlebnis und versuchen Sie, für etwa eine halbe Minute in diesem Zustand zu bleiben.

Lenken Sie Ihre Aufmerksamkeit dann wieder zurück ins Hier und Jetzt. Achten Sie auf Ihre Atmung, Ihren Herzschlag, Ihre Bewegungen und Ihren Platz im Raum. Sind Sie fest geerdet und genießen Sie die Erfahrung? Erinnern Sie sich an einen Zeitpunkt in Ihrem Leben, als Sie eindeutig in einem ventralen Zustand präsent waren? Kombinieren Sie diese Erinnerung jetzt mit den dazugehörigen Bildern, Klängen, Emotionen und Überzeugungen.

Wenn Sie einen zu starken dorsalen Einfluss spüren, können Sie auf Ressourcen und Tätigkeiten zurückgreifen, die Ihnen ein wenig mehr Energie geben. Etwas Bewegung, ein Spaziergang, einige kleine, sichere Übungen etc. können schon ausreichen, um in einen energetischeren Zustand zu gelangen. Wagen Sie keine zu großen Schritte, sonst sind Sie schnell überfordert und geraten noch tiefer in den dorsalen Zustand.

Wenn Sie sich in einem Stresszustand des Sympathikus befinden, können Sie Maßnahmen ergreifen, um Ihre überschüssige Energie loszuwerden. Sie können auch die Vagusbremse betätigen (siehe S. 144) und/oder aus Ihrem ventralen Vagus heraus Handlungsmöglichkeiten suchen, die Ihnen helfen, in diesem Zustand zu bleiben oder in einen Flow zu kommen.

TIPP

Erstellen Sie eine Liste mit Ihren Ressourcen. Versuchen Sie jeden Tag, Ihre ventralen Erfahrungen, Ihre Signale der Sicherheit und Ihre Glimmer zu stärken, einfach indem Sie einen Blick auf Ihre Liste werfen. Ihre Ressourcen helfen dabei, Ihr autonomes Nervensystem zu regulieren, um nicht in Stress oder in einen dorsalen Zustand der Immobilisation zu geraten.

Erstellen Sie außerdem eine Liste mit Ihren ventralen Ankern. Wer oder was hat Ihnen geholfen, in einen ventralen Zustand zu gelangen und dort zu bleiben? War es eine wichtige Person in Ihrem Leben? Ein schöner Urlaub? Wann haben Sie diese Erfahrungen gemacht und wo genau? Gewöhnen Sie sich an, Ihre Anker aufzuschreiben und sie zu nutzen, wenn Sie tiefer in einen ventralen Zustand eintauchen möchten. Wertschätzen Sie Ihre Glimmer und Ihre positiven Erlebnisse.

VENTRALER VAGUS Sicherheit	Verbindung
	Ruhig
	Aufmerksamkeit liegt bei mir selbst oder bei anderen, um Verbindungen einzugehen
	Erholung und Wachstum
	Herzschlag und Atmung gleichmäßig und im Einklang miteinander
	Wohlbefinden, gute Verdauung, gesunder Schlaf
	Kein Stress, keine störenden Reize
	Co-Regulation
SYMPATHISCHES SYSTEM Trigger von Stress und Gefahr	Blick oder Tonfall können Gefahr ausstrahlen
	Mobilisation als Reaktion
	Energie
	Unruhig
	Fokus auf Gefahren
	Übertreiben von Gefahren
	Kämpfen, fliehen oder erstarren
	Keine Verbindung
	Verkrampfte Muskeln
	Angst oder Wut
	Soziale Isolierung

DORSALER VAGUS Lebensgefährliche Bedrohung, unsichere Umgebung	Schwere Traumata
	Dissoziation
	Immobilisation
	Keine Verbindung
	Wenig Energie
	Herzschlag und Atmung langsam
	Gänsehaut, Kältegefühl
	Verharren in diesem Zustand als einzige Lösung

ABBILDUNG 18. Zusammenfassung der verschiedenen autonomen Zustände

5

Die verschiedenen vagalen Zustände erkennen

»Selbstmitgefühl bedeutet, sich selbst die Freundlichkeit und Fürsorge entgegenzubringen, die wir unserem besten Freund oder unserer besten Freundin schenken.«

KRISTIN NEFF

Wenn Sie auf Ihr bisheriges Leben zurückblicken, erinnern Sie sich wahrscheinlich sowohl an sichere als auch an gefährliche Kontexte und Menschen. Einige von uns sind durch vergangene Erfahrungen in einer Leidensgeschichte von Schmerz und Trauma gefangen. Doch wir müssen nicht den Rest unseres Lebens so verbringen. Wir können dafür sorgen, dass der Fokus nicht mehr auf diesem belastenden Ereignis oder dieser negativen Verbindung liegt, sondern auf der Reaktion unseres Nervensystems.

Viele Menschen beginnen, bestimmte Ereignisse in ihrem Leben besser zu verstehen, wenn sie die Umstände aus der Perspektive des Nervensystems betrachten. Dazu muss man Selbiges samt seiner Reaktionen jedoch erst einmal richtig verstehen lernen. Welches autonome Nervensystem ist vor, während und nach einem Veränderungsprozess aktiv? Welcher Teil ist wann aktiv und welchen Teil möchten Sie aktivieren?

Die verschiedenen Zustände erkennen und benennen

Wenn Sie besser verstehen, wie Ihr Nervensystem funktioniert und reagiert, verschaffen Sie Ihrem Körper mehr Mobilität und Energie sowie ein Gefühl der Sicherheit. Deshalb ist es wichtig, dass Sie lernen, die verschiedenen Zustände einzuordnen.

Bevor wir damit beginnen, frischen wir kurz die drei Zustände auf, in denen sich Ihr Nervensystem befinden kann:

1. Dorsaler Zustand: Erstarren (Immobilisation)
2. Sympathischer Zustand: Kampf oder Flucht (Aktion)
3. Ventraler Zustand: Suche nach Verbindung und Zusammengehörigkeit

Man nennt sie auch die »autonomen Zustände« unseres Nervensystems. Der dorsale und der sympathische sind Überlebenszustände. Der ventrale hält diese beiden *lifesaving states*, also lebensrettenden Zustände, einigermaßen unter Kontrolle, damit sie nicht entgleisen. Wir brauchen sie also alle drei. Manchmal reicht uns nur wenig Energie und wir bewegen uns am besten im dorsalen Zustand. Manchmal müssen wir aktiv werden. Dann versorgt uns der Sympathikus mit Energie, sodass wir uns – vielleicht mit einem gewissen Risiko – Herausforderungen stellen. Und manchmal brauchen wir die Sicherheit und die Verbindung, die wir im ventralen Zustand finden.

Leider gerät dieses ausgeklügelte System hin und wieder aus dem Gleichgewicht, wodurch wir ungewollt in einen weniger günstigen Zustand übergehen. Wenn wir etwa unter großem Stress stehen, reagieren wir womöglich eher aus dem Sympathikus heraus, doch das ist nicht immer die geeignetste Reaktion. Mal angenommen, Sie arbeiten mit Ihrem Team auf eine wichtige Deadline hin. Einer Ihrer Kollegen macht einen entscheidenden Fehler und das Projekt droht zu scheitern. Die Wahrscheinlichkeit ist hoch, dass Sie in eine Kampf-oder-Flucht-Reaktion verfallen. »Das darf doch jetzt nicht wahr sein! Es ist immer dasselbe mit dir, ich kann mich nie auf dich verlassen!« Mit anderen Worten: Sie gehen in Konflikt. Mit welchen Konsequenzen? Ihr Kollege verschließt sich komplett, statt seinen Fehler zu korrigieren. Das stresst Sie nur noch mehr und erhöht sicher nicht Ihre Chancen, das Projekt rechtzeitig abzuschließen – ganz im Gegenteil. Was aber, wenn Ihr ventraler Zustand den Ton angegeben hätte? Sprich: Was wäre, wenn Sie gemeinsam mit Ihrem Kollegen eine Lösung gesucht hätten? »Hmm, wir müssen die Sache anders angehen, so funktioniert es nicht. Hast du noch einen Plan B?« Dann bestünde eine echte Chance, dass Sie die Deadline gemeinsam noch einhalten.

Abstufungen innerhalb der verschiedenen Zustände des autonomen Nervensystems

Wir bewegen uns auch innerhalb der verschiedenen autonomen Zustände. Jeder von ihnen ist ein Kontinuum: Es kann mehr oder weniger Tonus vorhanden sein. Sie können sich zum Beispiel sehr tief in einem dorsal-vagalen Zustand befinden. Dann herrschen völlige Immobilisation und Dissoziation. Vielleicht schaffen Sie es nicht einmal aus dem Bett und sind in einer dunklen Phase voller Schuldgefühle, Ängste und Hilflosigkeit gefangen. In einer solchen Situation fühlen Sie sich in Ihrer Existenz bedroht.

Auch ein sympathischer Zustand kann als sehr intensiv empfunden werden und schwere Angstzustände sowie Flucht- und Kampfreaktionen hervorrufen. Dann kommt es häufig zu Bluthochdruck, Herzrhythmusstörungen und einem gestörten Essverhalten. Ein sympathischer Zustand kann eine Überstimulation oder umgekehrt einen Mangel an Reizen bedeuten. Wie bewusst sind Sie sich Ihrer Reaktionen? Achten Sie auf sich, ernähren Sie sich noch gesund, gehen Sie gelegentlich spazieren und schlafen Sie genug? Wie viel Energie verlieren Sie? Finden Sie in ein neues Gleichgewicht zurück?

Ein zu ausgeprägter ventral-vagaler Zustand hat auch seine Schattenseiten. Ist er sehr intensiv, kann er nämlich zu Leichtsinn führen – und zu Beziehungen mit Menschen, die man besser meiden sollte. Wenn man verliebt ist und Oxytocin seine Wirkung entfaltet, kann man sich in einer fast schon besessenen Anbetung verlieren. Man schwebt dann auf einer rosa Wolke, doch der Sturz ist entsprechend tief. Wird man verlassen, kann man über eine immense Wut in einen tiefschwarzen dorsalen Zustand geraten.

Mapping: für mehr Einsicht in Ihr persönliches Profil

Es ist hilfreich zu wissen, welcher autonome Zustand bei Ihnen vorherrscht, und Ihre Auslöser für die verschiedenen Zustände zu kennen. Stellen Sie sich daher die folgenden Fragen:

1
SYMPATHISCHER ZUSTAND

Wie fühle ich mich? Was sehe, höre, sage ich, und was sagen die anderen Menschen in dem Umfeld, in dem ich mich gerade befinde? Was spüre ich in meinem Körper? Was denke ich gerade?

Wie verhalte ich mich? Wer bin ich und was bedeutet die Welt in diesem Augenblick für mich? Ballen Sie Ihre Hand zur Faust, wollen Sie kämpfen, jemanden schlagen, mit Gegenständen werfen, sind Sie in Alarmbereitschaft? Können Sie noch klar denken? Oder sind Sie in einem Tunnelblick gefangen und nur mit Belanglosigkeiten und Details beschäftigt? Sind Sie vielleicht schnell ängstlich, hyperventilieren Sie, sind Sie angespannt, laufen Sie weg, kommen Sie zu spät, wollen Sie einfach nur verschwinden?

2
DORSALER VAGUS

Haben Sie noch Energie oder keine mehr, werden Sie rot im Gesicht oder erblassen Sie, können Sie frei atmen, ist Ihnen kalt, stehen Sie unter Schock, wissen Sie nicht, wo Sie sind, und erkennen Sie die Menschen um sich herum nicht (Dissoziation)? Welche Überzeugungen haben Sie in diesem Moment?

3
VENTRALER VAGUS

Fühlen Sie sich sicher? Pflegen Sie Beziehungen zu anderen Menschen und sind Sie offen für neue Kontakte, genießen Sie das Leben, haben Sie Ihre Gefühle unter Kontrolle? Welche Überzeugungen haben Sie gerade?

Wenn Sie sich selbst regelmäßig auf diese Weise befragen, erkennen Sie nach und nach gewisse Muster. Wann neigen Sie dazu, zu fliehen oder zu erstarren? Was brauchen Sie, um sich sicher zu fühlen und in Ihren ventralen Zustand zu gelangen? Mit diesen Fragen lernen Sie nicht nur sich selbst kennen, sondern gewinnen vielleicht auch neue Erkenntnisse über die Menschen in Ihrem Umfeld.

Es kann interessant sein, die Wechsel zwischen Ihren autonomen Zuständen zu dokumentieren. Das wird auch *Mapping* genannt. Dabei notieren Sie in einem Tage- oder Notizbuch über einen bestimmten Zeitraum hinweg, welche Stadien Sie von Tag zu Tag durchleben. Welcher autonome Zustand war heute vorherrschend? Hat Sie eine stressige Erfahrung in den sympathischen Zustand versetzt? Wurden Sie durch die Erinnerung an ein vergangenes Trauma in den dorsalen Zustand befördert?

Der Einfachheit halber können Sie die Begriffe »Sonnenuntergang« oder »rot« für den dorsalen, »Nachmittag« oder »orange« für den sympathischen und »Sonnenaufgang« oder »grün« für den ventralen Zustand verwenden. Wählen Sie die Bezeichnungen, mit denen Sie gut zurechtkommen.

Damit Sie einen Einblick in die Intensität der Veränderungen bekommen, können Sie diese auf einer Skala von eins bis zehn einordnen. Mit der Zeit erhalten Sie so Aufschluss über Ihre täglichen, wöchentlichen und monatlichen Schwankungen und lernen immer besser, wie Ihr Nervensystem arbeitet.

Um Zusammenhänge und Muster zu entdecken und zu verstehen, empfiehlt es sich, all diese Informationen übersichtlich darzustellen. Sie können eine Excel-Tabelle erstellen, ein anderes Programm oder einfach Stift und Papier benutzen.

Denken Sie an bestimmte Tageszeiten: Morgen, Mittag, Nachmittag, Abend. Vergeben Sie für jeden Zustand eine Zahl, die aussagt, wie stark er jeweils zu diesem Zeitpunkt ausgeprägt war. Beschreiben Sie den autonomen Zustand und den Ort, an dem er auftrat: in der Natur, am Meer, allein in Ihrem Zimmer, inmitten einer Menschenmenge. Schreiben Sie auch auf, welche Trigger und Glimmer Sie wahrgenommen haben. So setzen Sie nach und nach, Tag für Tag, eine Reihe von Ankern für jeden Zustand. Anschließend können Sie auch feststellen, welcher Zustand an den meisten Tagen vorherrschend ist.

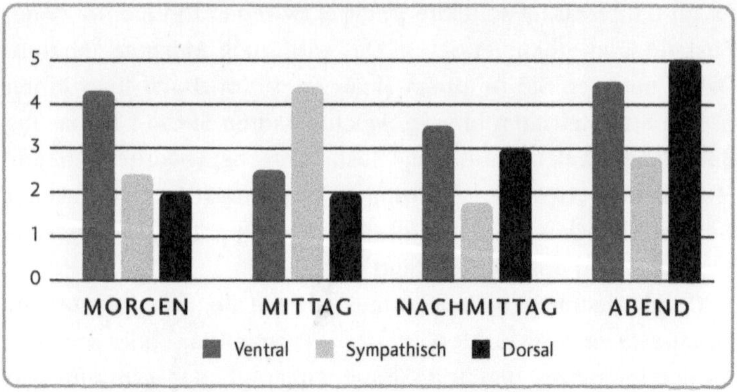

ABBILDUNG 19. Autonome Zustände

In diesem Beispieldiagramm steht der schwarze Balken für den dorsal-vagalen Zustand: Sie fühlen sich allein, bewegungsunfähig, dissoziiert, hoffnungslos, unsicher. Der graue Balken repräsentiert den sympathischen Zustand: Sie fühlen sich auf unbehagliche Weise aggressiv, sind wachsam, im Flucht- oder Kampfmodus, fühlen sich abgekapselt von anderen, der Welt oder sich selbst – überall lauert Gefahr. Der grüne Balken bildet den ventralen Zustand ab: Sie sind ruhig, fokussiert, hoffnungsvoll und milde, verbunden und sozial. Sie spüren zahlreiche Möglichkeiten für Veränderungen, sind offen für neue Ideen und empathisch.

Übung: BENENNEN SIE DIE ZUSTÄNDE UND GEBEN SIE IHNEN EINE PUNKTZAHL

Benennen Sie Ihre autonomen Zustände und finden Sie Metaphern wie Sonnenaufgang, Mittag, Sonnenuntergang oder die Farben einer Ampel. Manche Menschen können sich die verschiedenen Zustände so besser merken.

Dorsal	Sonnenuntergang	Rot
Sympathisch	Mittag	Orange
Ventral	Sonnenaufgang	Grün

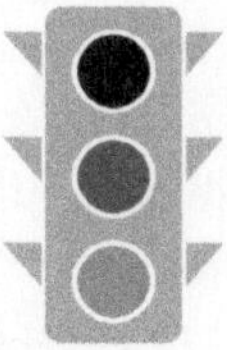

Geben Sie jedem Zustand dann eine Punktzahl von eins bis zehn:

0	1	2	3	4	5	6	7	8	9	10

Bereits Ihre täglichen Schwankungen können Ihnen interessante Erkenntnisse liefern. Beginnen Sie damit und erstellen Sie später Wochen- oder Monatsübersichten. So gewinnen Sie einen immer besseren Einblick in die Funktionsweise Ihres Nervensystems. Gibt es Wechselwirkungen? Ergeben sich Muster? Mit der Zeit gelingt es Ihnen, alle möglichen Ereignisse in einem größeren Zusammenhang zu sehen. Sie werden schnell lernen, Ihre autonomen Zustände zu erkennen und mit ihnen umzugehen. Das macht Sie flexibel und Ihr Nervensystem arbeitet immer geschmeidiger. Dadurch haben Sie mehr Möglichkeiten in Ihrem Leben, Veränderungen fallen Ihnen leichter, und Sie fühlen sich in der Lage, neue Herausforderungen anzugehen.

ÜBUNG

Sie können die Übung noch effektiver gestalten, indem Sie Bewegung ins Spiel bringen.

Legen Sie zehn Zettel auf den Boden und nummerieren Sie sie von eins bis zehn, sodass Sie einen autonomen Zustand »durchlaufen« können. Gehen Sie in aller Ruhe von einem Zettel zum nächsten. Probieren Sie es aus: Was bedeutet eine Fünf, Sieben oder Neun im ventralen Zustand? Die Abstufungen reichen von Neugier und dem Streben nach Sicherheit über das Kennenlernen und die Suche nach Optionen bis hin zu Regulation und Co-Regulation. Tun Sie nun dasselbe für Ihren sympathischen Zustand. Laufen Sie die Zahlen ab: Sind Sie verunsichert, besorgt, ängstlich, wütend, überwältigt? Tendieren Sie zum Kämpfen oder Fliehen? Möchten Sie diskutieren oder den Raum verlassen? Für den dorsalen Zustand reicht die Skala von Schweigen, Geistig-abwesend-Sein, Still-Dasitzen und Sich-unsichtbar-Machen über Weglaufen, Weinen, Im-Bett-Liegen-und-die-Decke-über-den-Kopf-Ziehen bis zur Ablehnung der ganzen Welt.

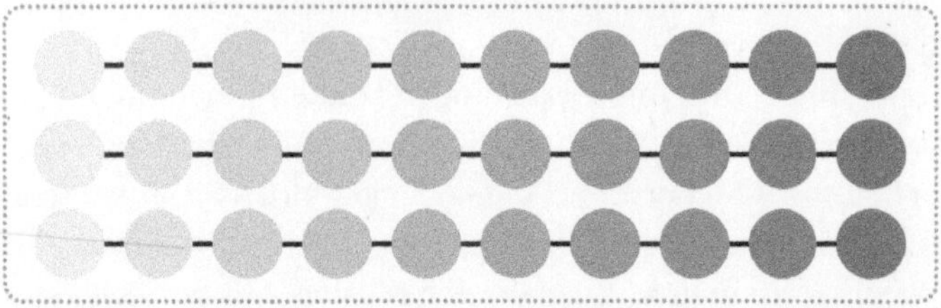

Hier sehen Sie eine schematische Darstellung von drei Reihen mit jeweils zehn Zetteln auf dem Boden. Die oberste Reihe stellt beispielsweise den dorsalen Vagus dar, abgestuft von eins bis zehn. Eine Eins bedeutet, dass Sie den dorsalen Vagus kaum spüren, eine Fünf ist der Normalbereich und eine Zehn steht für »stark ausgeprägt«. Genauso funktioniert es für den sympathischen und den ventralen Zustand. Laufen Sie nun alle drei Zustände ab und werfen Sie dann einen Blick auf die Punktzahlen.

Sie können zu bestimmten Tageszeiten notieren, wie Sie sich fühlen, aber Sie können diese Übung auch auf andere Weise durchführen: Schreiben Sie auf, in welchem autonomen Zustand Sie sich nach einem Signal der Gefahr oder Sicherheit befinden. Was tun, fühlen und denken Sie jetzt? Was sagen Sie zu sich selbst über diese Erfahrung? Mit etwas Übung erkennen Sie immer schneller, wann Sie in welche autonomen Zustände geraten. So können Sie besser abschätzen, was Sie zukünftig in diesen Situationen hören, fühlen und tun werden.

Eine Null bedeutet, dass ein autonomer Zustand überhaupt nicht vorhanden ist. Je höher die Zahl, desto intensiver empfinden Sie ihn. Bei einer Zehn gehen Sie voll und ganz in einem Zustand auf. Vielleicht geben Sie sich morgens eine Sieben im ventralen, eine Zwei im sympathischen und eine Null oder Eins im dorsalen Zustand.

Ein weiteres Beispiel: Sie sind in einer ausgelassenen Stimmung und geben Ihren drei autonomen Zuständen die folgenden Punktzahlen:

- ❑ Dorsaler Zustand: zwei
- ❑ Sympathischer Zustand: fünf
- ❑ Ventraler Zustand: neun

Die Zahlen spiegeln Ihren Zustand und Ihre Wahrnehmung von Sicherheit und Verbundenheit mit sich selbst, anderen und der Welt wider. Natürlich handelt es sich dabei nur um eine persönliche Einschätzung und nicht um eine objektive Bestimmung. Die meisten Menschen können jedoch ziemlich genau angeben, wie sie sich im Laufe eines Tages und einer Woche durch die drei Zustände bewegen.

Wundern Sie sich nicht, wenn der sympathische Anteil im Tagesverlauf zunimmt. Möglicherweise treten verschiedene Stressfaktoren auf. Ein gewisser ventraler Tonus ist immer vorhanden, es geht gar nicht anders. Doch spüren Sie auch Energie (vom Sympathikus) oder sind Sie immobilisiert?

DIE POLYVAGALE LEITER

Statt Zettel auf den Boden zu legen, können Sie Ihre verschiedenen Zustände auch visualisieren, indem Sie sich eine Leiter oder Treppe mit zehn Stufen vorstellen. Entscheiden Sie, was für Sie am besten funktioniert. Persönlich finde ich die polyvagale Leiter von Deb Dana (siehe Abbildung 20) sehr nützlich. Versuchen Sie, anhand dieser Leiter zu verbildlichen, was Sie gerade erleben und fühlen. So entsteht eine mentale Zuordnung, die mit etwas Übung eine echte Hilfe sein kann.

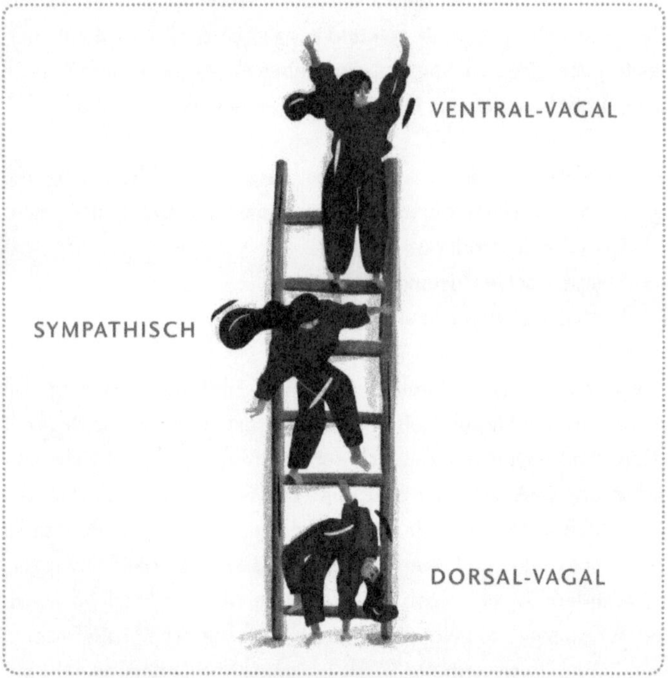

ABBILDUNG 20. Die polyvagale Leiter
(nach einer Arbeit von Deb Dana in *Die Polyvagal-Theorie in der Therapie: Den Rhythmus der Regulation nutzen*)

Wenn wir uns das autonome Nervensystem wie eine Leiter vorstellen, merken wir, dass unser Lieblingsplatz ganz oben ist. Wir bevorzugen den ventralen vagalen Zustand: Hier fühlen wir uns sicher und können mit anderen in Verbindung kommen. Je weiter unten auf der Leiter wir uns befinden, desto unsicherer fühlen wir uns.

Wo auf der Leiter stehen Sie? Welchen Platz nehmen Sie in der Skala ein? Wie verändern sich Ihre Erfahrungen, wenn Sie sich auf der Leiter nach oben oder unten bewegen?

Indem Sie Ihr persönliches Profil herausarbeiten, beginnen Sie, sich selbst und andere weniger kritisch zu sehen. Ein Opfer von sexuellem Missbrauch etwa, das eine Zeit lang in einem autonomen Zustand der Unbeweglichkeit verharrte, kann auf diese Episode vielleicht mit anderen Augen zurückblicken, wenn es die Funktionsweise des Nervensystems besser versteht und sich bewusst wird, dass sein dorsaler Vagus durch die traumatisierende Erfahrung freies Spiel bekam. Diese Erkenntnis verringert womöglich die Selbstkritik (»Warum habe ich damals so und nicht anders reagiert?«) und hoffentlich auch die Kritik durch andere. Natürlich ist das Trauma damit nicht überwunden: Es liegt noch ein langer Weg vor den Betroffenen, um zu lernen, damit umzugehen. Doch es hilft zumindest, sich selbst und die eigenen Reaktionen auf milde, verständnisvolle Weise zu betrachten.

Dieser sanftmütige Blick wird auch als *compassion* (eine empathische Haltung anderen gegenüber) oder *self-compassion* (eine wohlwollende Haltung sich selbst gegenüber) bezeichnet. Im Deutschen sind Mitgefühl und Selbstmitgefühl passende Begriffe dafür.

Möchten Sie Diskussionen gerne verständnisvoller und freundlicher angehen, statt harsche Kritik an anderen zu üben? Dann versuchen Sie, Ihr eigenes autonomes Profil bestmöglich zu berücksichtigen und auch das Ihres Gegenübers zu achten. Wenn Sie zum Beispiel mit einer Freundin oder einem Freund diskutieren, lassen Sie das Inhaltliche erst einmal außen vor. Sonst ist es wahrscheinlich, dass die Auseinandersetzung nur noch weiter eskaliert. Fragen Sie sich zunächst, in welchem autonomen Zustand Sie beide sich gerade befinden. Wenn Sie in einem dorsalen oder sympathischen Zustand sind, versuchen Sie erst, in einen ventralen zu gelangen und miteinander in Verbindung zu treten.

Wie sieht das konkret aus? Es kann hilfreich sein, der anderen Person zu sagen, in welchem Zustand Sie sich befinden. »Ich bin schon den ganzen Tag extrem gestresst, weil ich auf eine Deadline hinarbeite.« Das dient als Gesprächsöffner: Womöglich vermittelt Ihr Gegenüber Ihnen auch auf irgendeine Weise, in welchem Zustand sie oder er sich gerade befindet. Dadurch entsteht vermutlich ein größeres gegenseitiges Verständnis und mehr Mitgefühl füreinander. Auch wenn Menschen Ihnen etwas aus ihrer Vergangenheit erzählen, können Sie daraus ableiten, in welchem autonomen Zustand sie sich damals befanden. Welche Signale und Trigger sind ihnen begegnet?

ANWENDUNGSMÖGLICHKEITEN

- Mapping kann ein hervorragender Ausgangspunkt für Traumatherapie sein. Durch Selbstmitgefühl verlassen Sie den dorsalen Vagus (Immobilisation) und führen Ihrem System ein wenig mehr Energie zu. So erreichen Sie den sympathischen Zustand und können von dort aus gegebenenfalls die ventrale Vagusbremse einsetzen (siehe S. 131).
- Über mehrere Tage, Wochen und Monate hinweg Protokoll zu Ihren autonomen Zuständen zu führen, ist auch eine gute Methode, um Ihre Fortschritte in einer Therapie zu erfassen. Nehmen die ventralen und sympathischen Anteile mit der Zeit zu? Notieren Sie seltener einen dorsalen Zustand?

- Einige Eltern erstellen für ihre Kinder eine Karte oder Tabelle mit den verschiedenen autonomen Zuständen. So können die Kinder jedem Zustand eine Farbe oder eine Bezeichnung geben, zum Beispiel »Freund/Freundin«, »Kämpfer/Kämpferin« oder »Schattenmann/Schattenfrau«.
- In zahlreichen Kunstwerken sind die autonomen Zustände der Künstlerinnen und Künstler festgehalten. Wenn Sie sich Gemälde von Vincent van Gogh ansehen, spüren Sie wahrscheinlich, dass sich dieser Mann oft in einem dorsalen autonomen Zustand befand. Auch in Edvard Munchs weltberühmtem Gemälde *Der Schrei* ist der dorsale Zustand nicht zu übersehen. Und in *Der Kuss* von Gustav Klimt erkennen wir den ventralvagalen Zustand. Sie können auch selbst kreativ werden, als seien Sie die Regisseurin oder der Regisseur Ihres eigenen Films. Erstellen Sie ein Storyboard, also eine Sammlung von Bildern und Zeichnungen, die eine Geschichte erzählen. Storyboards sind ein wirkungsvolles Instrument, um Informationen visuell darzustellen – einschließlich der Abfolge bestimmter Ereignisse und der Energie der einzelnen Szenen. Indem Sie Ihre Geschichte in mehrere Abschnitte unterteilen, können Sie sich auf die einzelnen autonomen Zustände konzentrieren.

Kombinierte autonome Zustände

Bislang habe ich die drei autonomen Zustände getrennt behandelt. Es gibt jedoch auch mehrere »Mischzustände«, in denen zwei der autonomen Systeme gleichzeitig aktiv sind. Darüber Bescheid zu wissen, hilft Ihnen, sich noch müheloser darin zu bewegen.

FREEZE

Sie befinden sich im dorsalen Vagus, doch es ist auch Energie des autonomen sympathischen Nervensystems vorhanden. Stellen Sie sich ein Tier vor, das wie angewurzelt auf der Straße steht, während Sie sich im Auto nähern. Das arme Tier kann sich mehrere Sekunden lang nicht bewegen: Es ist in einer Schockstarre. Die Gefahr, die von den Scheinwerfern ausgeht, ist einfach zu groß. Zum Glück wird nach einigen Sekunden Energie freigesetzt, und zwar durch das sympathische Nervensystem. Das »Einfrieren« kann also auch eine Stressreaktion sein, die vom Sympathikus ausgeht. Das ist etwas anderes als die innere Lähmung (Immobilisation), die wir in einem dorsalen Zustand spüren.

Mir fällt spontan noch das Beispiel eines Esels ein. Dieses Beutetier flüchtet nicht. Bei Anzeichen von Gefahr oder im Fall eines Traumas bleibt es stocksteif stehen. Esel rennen also nicht weg – anders als andere Beutetiere, etwa Pferde. Sobald erstere Zeichen der Sicherheit wahrnehmen und vielleicht eine primitive Art der Verbindung erfahren, setzen sie sich langsam, aber sicher wieder in Bewegung.

PLAY

Hier gehen Elemente des ventral-vagalen Zustands mit einer Aktivierung des Sympathikus einher. Sie fühlen sich sicher, haben aber durch den aktiven Sympathikus auch Energie. Dieser angenehme Zustand erinnert an »positiven Stress«, wie er früher genannt wurde. Sie können ihn mithilfe der Vagusbremse erreichen, auf die ich im nächsten Kapitel näher eingehe. Wenn Sie sich ein wenig Energie vom Sympathikus leihen, ohne Beteiligung von Adrenalin oder Cortisol, schafft das Raum für eine große Verspieltheit. Dann sind Sie zu Scherzen aufgelegt, glücklich und enthusiastisch. Sie betrachten die Welt durch eine rosarote Brille und sehen jede

Menge Möglichkeiten und Chancen. In diesem Zustand fokussieren Sie sich auf das Humorvolle einer Situation und erleben einen regelrechten Kreativitätsschub. Manchmal treten Menschen in diesem Zustand ein wenig zu forsch und waghalsig auf, doch alles in allem bietet er wahre Glücksmomente.

STILLNESS

Hier sind der ventrale und der dorsale Vagus gleichzeitig aktiv. Das ist ein Zustand der Immobilisation, allerdings ohne Angst. Sie bleiben in einer gefährlichen Situation also ruhig. Einen solchen Zustand können Sie sogar genießen, ohne dabei leichtsinnig zu werden, um nach und nach Elemente des dorsalen Vagus zuzulassen und zu erkunden. Nutzen Sie dies, wenn Sie ruhig bleiben müssen, obwohl etwas oder jemand in Ihrer Nähe ein wenig bedrohlich oder einschüchternd wirkt. Sie sind wachsam, geraten aber nicht in Panik und verfallen schon gar nicht in eine Erstarrung.

6

Die Vagusbremse

Alles beginnt mit dem Herzen

Der durchschnittliche Herzrhythmus eines gesunden Menschen liegt bei 70 bis 72 Schlägen pro Minute. In bestimmten Stresssituationen kann sich dieser Rhythmus stark beschleunigen. Wir verfügen über eine Art biologischen Schrittmacher, um unseren Herzrhythmus zu regulieren: den Sinusknoten. Er sorgt dafür, dass unser Herz nicht zu rasen beginnt. Der Sinusknoten besteht aus einer Zellstruktur im rechten Vorhof.

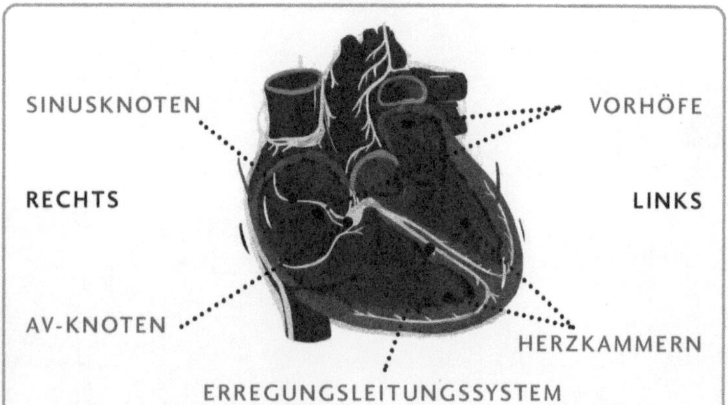

ABBILDUNG 21. Eine schematische Abbildung des Herzens

Ein weiteres biologisches System hält unseren Herzrhythmus im optimalen Bereich von etwa 70 Schlägen pro Minute: die Vagusbremse. Stephen Porges, der Begründer der Polyvagaltheorie, nennt dieses System *ventral vagal brake*, also ventral-vagale Bremse, weil es durch den ventralen Vagus gesteuert wird.

Mithilfe der Vagusbremse können wir unseren Herzrhythmus beschleunigen oder verlangsamen. Stellen Sie sich die Vagusbremse wie ein System vor, das den Hirnstamm mit dem Herzen verbindet. In der folgenden Zeichnung stellen die dunkelgrauen Linien den ventralen Vagus dar. Der ventrale Vagus sollte immer einen gewissen Mindesttonus (Muskelspannung) aufweisen, unter allen Umständen. Die hellgrauen Linien bilden den Sympathikus ab, der ebenfalls Gehirn und Herz miteinander verbindet.

Wenn unser ventral-vagales Nervensystem aktiv wird, sinkt unsere Herz- und Atemfrequenz, und die Herzratenvariabilität nimmt zu. Das Gegenteil passiert, wenn der Sympathikus in Aktion tritt, zum Beispiel bei einer Stressreaktion. Das geht mit einem akuten Energieschub und einer Beschleunigung des Herzrhythmus einher.

So geben Schwankungen der Herzratenvariabilität Aufschluss über die Funktionsweise des autonomen Nervensystems: Ein schneller Rhythmus weist darauf hin, dass man sich in einem sympathischen Zustand befindet, ein langsamerer Rhythmus hingegen ist eher ein Indikator für einen ventralen Zustand.

Dank der Vagusbremse interagieren der Sympathikus und der ventrale Vagus miteinander. Letzterer ist der Ausgangspunkt, von dort aus setzen wir weitere Energie im System frei. Wir »leihen« sie uns sozusagen vom Sympathikus. Mit anderen Worten: Indem wir den Sympathikus ein wenig in den Fokus rücken, führen wir dem System Energie zu. Das geschieht jedoch kontrolliert, sodass die Herzfrequenz nicht zu schnell ansteigt und kein Adrenalin oder Cortisol produziert wird. Sonst würden wir in einen (negativen) Stresszustand geraten, was es natürlich zu vermeiden gilt.

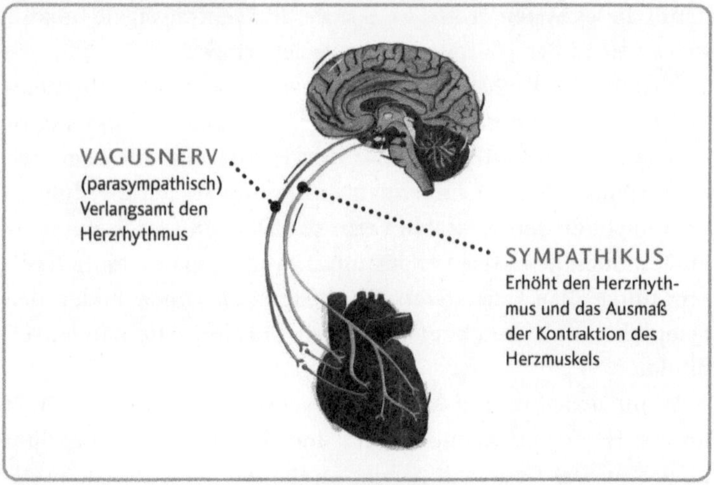

ABBILDUNG 22. Die Wechselwirkung zwischen Sympathikus und ventralem Vagus (Quelle: Deb Dana)

Die Atmung spielt bei diesem Prozess eine entscheidende Rolle, denn der Herzrhythmus verändert sich mit unseren Atemzügen. Beim Einatmen schlägt das Herz schneller und die Vagusbremse wird ein wenig gelöst. Beim Ausatmen treten wir leicht auf die Bremse und der Herzrhythmus wird langsamer.

ATEMMEDITATION

Eine einfache Möglichkeit, Ihren Herzrhythmus zu beeinflussen, bietet die 4–7–8-Atemtechnik, die durch Andrew Weil entwickelt wurde. Diese Übung beruht auf dem Prinzip, dass unser Herz beim Einatmen etwas schneller und beim Ausatmen etwas langsamer schlägt, als würde die Bremse erst leicht gelöst und dann wieder angezogen.

So funktioniert die 4–7–8-Atemtechnik:

- ❑ Diese Übung können Sie in jeder Körperhaltung durchführen. Wenn Sie auf einem Stuhl sitzen, lehnen Sie sich am besten mit dem Rücken an und stellen Sie die Füße flach auf den Boden.
- ❑ Schließen Sie die Augen.
- ❑ Lassen Sie Ihre Zungenspitze gegen die Rückseite Ihrer oberen Schneidezähne ruhen.
- ❑ Atmen Sie ruhig ein und kraftvoll aus.
- ❑ Atmen Sie nun einmal vollständig durch den Mund aus, als würden Sie eine Kerze auspusten wollen. Lassen Sie die gesamte Luft aus Ihren Lungen entweichen.
- ❑ Dann atmen Sie mit geschlossenem Mund 4 Sekunden lang sanft durch die Nase ein, als würden Sie an einer duftenden Rose riechen.
- ❑ Halten Sie den Atem anschließend 7 Sekunden lang an.
- ❑ Atmen Sie danach 8 Sekunden lang vollständig durch den Mund aus.
- ❑ Wiederholen Sie diese Schritte: 4 Sekunden lang einatmen, 7 Sekunden lang den Atem anhalten und 8 Sekunden lang ausatmen.

Beginnen Sie mit vier Wiederholungen der 4–7–8-Atemtechnik und machen Sie die Übung zweimal am Tag. Nach einigen Monaten können Sie zu acht Wiederholungen übergehen. Das ist das absolute Maximum. Anfangs wird Ihnen vielleicht ein wenig schwindelig, doch das geht vorbei.

Diese Atemmeditation hilft Ihnen bei einer enspannteren Körperhaltung sowie dabei, nachts besser zu schlafen, Ihre Muskeln zu lockern, die Verdauung zu unterstützen, Kreativität und Altruismus zu steigern.

Die Vagusbremse trainieren

Nehmen wir an, Sie befinden sich in einem ventralen vagalen Zustand – angenehm, sicher und ruhig –, aber Sie wünschen sich etwas mehr Energie. Sie möchten zum Beispiel in einen Flow kommen, um eine wichtige Aufgabe zu erledigen: Dann ist ein sicherer Zustand sinnvoll, doch Sie benötigen auch eine gewisse Dosis an Energie, um tatsächlich in Schwung zu kommen und vor allem zu bleiben. Indem Sie Ihre Vagusbremse für einen Moment lösen, führen Sie Ihrem System etwas mehr Energie zu. Das mag abstrakt und rätselhaft klingen, Sie können es aber sehr wohl üben (und so mit der Zeit ganz bewusst einsetzen). Wenn Sie allerdings Herzprobleme haben, beraten Sie sich mit Ihrem Arzt oder Ihrer Ärztin, bevor Sie die folgende Übung durchführen.

Ganz wichtig: Nehmen Sie sich Zeit und »spielen« Sie in nicht allzu anspruchsvollen Situationen mit Ihrer ventralen Vagusbremse. Denn wenn die Herausforderung zu groß ist und Sie noch nicht ausreichend Kontrolle über Ihre ventrale Vagusbremse haben, besteht die Gefahr, dass Sie in einen dorsalen Zustand abrutschen. Erst wenn Sie viel geübt haben, können Sie sich behutsam an größere Herausforderungen wagen.

Bewerten Sie die Herausforderung, vor der Sie stehen, auf einer Skala von 1 bis 10, zum Beispiel:

1 2 3 4 5 6 7 8 9 10

1. ein normales Gespräch
2. ein schwieriges oder wichtiges Gespräch
3. versuchen, einen Kompromiss zu schließen
4. in einem Gespräch auf Widerstand stoßen
5. einen Streit vermeiden wollen

6. eine Rede schreiben
7. einen Artikel schreiben
8. ein Buch schreiben
9. eine neue Stelle antreten
10. eine wichtige Veränderung bewältigen, z. B. umziehen, eine Scheidung durchstehen, einen Burn-out überwinden

Achtung: Ihre Skala kann natürlich ganz anders aussehen als das obige Beispiel.

Haben Sie eine geeignete Herausforderung gefunden – nicht zu schwierig, aber auch nicht zu einfach –, um Ihre ventrale Vagusbremse zu trainieren? Wählen Sie dann ein Bild, das Sie anspricht. Stellen Sie sich etwa vor, Sie fahren mit Ihrem Fahrrad einen Hang hinunter. Wenn Sie nicht auf die Bremse treten, werden Sie immer schneller. Bremsen Sie leicht, werden Sie ein wenig langsamer. Sobald Sie die Bremse lösen, geht es wieder in schneller Fahrt bergab. Sie können sich auch einen Dimmschalter vorstellen, den Sie drehen, damit das Licht stärker oder schwächer leuchtet, oder einen Wasserhahn, aus dem mal mehr, mal weniger Wasser fließt. Manche Menschen verwenden gerne das Bild einer Zugbrücke, die sich langsam schließt und wieder öffnet.

Zusätzlich können Sie eine Handbewegung einsetzen. Geöffnete Hände bedeuten mehr Energie. Wenn Sie die Energiezufuhr reduzieren möchten, schließen Sie Ihre Hände langsam. Oder Sie zeigen mit den Handflächen nach oben für mehr und nach unten für weniger Energie.

Schließlich können Sie diese Übung um ein sprachliches Element ergänzen. Sagen Sie zu sich selbst: »mehr Energie« oder »weniger Energie«.

Es gibt also die unterschiedlichsten Ansätze, um die Vagusbremse zu trainieren. Kehren wir zum Bild des Fahrrads zurück. Der ventrale Vagus tritt leicht auf die Bremse, damit Sie nicht den Hang hinunterdonnern. Möchten Sie langsamer fahren, treten Sie in Ihrer Vorstellung also auf die Bremse, machen Sie die Bewegung, die »weniger Energie« bedeutet, und sagen Sie zu sich: »Weniger Energie.« Wenn das gut klappt, spüren Sie, dass Sie ruhig und aufmerksam bleiben, sich wahrscheinlich sicher fühlen. In diesem Zustand sind Co-Regulation und Verbindung möglich.

Wichtig: Befinden Sie sich im dorsalen Vagus, sollten Sie nicht ohne Vorbereitung mit der ventralen Vagusbremse arbeiten. Dann ist es besser, zunächst ein wenig in Bewegung zu kommen: Stellen Sie sich hin, machen Sie ein paar Übungen, gehen Sie spazieren, raus in die Natur. Leichte Mobilisation also. Vielleicht versetzt Sie das für kurze Zeit in einen sympathischen Stresszustand, der Ihnen mehr Energie verschafft. Mithilfe der vagalen Bremse können Sie nun aus diesem sympathischen Zustand in den ventralen Vagus gelangen. Wenn Sie anschließend co-regulieren und mit einer anderen Person in Verbindung treten können, haben Sie eine beachtliche Reise durch Ihre autonomen Zustände unternommen.

ÜBUNG

- ❏ Schritt 1. Überlegen Sie sich ein paar Situationen, in denen es für Sie von Vorteil sein kann, die Vagusbremse zu beherrschen. Beginnen Sie mit einer kleinen Herausforderung, für die Sie ein wenig mehr Energie gebrauchen könnten, aber auch entspannt und in Verbindung mit anderen sein sollten. Eine Kombination aus Ruhe und Energie führt zu einem Flow, einer angenehmen Erfahrung der »dynamischen Entschleunigung«. Wie viel Energie brauchen Sie, ohne in Stress zu verfallen? Lösen Sie die Vagusbremse leicht, um Energie freizusetzen, und ziehen Sie sie wieder an, um zur Ruhe zu kommen. Wie fühlt sich dieser autonome Zustand an? Haben Sie das Gefühl, widerstandsfähiger zu sein?

- ❑ Schritt 2. Versuchen Sie, in den autonomen ventralen Vagus zu gelangen. Dann fühlen Sie sich ruhig und sicher, aber spüren auch die Verspieltheit und Leidenschaft in Ihnen. Es kann hilfreich sein, sich Erinnerungen an ähnliche Zustände oder Erfahrungen zu vergegenwärtigen. Denken Sie an anregende Gespräche, Sport, Spiele und Situationen der Geborgenheit. So versetzen Sie sich in eine entspannte und dennoch energiegeladene Stimmung und können sich Herausforderungen stellen.
- ❑ Schritt 3. Stellen Sie sich vor, dass Sie einen Dimmschalter betätigen, einen Wasserhahn aufdrehen oder eine Fahrradbremse lösen. Diese Bilder dürften in Ihnen die Erkenntnis hervorrufen, dass Sie die Energiezufuhr in Ihr System kontrollieren können. Versuchen Sie, diese Kontrolle und die verschiedenen Abstufungen zu spüren. Vielen hilft es, Ihre Vorstellung mit Bewegung und Sprache zu verknüpfen. Lenken Sie Ihre Aufmerksamkeit nun wieder zurück zu Ihrer Vagusbremse und nutzen Sie das Bild und die Bewegung als Metapher für »auf die Bremse treten« oder »die Bremse lösen«. Sie regulieren selbst die Energie in Ihrem System und spüren, wann es genug ist. Was funktioniert für Sie am besten, Ihre Vorstellung plus Bewegung plus Sprache oder alle drei Elemente einzeln?
- ❑ Schritt 4. Drehen Sie nun in Ihrer Vorstellung den Dimmschalter ein wenig nach rechts oder lösen Sie die Bremse leicht. Bewegen Sie Ihre Hände dazu entsprechend. So lassen Sie die Energie in Ihr System fließen. Möchten Sie es langsamer angehen, drehen Sie den Dimmer in Ihrer Vorstellung wieder in die andere Richtung. Dann kommt mehr Ruhe in Ihr System. Üben Sie dies so lange, bis Sie das gewünschte Maß an Ruhe und Energie erreicht haben. Sie entscheiden, wie viel Sie benötigen.
- ❑ Schritt 5. Wenn Sie sich bereit dazu fühlen, gehen Sie über zu einer Herausforderung der Stufe 4 oder 5 auf Ihrer Skala. Jemand beleidigt Sie, fordert Sie heraus, ignoriert Sie. Sie sind verletzt, werden wütend und möchten das nicht zum Ausdruck

bringen. Üben Sie in einem günstigen Moment, wenn noch recht wenig Energie in Ihrem System vorhanden ist. Beginnen Sie im ventralen Zustand und wechseln Sie, indem Sie die Bremse ein wenig lösen, in einen ventral-sympathischen Mischzustand. Dieser nennt sich *Play* (siehe S. 142).

- ❑ Schritt 6. Experimentieren Sie mit den verschiedenen Bildern. Welches funktioniert für Sie am besten?
- ❑ Schritt 7. Üben Sie anhand konkreter Beispiele aus Ihrem Leben, aber wenden Sie die Techniken erst dann im wirklichen Leben an, wenn Sie genug Erfahrung gesammelt haben.
- ❑ Schritt 8. Beginnen Sie mit den größten Herausforderungen erst, wenn Sie alle vorherigen gemeistert haben. Üben Sie in verschiedenen Situationen mit unterschiedlichen Schwierigkeitsgraden auf der Skala von eins bis zehn.
- ❑ Schritt 9. Ordnen Sie die jetzt vorhandene Energie auf einer Skala von eins bis zehn ein. Zum Beispiel: Ich verfüge jetzt über sieben von zehn der Energie, die ich in dieser Situation brauche. Erhöhen Sie die Energiezufuhr und entspannen Sie sich dann wieder für eine Weile. Trainieren Sie die Bremse mehrmals.
- ❑ Schritt 10. Rufen Sie sich mit dieser Kombination aus Energie und Sicherheit nun die Situation aus Schritt 1 wieder in Erinnerung. Was hat sich verändert? Fühlen Sie sich sicher und dennoch energiegeladen? Läuft es gut, meistern Sie die Situation spielerisch.
- ❑ Schritt 11. Wiederholen Sie dies oft. Es kann sein, dass Sie lange üben müssen, bis es Ihnen problemlos gelingt.
- ❑ Schritt 12. Legen Sie zwei Blätter Papier auf den Boden. Auf das erste schreiben Sie »ventraler Vagus«, auf das zweite »ventraler Vagus + Energie«. Gehen Sie von Blatt eins zu Blatt zwei und spüren Sie die Veränderung.

Nochmals: Wenn Sie unter Herzrhythmusstörungen leiden, konsultieren Sie einen Arzt oder eine Ärztin, bevor Sie diese Übung durchführen.

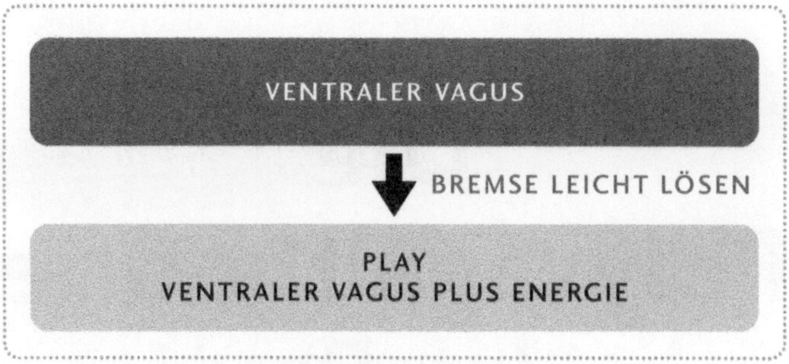

ABBILDUNG 23. Die Vagusbremse

In diesem Kapitel habe ich Ihnen zwei wichtige Übungen an die Hand gegeben, um besser zwischen den verschiedenen autonomen Zuständen zu navigieren. Die Atemmeditation stimuliert den ventralen Vagus, wodurch Sie zur Ruhe kommen. Die Visualisierung des Dimmschalters oder der Vagusbremse wiederum stimuliert den sympathischen autonomen Zustand und verleiht Ihnen mehr Energie. Das Zusammenspiel dieser Übungen kann Sie in eine Flow-Stimmung versetzen, die es Ihnen ermöglicht, kleine und größere Herausforderungen regelrecht zu genießen. Auf Flow gehe ich im nächsten Kapitel näher ein (siehe S. 175).

Sie können die Visualisierungsübung auch anwenden, indem Sie aus einem sympathischen Zustand heraus leicht auf die Bremse treten. Dann entweicht Energie aus Ihrem Körper, was bei Schlafstörungen sehr hilfreich sein kann, besonders wenn Sie diese Übung mit der Atemmeditation kombinieren.

7

Die Polyvagaltheorie in der Praxis

Im vorigen Kapitel haben Sie bereits zwei grundlegende Übungen kennengelernt, um den Übergang zwischen Ihren verschiedenen autonomen Zuständen zu lenken und Ihre Vagusbremse zu trainieren: die 4–7–8-Atemübung und die der Visualisierung. Beide helfen Ihnen dabei, eine engere Verbindung zu Ihrem ventralen Vagus aufzubauen, sodass Sie nicht mehr so schnell von Stress oder Angstgefühlen übermannt werden. In diesem Kapitel stelle ich Ihnen einige weitere Techniken und Übungen vor, die Sie dabei unterstützen können.

Die erste wichtige Säule ist Herzkohärenz. Darunter fallen Übungen wie die Herzatmung, eine Technik, mit der Sie die Kraft positiver Emotionen in Ihrem Körper fördern und die Auswirkungen negativer Emotionen reduzieren können, und das *Notice-and-ease-Tool*, das Ihnen hilft, sich der Signale, die Ihr Gehirn und Ihr Körper empfangen, bewusster zu werden, damit Sie frühzeitig darauf reagieren können. Anschließend gehe ich näher auf *Flow* ein, eine äußerst interessante Technik, wenn Sie hochfokussiert arbeiten möchten (Stichwort *Deep Work*). Ich erläutere das Thema Emotionslandschaft und beende dieses Kapitel mit der Übung der sechs Denkhüte, die nützlich ist, um schnellere und gezieltere Entscheidungen zu treffen.

Herzkohärenz[1]

Das Konzept der Herzkohärenz hat uns vor allem Dr. David Servan-Schreiber mit seinem Bestseller *Die Neue Medizin der Emotionen* nähergebracht. Darin erklärt er, wie Stress, Angstzustände und Depressionen auch ohne Medikamente behandelt werden können, auf natürliche Weise. Er betont in seinem Buch die Bedeutung einer gesunden Hirnfunktion. Unter anderem hat er eine probate Methode entwickelt, um die Herzratenvariabilität zu erhöhen und so den Herzschlag mit der Atmung in Einklang zu bringen. Das Prinzip der Herzkohärenz war geboren.

Bei einer optimalen Herzkohärenz, wenn also Ihr Herzrhythmus synchron mit Ihrer Atemfrequenz verläuft, erhält Ihre Amygdala das Signal, dass alles in Ordnung ist. Infolgedessen wird der Angstreflex nicht oder weniger stark stimuliert, was Raum für mildere, beruhigende Gefühle lässt. Das Gehirn bekommt ein Signal, woraufhin weniger Stress entsteht. Kurzum: Durch eine optimale Herzkohärenz wird Ihr Stressempfinden deutlich reduziert. Sie wissen inzwischen, dass Ihr Gehirn und Ihr Körper, wenn sie sich sicher fühlen, dem ventralen Vagus freies Spiel lassen, was sich positiv auf Ihre Immunabwehr und Ihre Hormonregulation auswirkt. Sie sind dann entspannter und zugleich, falls nötig, aufmerksamer. Darüber hinaus werden auch Ihre kortikalen Funktionen stimuliert, die Sie etwa für abstraktes Denken benötigen. Sie sind munterer, regen sich nicht so schnell auf, lernen schneller

1 Mit Dank an Robert Erdbrink und Frédéric Coppieters von HeartMath Benelux.

und erinnern sich viel besser. Sie haben einen klaren Kopf und einen regen Geist.

Bei der Herzkohärenz geht es um die Balance von Herzschlag und Atmung. Eine hohe Kohärenz ist gegeben, wenn Ihr Herzrhythmus mit Ihrer Atemfrequenz übereinstimmt. Bei einer niedrigen Kohärenz verlaufen Ihr Herzschlag und Ihre Atmung nicht stimmig. Die Folge ist eine recht chaotische Kohärenz. Gewünscht ist also ein bestimmtes Muster der Herzratenvariabilität, wobei sich der Herzrhythmus synchron mit der Atemfrequenz verändert. Die Variabilität beschleunigt beim Einatmen und verlangsamt beim Ausatmen.

Wir wissen natürlich längst, dass sich Atem- und Herzfrequenz gegenseitig beeinflussen. In einem Zustand der Herzkohärenz wird der maximale Effekt bei einer bestimmten Atemfrequenz erreicht, nämlich bei etwa sechs Atemzügen pro Minute. Destruktive Emotionen wie Angst, Wut und Frust sind jedoch Faktoren, die diesen Rhythmus beeinträchtigen.

Wenn Sie unter Stress stehen, sinkt Ihre Herzkohärenz. Und das wird zum Problem, wenn sie auch im Entspannungszustand niedrig bleibt. Dies ist etwa nach einer Phase von Dauerstress oder chronischer Anspannung der Fall, oder wenn Sie unangenehme Gefühle wie Frust oder Angst empfinden. Die Herzkohärenz lässt sich mit spezieller Technik messen. Doch Sie können sie auch selbst annähernd genau bestimmen. Stellen Sie den Timer Ihres Smartphones auf drei Minuten und zählen Sie, wie oft Sie in dieser Zeitspanne einatmen. Teilen Sie diese Zahl durch drei. Dann wissen Sie ungefähr, wie viele Atemzüge Sie pro Minute nehmen.

Um Ihre Herzkohärenz zu trainieren, können Sie zweimal am Tag zehn Minuten lang bewusst langsam atmen. So verbessern Sie Ihre Herzkohärenz. Auch Meditation und Yoga können helfen. Ich werde zudem noch genauer darlegen, wie angenehme Gefühle und Emotionen die Herzkohärenz positiv beeinflussen. Unerfreuliche

Emotionen hingegen wirken sich negativ auf Ihre Herzkohärenz aus.

Das Spannende ist, dass Sie selbst Einfluss auf Ihre Herzkohärenz nehmen können. Indem Sie auf den Rhythmus Ihrer Atmung achten und langsam ein- und ausatmen, erhöhen Sie indirekt den Tonus Ihres ventralen Vagus, senken so Ihr Stressniveau und stärken Ihre Widerstandsfähigkeit.

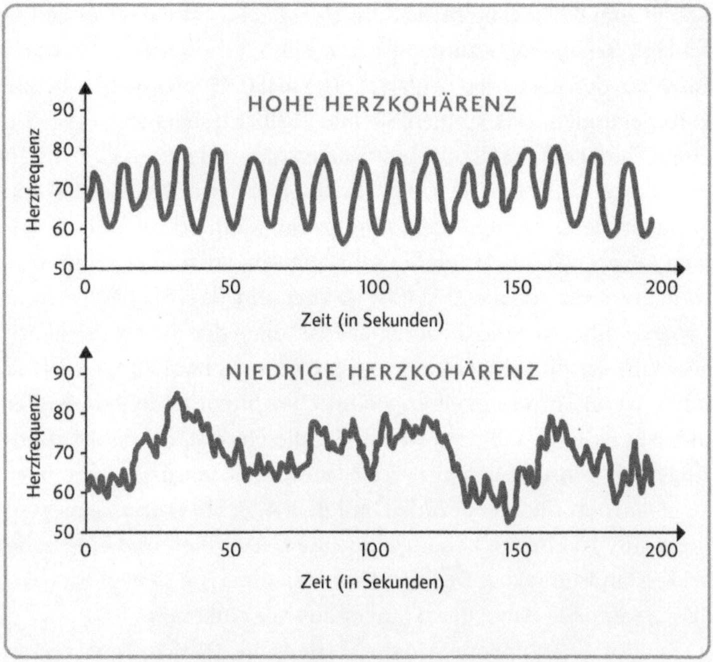

ABBILDUNG 24. Hohe und niedrige Herzkohärenz

Ein weiterer wichtiger Begriff ist die Herzratenvariabilität (HRV), also die Veränderung des Herzrhythmus. Ihr Herz ist kein Metronom. Die Pausen zwischen zwei Schlägen sind nie völlig identisch;

die Frequenz erhöht und verlangsamt sich ständig. Das ist ganz normal: Ihr Herz reagiert auf alle möglichen Trigger und Anker wie Geräusche, Bilder, Zeichen von Gefahr oder Sicherheit sowie auf Ihren Blutdruck und Ihre Emotionen. Die HRV bezeichnet die Schwankung der Herzfrequenz. Sie wird in Millisekunden gemessen. Technisch gesehen misst sie die Intervalle – oder vielmehr deren zeitliche Schwankungen – zwischen aufeinanderfolgenden Herzschlägen oder R-Zacken (siehe das Elektrokardiogramm auf S. 160, Abbildung 25). Eine Herzfrequenz von 60 Schlägen pro Minute bedeutet zum Beispiel nicht, dass Ihr Herz genau einmal pro Sekunde schlägt. Bei einem gesunden Herzen beträgt der zeitliche Abstand zwischen den einzelnen Schlägen etwa mal 0,95 Sekunden und mal 1,10 Sekunden. Das können Sie auch selbst feststellen. Legen Sie einen Finger auf Ihr Handgelenk und erspüren Sie Ihren Herzrhythmus. Sie werden bemerken, dass die Intervalle zwischen Ihren Herzschlägen beim Ausatmen eher lang sind, während sie beim Einatmen kürzer werden. Wenn Sie sehr angespannt sind oder intensiv trainieren, können die Abstände so kurz sein, dass Sie beginnen zu hyperventilieren. Sind die Intervalle zwischen den Schlägen nahezu konstant, ist die HRV niedrig; bei größeren Schwankungen ist sie hoch. Wenn Sie sich in einer gefährlichen Situation befinden oder unter anhaltendem Stress stehen, ist die Herzratenvariabilität geringer, als wenn Sie beispielsweise meditieren, bewusst atmen oder Yoga machen. Sie nimmt zudem mit dem Alter ab. Eine angemessen hohe HRV ist ein Zeichen für eine gute Gesundheit und eine hohe Widerstandsfähigkeit. Deshalb sind Atemübungen so wichtig – vor allem, wenn Sie dabei etwas länger aus- als einatmen.

Es gibt verschiedene Möglichkeiten, die HRV zu bestimmen, unter anderem das Elektrokardiogramm (EKG). Auch höherpreisige Fitnesstracker können sie ermitteln. Sie ist bei jedem Menschen unterschiedlich. Messen Sie die Herzratenvariabilität immer zu einem festen Zeitpunkt, zum Beispiel jeden Morgen nach dem Aufstehen. So können Sie die Werte von Tag zu Tag vergleichen.

Stressige Situationen wirken sich negativ auf die Herzratenvariabilität aus, während Liebe, Dankbarkeit und angenehme Gefühle oder Gedanken einen positiven Einfluss haben.

Bei Aufregung und Stress ist der Wechsel zwischen Beschleunigung und Verlangsamung der Herzfrequenz chaotisch und unvorhersehbar. Sie sind dann nicht »kohärent«. Mit Kohärenz ist gemeint, dass sich ein regelmäßiges Muster herausbildet, bei dem sich Schneller- und Langsamerwerden rhythmisch abwechseln. Indem Sie die Herzkohärenz üben, lernen Sie, wie Sie einen unruhigen Herzrhythmus (durch Stress und Anspannung) innerhalb von Sekunden wieder in einen ruhigen und konstant kohärenten verwandeln. Das lässt sich mit verschiedenen Atemtechniken erreichen.

Eine hohe Herzratenvariabilität und -kohärenz werden mit einer großen Widerstandsfähigkeit in Verbindung gebracht. Die HRV ist ein Biomarker für Resilienz: Sind Sie in der Lage, sich schnell an ständig wechselnde Zustände und extreme Stressmomente anzupassen? Wenn Sie in einem bestimmten Rhythmus ruhig ein- und ausatmen und positive Gefühle aufrufen, zeigt die HRV-Kurve ein recht harmonisches Muster. Ihre Atmung und Ihre Herzfrequenz kommen in Einklang.

Ist das Gegenteil der Fall, stimmen Herzrhythmus und Atmung nicht gut überein und die Kurve verläuft eher chaotisch. Eine niedrige Herzratenvariabilität kann nicht nur auf eine beginnende Krankheit hinweisen, sondern auch auf Stress, negative Emotionen und eine geringe Belastbarkeit. Die beiden Bereiche des autonomen Nervensystems sind dann nicht oder nur unzureichend im Gleichgewicht. Auch bei Depressionen, Burn-out und nach schweren Traumata kann die Herzratenvariabilität abnehmen und unregelmäßig werden.

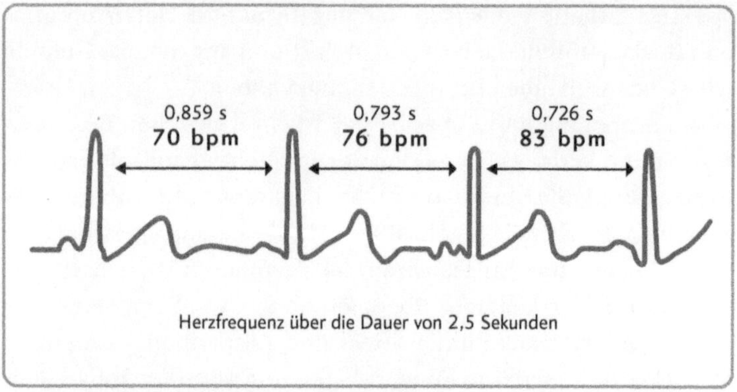

ABBILDUNG 25. Beispiel eines Elektrokardiogramms mit deutlichen R-Zacken

Stellen Sie sich vor, Sie führen eine hitzige Diskussion mit jemandem. Währenddessen kann Ihre Herzfrequenz beispielsweise durchaus von 70 auf 140 Schläge pro Minute ansteigen. Dieser schnellere Rhythmus verlangsamt sich zwar nach der Auseinandersetzung, doch er bleibt noch etwa 45 Minuten lang höher als normal. Das kostet Sie eine Menge Energie.

Widerstandsfähigkeit oder Resilienz lässt sich definieren als die Fähigkeit, mühelos zwischen einem vagalen und einem sympathischen Zustand zu wechseln. Oder anders ausgedrückt: Widerstandsfähigen Menschen fällt es leicht, von unangenehmen zu positiven Gefühlen umzuschalten.

In dieser Hinsicht können wir viel von Kindern lernen: Ihnen gelingt das Umschalten meist sehr schnell. Ein Stressreiz aktiviert ihr sympathisches System und sie haben einen Wutanfall oder einen Weinkrampf, aber schon ein paar Minuten später spielen sie wieder ruhig und zufrieden. Wir Erwachsenen neigen dazu, länger in einem sympathischen Zustand zu verharren. Nehmen wir an, Ihr Kollege macht eine unschöne Bemerkung über Sie. In dem Moment äußern Sie sich nicht dazu, doch der Vorfall spukt

Ihnen weiter im Kopf herum. Folglich bleibt Ihr Sympathikus erregt, Ihr Stresspegel bleibt hoch. Es ist gut möglich, dass Sie eine ganze Woche später wegen irgendeiner Kleinigkeit doch noch ausrasten. Das wiederum bringt zusätzliche negative Emotionen mit sich.

Zusammenfassend können wir also festhalten, dass die Herzratenvariabilität (HRV) die Schwankung der Abstände zwischen den Herzschlägen darstellt. Die Frequenz beschleunigt und verlangsamt sich ständig unter Steuerung des autonomen Nervensystems, welches dafür sorgt, dass sich unser Körper und unsere Psyche an die Veränderungen in der Umgebung anpassen. Die HRV ist eine physiologische Tatsache, die wissenschaftlich bewiesen ist, und ein medizinischer Gradmesser für psychologische Widerstandsfähigkeit (je größer die Amplitude der HRV, desto resilienter ist man).

Die Herzkohärenz ist ein spezifischer Zustand der Herzratenvariabilität. Sie ist keine automatische Reaktion des autonomen Nervensystems, sondern kann durch bestimmte Praktiken (im Sinne von Übungen) hervorgerufen werden: die Kontrolle des Atemrhythmus oder ein *emotional shift*, wie ich an anderer Stelle erläutern werde. HeartMath™ bietet eine Reihe von Apps an, deren Mehrwert durch zahlreiche medizinwissenschaftliche Studien belegt ist. Der Hauptnutzen besteht darin, die Amplitude der HRV und damit die physiologische und psychologische Widerstandsfähigkeit zu erhöhen.

TYP D: UNSER EMOTIONALES HERZ

Johan Denollet ist ein bekannter belgischer Wissenschaftler, der seine Erkenntnisse in zahlreichen renommierten Fachzeitschriften veröffentlicht. Er beschrieb den Persönlichkeitstyp D als das gleichzeitige Vorhandensein von negativer Affektivität und Grübeln, Melancholie und sozialer Gehemmtheit. Der Buchstabe D steht für *distressed*.

Menschen mit einer Typ-D-Persönlichkeit fehlt es in hohem Maße an Selbstvertrauen. Sie empfinden negative Emotionen, die sie kaum mit anderen teilen können. Infolgedessen sind sie sehr ängstlich, haben ein erhöhtes Risiko für Depressionen und eine viermal höhere Wahrscheinlichkeit, nach einem ersten Herzinfarkt einen weiteren zu erleiden. Das zeigt, wie eng Emotionen – und damit das autonome Nervensystem – und das menschliche Herz miteinander verbunden sind.

Alles schön und gut, werden Sie jetzt vielleicht denken, aber was kann ich mit all dem anfangen? Die gute Nachricht ist: eine ganze Menge! Sie können zum Beispiel Übungen in Ihren Alltag integrieren, um Ihre Herzkohärenz zu erhöhen und schneller in einen ventralen vagalen Zustand zu gelangen. Das führt zu erstaunlichen Ergebnissen. In den Niederlanden etwa nahmen 60 000 Polizeibeamte an einer Schulung teil, in der sie die grundlegenden Techniken der Herzkohärenz lernten. Zum Abschluss spielte ein Schauspieler einen wütenden Mann in einer Situation, in der die Polizei eingreifen musste. Die geschulten Polizistinnen und Polizisten waren nach nur elf Minuten wieder kohärent und hatten einen Rhythmus von durchschnittlich 70 Herzschlägen pro Minute.

In einem solchen Training zur Herzkohärenz wird der Atmung viel Aufmerksamkeit geschenkt. Im vorigen Kapitel habe ich bereits die 4–7–8-Atmung vorgestellt. Wenn Sie diese Technik anwenden, spüren Sie mit jedem Ausatmen, wie Gehirn, Nervensystem und Herz besser ins Gleichgewicht kommen. Das fühlt sich an wie eine tiefe innere Ruhe. Diese Technik dient vor allem dazu, das autonome Nervensystem zu regulieren, die Gehirnleistung zu optimieren und die Widerstandsfähigkeit zu erhöhen.

Sobald Sie langsam und gleichmäßig atmen, stellt sich eine tiefe Ruhe ein und Ihr Herz schlägt kohärent im Rhythmus Ihrer Atemzüge. Die Abstände zwischen Ihren Herzschlägen variieren nun wahrscheinlich mehr, Ihre HRV nimmt also zu. Dadurch können

Sie Gefühle der Sicherheit und eine innige Verbindung mit Ihrer Umgebung und mit anderen Menschen hervorrufen. Der Treiber all dessen ist der ventrale Vagus, der durch diese optimale Atmung aktiviert wird. Sie spüren dann ein kohärentes Zusammenspiel von Herz, Gehirn und ventralem Vagus.

Regelmäßige Atemübungen sind also sehr sinnvoll. Eine gute Atmung ist immer eine Bauchatmung. Das Zwerchfell trennt Herz und Lunge von Magen und Darm. Wenn man einatmet, dehnt sich der Bauch aus und das Zwerchfell senkt sich. Beim Ausatmen entlässt man die Luft aus der Lunge, das Zwerchfell kehrt in seine ursprüngliche Position zurück: Es hebt sich wieder ein wenig, der Bauch verliert an Volumen und wird leicht angespannt.

Legen Sie doch mal eine Hand auf Ihren Bauch und atmen Sie ein. Dann spüren Sie, wie sich Ihr Bauch ausdehnt, weil bei einem tiefen Atemzug viel Luft in Ihre Lungen strömt. Beim Ausatmen zieht sich Ihr Bauch zusammen und spannt sich wieder ein wenig an.

Um einen Zustand der Herzkohärenz zu erreichen, sind sechs volle Atemzüge pro Minute erforderlich. Atmen Sie zunächst vier Sekunden lang ein und sechs Sekunden lang aus. Wenn das Ausatmen länger dauert als das Einatmen, trainieren Sie Ihren Vagus aktiv. Versuchen Sie, etwa zweimal pro Tag jeweils zehn Minuten so zu atmen. Lassen Sie sich dabei nicht von Emotionen oder Ihrem Gedankenkarussell ablenken. Klappt das gut, können Sie zur 4–7–8-Atmung übergehen, die ich im vorigen Kapitel beschrieben habe (siehe S. 146). Falls Ihnen die Übung zu kompliziert ist, können Sie auch fünf Sekunden lang ein- und fünf Sekunden lang ausatmen. Vor allem, wenn Sie noch am Anfang stehen, macht dies Ihr Atemtraining einfacher. Auch so kommen Sie auf sechsmal Einatmen und sechsmal Ausatmen pro Minute. Wichtig ist, dass Sie herausfinden, was für Sie am besten funktioniert. Achten Sie darauf, nicht zu schnell wieder einzuatmen, denn das verursacht Stress. Ziel des Ganzen ist, dass Sie lange genug ausatmen.

Vergessen Sie nicht: Herzkohärenz ist Übungssache. Es geht nicht um eine simple Entspannungstechnik. Inzwischen gibt es zahlreiche Apps und Biofeedback-Tools, die Ihnen das Training erleichtern. Ich habe derzeit Respiroguide, Cardiozen, Kardia und Headspace auf meinem iPhone installiert. HeartMath™ bietet besonders ausgefeilte Biofeedback-Systeme, die jedoch eine etwas größere Investition erfordern.

HRV ist also keine sofortige Wunderwaffe, doch wer dranbleibt, geht milder, gelassener und mit mehr Selbstvertrauen durchs Leben. Wenn Sie jeden Tag üben, werden Sie bald feststellen, dass Sie mehr Energie haben, sich nicht mehr so schnell auf die Palme bringen lassen, weniger Stress empfinden und in den meisten Situationen die Ruhe bewahren. Das liegt daran, dass Ihr Körper nach und nach weniger Stresshormone (Cortisol) und mehr DHEA produziert, ein Hormon, das Alterserscheinungen, Müdigkeit und Burn-out entgegenwirkt und deshalb auch als Anti-Stress-Hormon bekannt ist (siehe S. 174).

Meditation und Yoga verbessern ebenfalls die Herzkohärenz und erleichtern es, positive Gefühle und Emotionen wahrzunehmen und abzurufen.

INKOHÄRENZ	KOHÄRENZ
Dorsaler Vagus und Sympathikus	Ventraler Vagus
Stress, Anspannung, Angst, Schlaflosigkeit, Signale von Unsicherheit und Gefahr, Trauma	Hohe Widerstandsfähigkeit, viel Energie, Freude, milde Gesinnung, Sicherheit und Verbindung
Niedrige Herzratenvariabilität	Hohe Herzratenvariabilität

ABBILDUNG 26. Erleben Sie den Unterschied zwischen Inkohärenz und Kohärenz.

Über das Thema Atmung lassen sich ganze Bücher schreiben, aber in diesem Kontext reichen die oben genannten Tipps aus. Widmen wir uns jetzt also einigen konkreten Übungen.

Herzatmung

Die Herzatmung *(heart-focused breathing)* ist eine recht simple Übung. Sie benötigen dazu im Grunde keine Apps oder andere Hilfsmittel, sondern nur Ihr Herz und Ihre Lunge. Ich mache diese Übung mehrmals täglich, vor allem morgens nach dem Aufstehen. Die Übung aktiviert mein autonomes Nervensystem – so starte ich unter dem schützenden Schirm des ventralen Vagus in den Tag.

Mit dieser Übung können Sie die negativen Auswirkungen unangenehmer Emotionen abmildern. Wir erleben Emotionen oft unmittelbar in unserem Körper. Wenn wir begeistert, euphorisch oder verliebt sind, schlägt unser Herz buchstäblich schneller vor freudiger Aufregung. Angst kann hingegen zu Muskelverspannungen führen, die uns manchmal regelrecht versteinern lassen. Selbst wenn wir nur kurz über eine Situation nachdenken, die uns wütend macht, wird unser Immunsystem für Stunden geschwächt. Sich mehrmals am Tag über etwas zu ärgern, schadet also der Gesundheit. All diese körperlichen Reaktionen können Veränderungen in unserem autonomen Nervensystem hervorrufen. Die Herzatmung hilft Ihnen jedoch, negative Auswirkungen auf Ihren Körper zu vermeiden oder zu verringern. Denn Ihr ventraler Vagus kann Sie schützen. Indem Sie jeden neuen Tag bewusst mit positiven Emotionen beginnen, stellen Sie sich unter die wohlwollende und beruhigende Obhut Ihres ventralen Vagus.

ÜBUNG

Wie funktioniert heart-focused breathing nun genau?

- ❏ Richten Sie zuerst Ihre volle Aufmerksamkeit auf Ihre Herzgegend. Vielleicht hilft es Ihnen, dazu die Hände auf die Brust zu legen.
- ❏ Stellen Sie sich nun vor, dass Sie durch Ihr Herz ein- und ausatmen. Holen Sie dabei etwas langsamer und tiefer Luft als normalerweise. Versuchen Sie, fünf Sekunden lang ein- und fünf Sekunden lang auszuatmen – oder in einem Rhythmus, der sich für Sie angenehm anfühlt.
- ❏ Erspüren Sie, wie die Energie von Ihrem Kopf zu Ihrem Herzen fließt. Konzentrieren Sie sich auf diese Energie und atmen Sie weiter tief und langsam ein und aus.

Versuchen Sie, Ihre Emotionen so zu lenken, dass Sie positive, warme Gefühle empfinden *(emotional shift)*. Wie fühlt es sich an, wertgeschätzt zu werden? Wie fühlt es sich an, wenn Sie an einen lieben Menschen, einen schönen Ort oder ein besonderes Naturschauspiel denken? Am schwierigsten ist es, Gefühle der Dankbarkeit oder Fürsorge hervorzurufen. Viele Menschen neigen dazu, diese Emotionen krampfhaft heraufbeschwören zu wollen, wohingegen es bei dieser Übung vielmehr darum geht, spontane positive Empfindungen wahrzunehmen und sie auf das eigene Herz zu projizieren. Lassen Sie die positiven Emotionen also einfach frei entstehen und halten Sie sie für einen Moment fest. Das sollte nicht zu einer Anstrengung werden. Es funktioniert ein wenig wie eine Meditation – im Grunde ist es das auch. Und wenn Sie eine Weile geübt haben, werden Sie feststellen, dass negative Emotionen von sich aus viel seltener aufkommen.

Notice-and-ease-Tool

Diese Übung ist besonders wertvoll für Menschen, die unter einem ausgeprägten Negativitätsbias leiden (siehe Kasten auf S. 170). Üben Sie die Technik am besten ein paar Monate am Stück intensiv, dann können Sie sie Ihr Leben lang anwenden.

SCHRITT 1
IHRE GEFÜHLE KLAR BENENNEN

Versuchen Sie in einem ersten Schritt, sich Ihrer Gefühle mehrmals täglich bewusst zu werden. Benennen Sie sie. Akzeptieren Sie, was Sie fühlen, und fragen Sie nach dem positiven Zweck dahinter. Diesen gibt es nämlich, auch wenn es auf den ersten Blick vielleicht nicht so scheint. Einsamkeit weist zum Beispiel auf unser Bedürfnis nach Verbindung hin. Depressive Phasen können über den Verlust eines geliebten Menschen hinweghelfen. Traurig zu sein verdeutlicht, dass man nicht immer tun und verwirklichen kann, was man möchte. Und das alles gehört zum Leben dazu. Der belgische Psychiater Dirk De Wachter betont in seinen Büchern und Vorträgen, dass wir lernen sollten, mit den weniger angenehmen Aspekten des Lebens umzugehen, weil sie uns wichtige Signale geben. Es mag absurd klingen, doch gerade indem wir negative Gefühle erleben, werden wir mitunter aktiv. So gesehen haben negative Gefühle durchaus ihren Nutzen. Sie können uns zum Beispiel zu mehr Bindung, sozialen Kontakten und Gemeinschaftssinn verhelfen.

Gefühle in Worte zu fassen, ist eine Methode des *affect labeling* und der Achtsamkeit. Wer über seine Gefühle spricht, fühlt sich oft gleich besser. Obwohl dieser Ansatz in der Gesprächstherapie schon seit mehr als einem Jahrhundert angewandt wird, steckt die Forschung zu affect labeling noch in den Kinderschuhen.

Die eigenen Emotionen zu benennen, ist eine Art Selbstgespräch. Viele Menschen kommentieren ständig innerlich Personen, Ereignisse und auch sich selbst. Warum dann nicht gleich positiv über sich selbst denken und sprechen? Sonst besteht die Gefahr, dass negative Gedanken die Oberhand gewinnen. So sind wir Menschen nun mal programmiert. Dieser uralte Automatismus, um Gefahren schnell zu erkennen, ist in unserem heutigen Alltag nur noch selten wirklich hilfreich. Stattdessen sollten wir positiven Gedanken einen größeren Platz in unserem Leben einräumen. Das ist für viele Menschen ungewohnt – und genau deshalb ist diese Übung so nützlich. Durch das einfache Benennen unserer Gedanken dringen die damit verbundenen Gefühle schneller zu uns durch. Indem wir bewusst positive Selbstgespräche führen, reduzieren wir unsere negativen Gedanken und schaffen mehr Raum für angenehme Empfindungen. Das wirkt sich sowohl auf den Körper als auch auf den Geist günstig aus.

Positive Affirmationen können heilsam wirken. Sie erlauben es Ihnen, gedanklich einen Schritt zurückzugehen und bestimmte Dinge in den richtigen Kontext zu rücken. Solche Selbstgespräche sind kein Wundermittel, beeinflussen Ihr Wohlbefinden aber unmittelbar. Durch das Benennen Ihrer Gedanken und der damit verbundenen Emotionen entstehen in Ihrem Gehirn neue neuronale Bahnen. Und so schaffen Sie für sich eine friedliche Welt, in der Sie sicher leben können.

SCHRITT 2
EMOTIONEN ENTSPANNT ERLEBEN

Im zweiten Schritt üben Sie, sich zu entspannen, während Sie ein- und ausatmen und gleichzeitig Ihre Emotionen aktiv wahrnehmen. Das ist besonders wichtig, wenn auch negative, weniger angenehme Gefühle auftauchen. Dann können Sie durch langsames Ein- und Ausatmen von negativen zu positiven Empfindungen übergehen (emotional shift). So verschaffen Sie sich in einer stressigen Situation wieder Ruhe und Gelassenheit. Nutzen Sie die Energie aus Ihren negativen Emotionen, um sich angenehme Gefühle ins Bewusstsein zu holen und diese zu erleben.

SCHRITT 3
ANGENEHMEN EMOTIONEN MEHR RAUM GEBEN

Im dritten Schritt lernen Sie, positiven Emotionen mehr Platz einzuräumen. Versuchen Sie, bewusst auf schöne Erfahrungen zu achten: eine nette Begegnung, ein gutes Gespräch, ein Glimmer, ein Lächeln, spielende Kinder … Erleben Sie Positivität, Ruhe und Vitalität und achten Sie auf Ihre Atmung. Solche Momente sind ideal, um Herzkohärenz zu erreichen. Denn indem Sie Ihre Aufmerksamkeit auf angenehme Erfahrungen richten und diese bewusst genießen, wird Ihre Atmung langsamer, und Sie gelangen in einen ventralen vagalen Zustand mit mehr Kreativität und Intuition sowie einer besseren Kommunikation zwischen Herz und Gehirn. Das HeartMath Institute, welches das Herzkohärenztraining mitentwickelt hat, nennt dies die *quick coherence technique.*

SCHRITT 4
FOKUS AUF DAS HERZ

Lenken Sie Ihre Aufmerksamkeit nun mittels der Herzatmung auf Ihre Herzgegend (siehe S. 165). Atmen Sie langsamer und tiefer als normal. Stellen Sie sich vor, dass Sie durch Ihr Herz ein- und ausatmen. Rufen Sie dabei ein angenehmes Gefühl hervor, etwa Wertschätzung jemandem oder etwas gegenüber.

NEGATIVITÄTSBIAS

Die meisten Menschen unterliegen als Folge der Evolution einem Negativitätsbias, auch Negativitätsfehler oder -effekt genannt. Da unsere prähistorischen Vorfahren ständig in Gefahr waren, mussten sie permanent wachsam sein und sich stärker auf potenziell Bedrohliches konzentrieren. In seinem Buch *Das Gehirn eines Buddha* untersucht und erklärt der Neuropsychologe Rick Hanson diesen Negativitätsbias. Unsere Urahnen lernten, in risikoreichen Situationen intelligente Entscheidungen zu treffen. Die allgegenwärtige Gefahr trainierte ihr Gehirn und Nervensystem in eine bestimmte Richtung. Ihr Gehirn war kontinuierlich damit beschäftigt, Informationen richtig zu bewerten. Was könnte das Rascheln im Gebüsch, diese plötzliche Bewegung, bedeuten? Wahrscheinlich nichts Gutes.

Auch Jahrhunderte später sind wir noch mit diesem Bias, dieser Voreingenommenheit, behaftet. Immer noch beeinflussen uns schlechte Neuigkeiten mehr als gute. Kritik wirkt sich viel stärker aus als Lob. Wir neigen dazu, uns länger mit negativen Erfahrungen zu befassen als mit all dem, was gut lief.

Verschiedenen Studien zufolge entwickelt sich der Negativitätsbias bereits in der frühen Kindheit. Um das erste Lebensjahr herum verlagert sich die Aufmerksamkeit von Babys weg von positiven Gesichtsausdrücken hin zu negativen Reizen. Der Negativitätsbias verändert auch unsere Überzeugungen und unser Wertesystem. Um damit umzugehen, ist es hilfreich, Gefühle des Wohlbefindens und der Sicherheit klar zu benennen und ihnen besondere Beachtung zu schenken. So verschieben wir unsere Aufmerksamkeit von unerfreulichen zu angenehmen Emotionen.

Das Arousal-Valence-Modell: die Emotionslandschaft

Ein weiteres spannendes Instrument, um Ihre Gefühlswelt besser zu verstehen, ist das *Arousal-Valence*-Modell des Psychologen und Neurowissenschaftlers Joseph LeDoux. Das Modell beruht auf zwei Achsen:

1. Die Arousal- oder Erregungsachse zeigt, wie viel Energie eine bestimmte Emotion beansprucht.
2. Die Valenzachse gibt an, ob eine Emotion als angenehm oder unangenehm empfunden wird. Eine positive Valenz deutet also auf das Suchen und Finden einer sicheren Umgebung hin und auf Freude an einer bestimmten Emotion. Eine negative Valenz verweist auf eine eher unangenehme Erfahrung.

Beginnen wir mit der vertikalen Achse, die das Erregungslevel zeigt. Ganz oben stehen negative Emotionen wie Wut, Angst und Frustration, aber auch positive wie Euphorie, Freude und Liebe. Sie alle verschlingen eine Menge Energie. Selbst wenn wir die Vagusbremse lösen, sind solche Gefühle auf Dauer viel zu anstrengend.

Unten auf der Erregungsachse befinden sich Emotionen, die keine Energie kosten, sondern vielmehr Ruhe und Besonnenheit schenken. Denken Sie etwa an Wertschätzung und Zufriedenheit, aber auch an Traurigkeit und Niedergeschlagenheit.

Der Grad der Erregung wird unter anderem durch den Neurotransmitter Acetylcholin bestimmt – ein Stoff, der die Geschwindigkeit der Informationsverarbeitung in Ihrem Gehirn und Nervensystem erhöht. Acetylcholin ermöglicht es Ihnen, schnell und kreativ zu denken, und versorgt den ventralen Vagus mit Energie. Arbeitet letzterer einwandfrei, ruft er Ruhe und Gelassenheit hervor. Ein hoher Acetylcholinspiegel geht mit Emotionen einher, die Energie liefern, also am unteren Ende der Achse zu finden sind. Wenn es sich dann auch noch um angenehme Emotionen handelt, stehen wir im richtigen Quadranten des Modells, in der gewünschten Emotionslandschaft. Wir sind milde gestimmt, zufrieden und dankbar. Bei Emotionen, die hauptsächlich Energie verbrauchen, beobachten wir erhöhte Adrenalinwerte: Der Sympathikus wird aktiviert.

Die horizontale Achse beschreibt die Valenz. Einfacher ausgedrückt: Wir kennzeichnen unsere Emotionen als angenehm oder unangenehm. Positive Empfindungen (rechts auf der Achse) gehen mit einem hohen Wert des Anti-Stress-Hormons DHEA im Blut einher, negative (links auf der Achse) hingegen mit der Produktion von Cortisol.

In Abbildung 27 sind einige Emotionen in den vier Quadranten eingetragen. Wut steht oben links, denn diese Emotion beansprucht viel Energie (und erreicht daher einen hohen Wert auf der Erregungsachse), wird aber als negativ empfunden (und erreicht daher einen niedrigen Wert auf der Valenzachse). Wenn Sie wütend sind, werden sowohl Adrenalin als auch Cortisol ausgeschüttet.

Auch Niedergeschlagenheit ist eine unangenehme Emotion, doch im Gegensatz zu Wut kostet sie wenig Energie. Wenn Sie sich niedergeschlagen fühlen, werden Cortisol und Acetylcholin freigesetzt.

Euphorie ist eine energieraubende Emotion, wird aber als sehr angenehm empfunden. Wenn Sie euphorisch sind, werden Adrenalin und DHEA produziert.

Ein Gefühl der Dankbarkeit beansprucht nicht viel Energie und ist dennoch sehr positiv. Es geht mit einer gewissen inneren Ruhe und der Ausschüttung von DHEA und Acetylcholin einher.

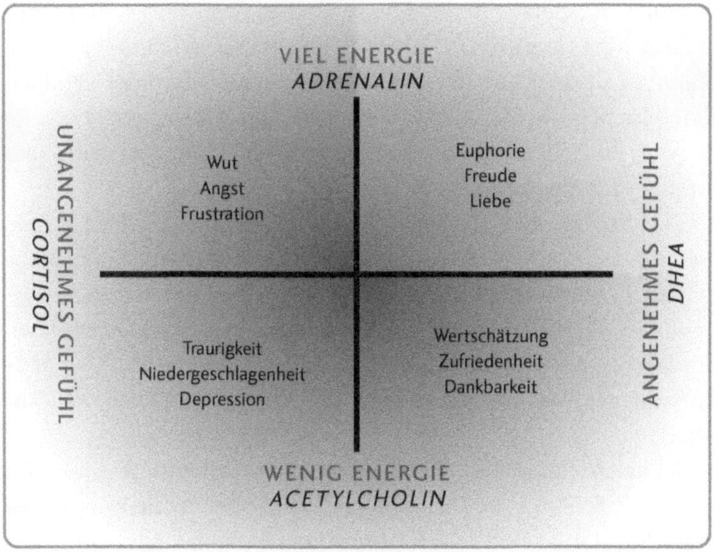

ABBILDUNG 27. Emotionen in den vier Quadranten des Arousal-Valence-Modells

Ziel ist nicht nur, besser zu verstehen, was Emotionen in uns auslösen. Das ist an sich schon sehr wertvoll, doch so richtig interessant wird es, wenn wir die Erkenntnisse der Polyvagaltheorie auf die Achsen der Erregung und der Valenz anwenden.

Stellen Sie sich vor, Sie können mithilfe der Vagusbremse leichter zwischen Ihren Emotionen hin- und herschalten, zum Beispiel von einem hohen zu einem niedrigen Energielevel (oder umgekehrt). Und wie wäre es, wenn Sie sich zugleich mithilfe der Herzkohärenz, die Sie durch die Atemübungen erreichen, auf der horizontalen Achse weiter nach rechts bewegen könnten, hin zu angenehmen Empfindungen?

Es gibt verschiedene Möglichkeiten, das zu üben und zu erreichen. Viele Menschen beginnen damit, angenehme, ausgeglichene Gefühle hervorzurufen, etwa Dankbarkeit. Dazu denken sie zum

Beispiel an einen geliebten Menschen, ein positives Erlebnis oder eine sichere Umgebung – was auch immer eine solche angenehme Emotion auslöst. Andere nutzen Atemübungen und ihre Herzkohärenz, um positive Gefühle in sich zu wecken. Wieder andere »spielen« mit der Vagusbremse und versuchen, einer Emotion mehr oder weniger Energie zuzuführen.

Das Schöne ist, dass all diese Techniken uns helfen können. Durch Atemübungen können wir kohärenter werden und von unangenehmen zu angenehmen Gefühlen übergehen. Eine gute Atmung ist die in den Bauch hinein mit einer langen Ausatemphase. Sie lässt sich perfekt mit positiven Gefühlen verbinden. Und über die ventrale Vagusbremse können wir Energie zuführen oder ableiten.

So erfahren wir Ausgeglichenheit (als Kombination von DHEA und Acetylcholin) und können uns besser mit intensivem Glück oder Euphorie (als Kombination von DHEA und Adrenalin) vertraut machen. Im Folgenden lernen wir DHEA näher kennen als Hormon mit Anti-Stress-Effekt, das uns Menschen geistig und körperlich glücklicher und jünger macht.

DHEA ODER DEHYDROEPIOANDROSTERON

DHEA wird aus Cholesterin gebildet und ist die Vorstufe vieler anderer Hormone. Man kann es sich als eine Grundlage vorstellen, aus der weitere Hormone produziert werden, die unser Körper dringend braucht, um optimal zu funktionieren.

DHEA werden viele positive Wirkungen zugeschrieben. Es gilt als Anti-Stress-Hormon, das unseren Körper jung und fit hält. Doch wie funktioniert das? Nach einer Stressreaktion wird Cortisol ausgeschüttet. Zu viel davon kann langfristig unter anderem zu Muskelabbau, Gehirnschwund und einer Schwächung des Immunsystems führen. DHEA neutralisiert die Wirkung von Cortisol und blockiert dessen negative Auswirkungen. Es ist also wichtig, dass sich beide Substanzen zumindest im Gleichgewicht befinden. Im Idealfall ist in unserem Körper sogar mehr DHEA als Cortisol vorhanden.

Wenn Sie Ihren DHEA-Spiegel erhöhen möchten, ist Stressabbau angesagt. Denn wenig Stress bedeutet einen niedrigen Cortisolspiegel. Um das zu erreichen, können die Vagusbremse, Atemtechniken und Herzkohärenzübungen hervorragende Dienste leisten.

Flow

Seit einigen Jahrzehnten wird der sogenannten positiven Psychologie mehr Beachtung geschenkt. Einer der Begründer dieser Bewegung ist Mihály Csíkszentmihályi, ein amerikanischer Psychologe mit ungarischen Wurzeln, der den Begriff *Flow* einführte.

Csíkszentmihályi untersuchte jahrelang, wie Menschen ihren üblichen Tagesablauf manchmal durchbrechen und sich völlig in eine bestimmte Handlung vertiefen können. Dazu setzte er eine eindrucksvolle Menge an empirischen Forschungsmethoden und Fragebögen ein. Dem Psychologen fiel auf, dass die befragten Personen ihre Erfahrungen von Glück und Zufriedenheit als »einen Fluss« beschrieben, der sie »davontrug« – daher der Begriff Flow. Er weckt bisweilen falsche Assoziationen. Wahrscheinlich kennen Sie den Ausdruck *go with the flow*, was bedeutet, sich dem Verhalten und den Entscheidungen anderer anzuschließen oder das zu tun, was sich gerade anbietet. Das ist etwas ganz anderes als das von Csíkszentmihályi beschriebene Flow-Gefühl. Ihm zufolge sind Sie im Flow, wenn in einer bestimmten Situation zumindest einige der folgenden Punkte auf Sie zutreffen:

- Sie haben ein klares Ziel, auf das Sie konzentriert hinarbeiten;
- Sie gehen völlig in Ihrer Tätigkeit auf und vergessen alles andere;
- die Zeit vergeht wie im Flug;

- Sie erleben eine Herausforderung, aber keine Überforderung;
- Sie können die Situation selbst kontrollieren.

Flow bezeichnet also einen geistigen Zustand, in dem Sie völlig in eine Tätigkeit vertieft sind. Charakteristisch dafür sind eine konzentrierte Energie, Aktivität, voller Einsatz und ein Erfolgserlebnis. Flow ist eine Metapher für den Energiefluss, den man benötigt, um eine bestimmte Herausforderung in sicherer Umgebung zu bewältigen. Viele Menschen beschreiben Flow als ein Glückserlebnis.

In östlichen spirituellen Traditionen wie dem Buddhismus und dem Taoismus finden sich Konzepte und Erfahrungen, die Flow ähneln. Auch viele Sportlerinnen und Sportler kennen den Zustand aus eigener Erfahrung: Das *Runner's High* oder Läuferhoch kann zum Beispiel als Flow-Erlebnis empfunden werden. Flow wird auch häufig mit Kreativität in Verbindung gebracht: ein Instrument spielen, ein Buch schreiben, fotografieren oder ein Gemälde anfertigen, intensiv und produktiv arbeiten (Deep Work) – all das funktioniert nur im richtigen Geisteszustand. Mit anderen Worten: im Flow.

Sie erleben ihn vor allem dann, wenn Ihre Fähigkeiten mit der jeweiligen Herausforderung in einem ausgewogenen Verhältnis stehen. Oder noch besser, wenn die Aufgabe Ihre Kapazitäten scheinbar ein klein wenig übersteigt. Das weckt Ihren Ehrgeiz und Ihre Begeisterung.

Wer sich unterfordert fühlt, langweilt sich. Man gerät dann in einen sogenannten *Bore-out*-Kanal. Der Alltag ist eintönig, man fühlt sich oft nutzlos und in seiner Routine gefangen. Die Symptome eines Bore-out ähneln denen eines *Burn-out*: Schlaflosigkeit, schwere Erschöpfungszustände und ein geringes Selbstwertgefühl. Das Gegenteil, zu große Herausforderungen, kann zu einem Burnout führen. Sie können beiden Zuständen entgehen, indem Sie gezielt Flow-Erfahrungen sammeln. Im Flow steht Ihnen ausreichend Energie zur Verfügung und Sie empfinden eine Vielzahl angenehmer, motivierender und beruhigender Gefühle.

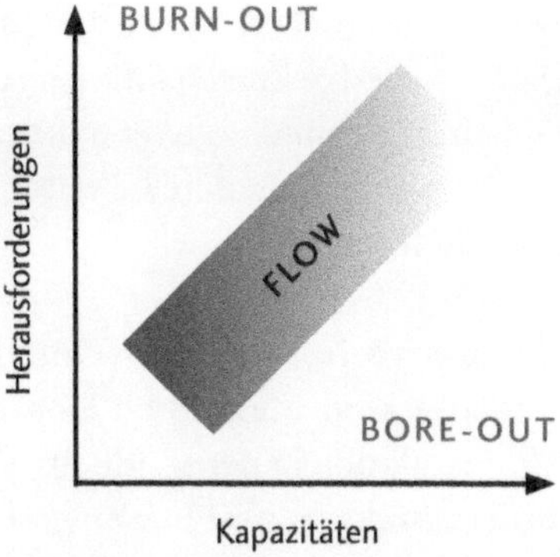

ABBILDUNG 28. Flow als Rettungsweg zwischen Bore-out und Burn-out

Die Polyvagaltheorie und speziell die Vagusbremse (siehe S 144) können Ihnen helfen, öfter einen Flow-Zustand zu erreichen. Ziel ist eine nur leicht angezogene Vagusbremse, sodass Sie noch ausreichend Kontrolle haben. Wenn Sie die Bremse ein wenig lösen, fließt mehr Energie in Ihr System und Sie können bei Bedarf schnell handeln. So erleben Sie angenehme Gefühle wie Freude, Liebe und sogar Euphorie. Oder Sie treten wieder ganz leicht auf die Bremse und empfinden weniger aufregende, aber weiterhin positive Emotionen wie Gelassenheit, Zufriedenheit, Wertschätzung und Dankbarkeit. Lösen Sie die Vagusbremse nie vollständig – dann würde das autonome Nervensystem über den Sympathikus in einen Stressmodus verfallen und Sie landen womöglich erschöpft und immobilisiert im dorsalen Vagus.

Die Vagusbremse einzusetzen, steigert Ihre Widerstandsfähigkeit. Wenn Sie lernen, die Energie, die Sie zur Bewältigung einer bestimmten Situation benötigen, zu dosieren, können Sie Stress, Schlaflosigkeit und Traumata überwinden. Das gibt Ihnen die Kraft, Herausforderungen zu meistern und Ihre Ziele zu erreichen. Sie gelangen in einen Flow voller verspielter, sicherer Energie. Wenn Sie bereit sind, sich Herausforderungen zu stellen, können Sie auch besser mit Umbrüchen und Veränderungen umgehen und trauen sich eher, schwierige Entscheidungen zu treffen. Angenommen, Sie haben etwas Schlimmes überstanden, dann können Sie sich mithilfe des Energieflusses, den Sie selbst steuern, wieder aufrichten und neu durchstarten.

Die Vagusbremse kann aus verschiedensten Gründen schlecht geschmiert oder beschädigt sein, etwa durch Einsamkeit, Traumata oder mangelnde Co-Regulation in der Kindheit. Wenn Ihre Vagusbremse nicht richtig trainiert ist und nur eingeschränkt funktioniert, geraten Sie schnell in Stress. Würden Sie bei der Abfahrt von einem Berghang nicht auf die Bremse treten, würden Sie nicht heil unten ankommen. Ähnlich verhält es sich mit dem Sympathikus: Wenn Sie ihm freien Lauf lassen, schießt Adrenalin in Ihre Blutbahn, wie bei einem Radfahrer, der mit hoher Geschwindigkeit einen Berg hinunterfährt. Ein gefährliches Spiel.

DIE GESETZE DER KREATIVITÄT

Im dritten Jahrhundert vor Christus soll Archimedes von Syrakus laut »Heureka« gerufen haben – »Ich habe es gefunden« –, als er in der Badewanne das nach ihm benannte archimedische Prinzip entdeckte. Wenn jemand ein kniffliges Problem auf kreative Weise löst, sprechen wir immer noch gerne von einem Heureka-Moment. Das zeichnet jedoch ein verzerrtes Bild: Es wird der Eindruck erweckt, als komme Kreativität in Sekundenbruchteilen zustande. Dabei entdeckte Archimedes sein physikalisches Gesetz nicht aus heiterem Himmel. Wir dürfen nicht vergessen, dass er lange und systematisch nachdachte, zahlreiche mathematische Modelle erprobte und seine Umgebung ganz genau beobachtete, bis sich die Puzzleteile in seinem Kopf plötzlich zu einem logischen Ganzen zusammenfügten – während er in der Badewanne saß.

Ein Heureka-Moment ohne jegliche Vorarbeit und Zielsetzung ist selten. Herausragende Erfolge kommen nicht von ungefähr, nur sehr selten hat jemand »zufällig« eine zündende Idee. Die meisten kreativen Prozesse verlaufen präzise und strukturiert in vier Phasen. Diese zu kennen, hilft mitunter, kreative Prozesse zu lenken.

Phase 1. Das Problem beschreiben
In einer ersten Phase sollten Sie das Problem klar definieren. Formulieren Sie es mehrmals um. So vermeiden Sie einen kreativen Fehlstart, können die richtigen Fragen stellen und geeignete Ressourcen ausfindig machen.

Phase 2. Sammeln, sammeln, sammeln
Im zweiten Schritt sammeln Sie Ideen und Informationen. Versuchen Sie, so viele Lösungen wie möglich für das Problem zu finden, es von allen Seiten zu betrachten und zig Alternativen zu erwägen. Beurteilen Sie diese nicht sofort. Probieren Sie neue, innovative Ideen aus. Halten Sie alles schriftlich fest. Tauschen Sie sich mit anderen aus. Visualisieren Sie Ihre Ideen und beschreiben Sie sie in Geschmäcken, Gerüchen und Farben.

Phase 3. Loslassen!
Nun folgt die wichtigste Phase: Lassen Sie das Problem los. Schlafen Sie eine Nacht darüber. Nach intensiver Anstrengung helfen Ruhe und Entspannung, die beste(n) Lösung(en) zu finden. Dann wird Ihr *Default Mode Network* aktiviert, Ihr Offline-Gehirn (siehe mein Buch *Rust voor je brein*, »Ruhe für Ihr Gehirn«).

Phase 4. Ausarbeiten
Schließlich werden all die genialen Ideen sorgfältig ausgearbeitet und übersichtlich dargestellt. Das ist meist eine umfangreiche Aufgabe und erfordert einige Anstrengung.

Erkennen Sie in den beschriebenen Gesetzen der Kreativität Elemente der Polyvagaltheorie? Auch hier geht es um Gas geben (Phase 1 und 2) und bremsen (Phase 3), um dann in Phase 4 wieder zu beschleunigen. Flow lässt sich als die optimale Kombination eines ventralen und eines sympathischen Zustands bezeichnen. Um Erfolge zu erzielen, muss man in der Lage sein, fließend zwischen den beiden Zuständen hin- und herzuschalten. Auch Co-Regulation spielt in kreativen Prozessen eine wichtige Rolle: Gemeinsam erreicht man mehr als allein. Vielleicht ist gerade niemand physisch bei Ihnen, doch Sie können sich bestimmte Personen vergegenwärtigen und so versuchen, mit ihnen zu co-regulieren. Was würden diese Menschen zu Ihrer kreativen Inspiration sagen? Wenn sie eine Idee schön und gut finden, dann ist sie es vielleicht wert, verwirklicht zu werden. Sie entscheiden, wie es damit weitergeht.

Die sechs Denkhüte

Entscheidungen zu treffen und mehrere Auswahlmöglichkeiten zu haben, fällt vielen Menschen schwer. Es ist gar nicht so einfach, alle Vor- und Nachteile verschiedener Optionen abzuwägen. Vielleicht beschließen Sie, bestimmte Aspekte nicht zu berücksichtigen. Sie entscheiden beispielsweise aus dem Bauch heraus, rein nach Gefühl. Manchmal klammern Sie hingegen jegliche Emotionen bei Ihrer Entscheidung aus und lassen nur rationale Argumente gelten. Oder Sie sind so überfordert, dass Sie sich schlichtweg nicht trauen, eine Entscheidung zu treffen, wodurch Sie vielversprechende Möglichkeiten an sich vorbeiziehen sehen.

Was aber, wenn Sie alle Facetten einer bestimmten Herausforderung betrachten, ohne davon überwältigt zu werden? Edward de Bono beschreibt in seinem inspirierenden Buch *Six Thinking Hats* einen einfachen, aber sehr effektiven Ansatz, um fundierte Entscheidungen zu treffen.

De Bono unterscheidet sechs »Denkhüte«. Nacheinander setzt man sie alle einmal auf, um ein Problem aus verschiedenen Blickwinkeln zu betrachten und sich einen Überblick all seiner Facetten zu verschaffen. Dadurch vermeidet man, eine Lösung aus bloßer rationaler Warte zu suchen, ohne das emotionale Denken zu berücksichtigen. Dann unterschätzt man nämlich manchmal auch den Widerstand, den man selbst oder andere gegenüber einer Entscheidung empfindet, die »logisch« erscheint, sich aber nicht »richtig« anfühlt.

DIE SECHS HÜTE	SIE SIND AUF DER SUCHE NACH ...	SIE FRAGEN SICH FOLGENDES:	VERORTUNG DES DENKHUTS IM NERVENSYSTEM
Gelber Hut	Möglichkeiten	Was sind die Vorteile?	Ventraler Vagus
Schwarzer Hut	Gefahren	Wo liegen die Gefahren, Risiken und Hürden?	Dorsaler Vagus
Weißer Hut	Zahlen und Fakten	Was weiß ich? Welche objektiven Informationen stehen mir zur Verfügung?	Kognitives Gehirn
Roter Hut	Bauchgefühl und Intuition	Was fühle ich? Zwischen welchen Emotionen kann ich unterscheiden?	Dorsaler Vagus, ventraler Vagus und Sympathikus
Grüner Hut	Kreativität	Welche Assoziationen weckt dieses Problem / diese Entscheidung?	Ventraler Vagus und dorsaler Vagus
Blauer Hut	Kontrolle	Fazit	Kognitives Gehirn

ABBILDUNG 29. Die sechs Denkhüte von De Bono

Anhand von sechs Denkhüten beschreibt De Bono unser Denkverhalten auf anschauliche Art und Weise. Mit jeder Kopfbedeckung betrachtet man eine Idee aus einem anderen Blickwinkel.

1. Der gelbe Hut

Der gelbe Hut hilft Ihnen, positiv zu denken. Er steht für eine optimistische Haltung, bei der Sie alle Möglichkeiten in Betracht ziehen. Der ventrale Vagus ist also in Aktion. Mit dem gelben Hut erkennen Sie alle Vorteile einer bestimmten Entscheidung und deren Mehrwert. Diese Denkweise hilft Ihnen, nicht aufzugeben, auch wenn es mal schwierig wird.

2. Der schwarze Hut

Optimismus ist an sich eine feine Sache, doch zu viel des Guten kann gefährlich sein. De Bono setzt uns deshalb auch einen schwarzen Hut auf, der uns vor übermäßigem Optimismus schützt. Wenn Sie diesen tragen, befürchten Sie, dass Ihre Ideen gar nicht so gut sind, und vor allem sehen Sie lauter mögliche Fehler und Hindernisse. Hier hat also der dorsale Vagus die Überhand. Womöglich machen Sie sich Sorgen darüber, was alles schiefgehen könnte, und halten Ausschau nach Anzeichen der Gefahr. Sie sind misstrauisch und sehr vorsichtig. Das ist wichtig, denn so vermeiden Sie Fehler und Irrtümer. Menschen, die in der Security-Branche tätig sind, haben besonders häufig den schwarzen Hut auf. Sie möchten keinesfalls einen schwerwiegenden Fehler machen.

3. Der weiße Hut

Der weiße Hut lässt Sie alle verfügbaren Daten betrachten. Sie analysieren Trends und versuchen daraus zu lernen. Fakten stehen im Mittelpunkt. Ihr logisches Gehirn arbeitet auf Hochtouren.

4. *Der rote Hut*

Der gelbe, schwarze und weiße Hut haben Ihren Verstand schon ordentlich auf Trab gebracht. Sie haben alle Fakten zusammengetragen und sich einen guten Überblick der möglichen Vor- und Nachteile verschafft. Höchste Zeit, auch Emotionen in Ihre Überlegungen miteinzubeziehen. Dazu dient der rote Hut. Wenn Sie ihn aufsetzen, stellen Sie sich etwa die folgenden Fragen: Wie fühlt es sich an, was sagt mir mein Bauchgefühl? Empfinde ich immer mehr Stress (sympathischer Zustand), macht es mich glücklich (ventral-vagaler Zustand) oder bin ich eher enttäuscht (dorsalvagaler Zustand)?

5. *Der grüne Hut*

Nach all dem ist der Moment gekommen, um über den Tellerrand zu schauen. Der grüne Hut erlaubt es Ihnen, sich gedanklich auszutoben und nach kreativen Lösungen zu suchen. Kritik oder negatives Denken sind nicht erlaubt; alle Ideen sind gleich willkommen.

6. *Der blaue Hut*

Zum Schluss setzen Sie den blauen Hut auf. Damit führen Sie eine Art abschließende Überprüfung Ihres gesamten Denkprozesses durch, indem Sie die Erkenntnisse aus allen fünf vorherigen Hüten zusammenführen. Sie haben die Optionen (gelb) und Probleme (schwarz) erfasst, die Fakten (weiß) aufgelistet, nach kreativen Lösungen (grün) gesucht und sich gefragt, welche Emotionen (rot) mit den verschiedenen Möglichkeiten einhergehen. Auf der Grundlage all dieser Informationen treffen Sie eine fundierte Entscheidung.

Ein konkretes Beispiel: Sie sind auf der Suche nach einem neuen Job und entdecken ein Stellenangebot in der Zeitung. Sie wünschen sich nette Kolleginnen und Kollegen und eine interessante, abwechslungsreiche Tätigkeit. Plötzlich werden Sie fündig. Diese Chance fühlt sich genau richtig an (roter Hut). Sie möchten sie wirklich nutzen und sehen schon eine vielversprechende, spannende berufliche Zukunft vor sich (gelber Hut). Doch dann stellen Sie fest, dass Sie jeden Tag 60 Kilometer pendeln müssten. Sie würden täglich im Stau stehen (schwarzer Hut)! Was sind nun tatsächlich die Fakten? Wie lange bräuchten Sie jeden Tag zur Arbeit? Können Sie mit öffentlichen Verkehrsmitteln fahren, statt im Stau zu stehen (weißer Hut)? Was sind weitere Alternativen? Gibt es vielleicht eine ähnliche Stelle näher an Ihrem Wohnort (grüner Hut)? Listen Sie einfach alle Vor- und Nachteile auf (blauer Hut). Inzwischen haben Sie womöglich einige andere Stellenangebote in der näheren Umgebung Ihres Wohnorts entdeckt. Was tun Sie dann? Setzen Sie die sechs Denkhüte erneut auf. Sie können diesen Prozess immer wieder von Neuem beginnen, bis Sie eine gute Lösung finden.

8

Trauma und die Polyvagaltheorie

Was ist Trauma? Ein Plädoyer für die Milde

Zahlreiche Menschen werden durch Gewalt, Terrorismus, Naturkatastrophen, sexuellen Missbrauch etc. traumatisiert. Leider kann man auch schon in jungen Jahren durch Vernachlässigung, emotionale Einsamkeit und psychische oder physische Gewalt Traumata erfahren. Deren Auswirkungen bleiben oft ein Leben lang bestehen. Traumata drängen Menschen in den dorsalen Teil des Vagus. Wird nicht angemessen damit umgegangen, kann es der traumatisierten Person für den Rest ihres Lebens schwerfallen, mit anderen in Verbindung zu treten. Die Vagusbremse funktioniert dann nicht mehr richtig.

Wenn ein Trauma nicht oder nur unzureichend verarbeitet wird, kann dies zu einer posttraumatischen Belastungsstörung führen, kurz PTBS. Dazu muss man nicht einmal selbst Gewalt oder Ähnliches durchlebt haben – auch Zeuginnen und Zeugen von schrecklichen, potenziell traumatisierenden Ereignissen sind häufig davon betroffen.

Menschen mit einer PTBS durchleben die belastende Situation immer wieder in Form von Albträumen oder Flashbacks. Andere hingegen tun – bewusst oder unbewusst – alles, um jegliche Erinnerung oder emotionale Belastung zu verdrängen. In der Folge fühlen sie sich gereizt und leiden oft unter Schlafstörungen, Verspannungen und ausgeprägter Schreckhaftigkeit. Von einer posttraumatischen Belastungsstörung spricht man, wenn die Symptome länger als einen Monat andauern.

Durchlebt eine Person wiederholt schwere psychische Belastungen – etwa Kriegstraumata, bedrohliche Situationen, Mobbing, mehrfache oder anhaltende sexuelle, emotionale oder körperliche Misshandlung –, kann dies zu einem komplexen Trauma führen. Dabei treten mitunter Identitätsstörungen sowie Konzentrationsstörungen und dauerhafte Probleme bei der Emotionsregulierung auf. Es überrascht nicht, dass es diesen Menschen häufig schwerfällt, soziale Kontakte aufzubauen. Darüber hinaus zeigt sich, dass Traumata mit zahlreichen psychiatrischen Erkrankungen wie Angststörungen, Depressionen, Suchterkrankungen, Persönlichkeitsstörungen und Dissoziation einhergehen.

Da Menschen, die mit schweren und andauernden Traumata zu kämpfen haben, längere Zeit im dorsalen Vagus gefangen sind, gelingt es ihnen früher oder später nicht mehr, sich gegen ihre Peiniger zu wehren. Sie »erstarren« und alle Energie entweicht ihrem Körper.

PTBS und Traumata können zum Glück behandelt werden – darauf komme ich später noch ausführlich zurück –, doch das ist kein einfacher Prozess. Für die Opfer ist es oft eine gewaltige Herausforderung, anderen Menschen wieder zu vertrauen. Manchmal nehmen sie ein Anzeichen der Sicherheit oder einen Glimmer stattdessen als etwas sehr Bedrohliches wahr.

In jedem Fall löst sich eine PTBS nicht von selbst in Luft auf, und wenn keinerlei Behandlung erfolgt, können die Probleme schwerwiegende Ausmaße annehmen. Mit der Zeit isolieren sich manche Opfer völlig von ihrer Umwelt. Sie werden zu sogenannten »einsamen Wölfen«: Einzelgängerinnen und Einzelgänger, die meist ein unauffälliges, zurückgezogenes Leben führen.

Wenn wir infolge eines Traumas vereinsamen, hat unser dorsaler Vagus freies Spiel. Wir sind dann wenig oder gar nicht mehr aktiv, teilweise sogar völlig antriebslos. Die Aktivität des dorsalen Vagus unterdrückt jegliche Energie in unserem Körper. Diese Energie sucht zwangsläufig ein Ventil und äußert sich in Form von noch mehr körperlichen und psychischen Symptomen. Kein Wunder, dass viele Menschen, die unter Traumata leiden, sich in einem Teufelskreis gefangen fühlen.

Im Zusammenhang mit komplexen Traumata ist oft die Rede von Dissoziation. Wörtlich bedeutet das »Abspaltung« oder »Auseinanderfallen«. Genauer gesagt geht es um eine dissoziative Störung, die durch Angst oder extremen Stress ausgelöst wird. Unter normalen Umständen folgt auf Angst oder Stress eine Kampf-oder-Flucht-Reaktion. Wenn wir nicht kämpfen oder fliehen können, weil wir Opfer von Gewalt geworden sind, gefoltert oder entführt wurden oder auf unterschwellige Weise dauerhaft Angst und Stress erfahren, kann unser Gehirn beschließen, sich von der Welt zurückzuziehen. Dann werden traumatisierende Erfahrungen oder bedrückende Gefühle aus dem Bewusstsein verdrängt. Wir erinnern uns nicht mehr an bestimmte Tatsachen oder Gefühle. Im Verborgenen spielen diese aber weiterhin eine Rolle. Die Opfer fühlen sich selbst schuldig. Bestimmte Verhaltensweisen wie Unterwürfigkeit oder Emotionen wie Angst und Zuneigung gegenüber dem Täter oder der Täterin haben während des Traumas möglicherweise eine große Rolle gespielt. Vielleicht haben diese Immobilisation, Unterwürfigkeit und Gefühllosigkeit dem Opfer sogar das Leben gerettet. Doch auch nachdem das traumatische Ereignis überstanden ist, bleiben diese Verhaltensweisen und Gefühle bestehen. Sie führen nun ein Eigenleben und erfüllen keine Funktion. Was während des Traumas effizient und eine gute Überlebensstrategie war, ist danach keine Lösung mehr. Wenn Menschen ein traumatisches Ereignis überlebt haben, ist es für sie nicht von Vorteil, dass diese abgespaltenen emotionalen Anteile weiter aktiv sind. Wichtig ist jedoch, dass die Betroffenen begreifen, welche positiven Absichten mit diesen früheren Emotionen und Verhaltensweisen verbunden waren – und dass sie diese nicht krampfhaft verdrängen sollten. Sie müssen vielmehr andere Strategien erlernen, um Sicherheit zu gewinnen. Dazu gibt es verschiedene Übungen. Im letzten Abschnitt dieses Buches gebe ich ein Beispiel einer solchen Übung und komme noch mal ausführlich auf das Thema Dissoziation zurück. Für den Moment reicht es aus, uns bewusst zu machen, dass wir hier von einer dissoziativen Störung sprechen, nicht von einer dissoziativen multiplen Persönlichkeitsstörung. Bei letzterer ist psychiatrische Unterstützung erforderlich; versuchen Sie keine Eigenbehandlung ohne ärztlichen Rat.

DAS STOCKHOLMSYNDROM

Während einer Geiselnahme kommt es hin und wieder zum Stockholmsyndrom. Die Geisel entwickelt merkwürdigerweise Sympathie für den oder die Geiselnehmer. In einigen Fällen ergreifen die Geiseln sogar ausdrücklich Partei für ihre Geiselnehmer und sagen vor Gericht zu deren Gunsten aus.

Das Stockholmsyndrom lässt sich vor allem dann beobachten, wenn die Geiselnehmer absolute Kontrolle über ihre Opfer ausüben. Die Opfer bekommen etwa kaum zu essen, werden vergewaltigt oder bedroht. Sie erleben diese Ereignisse als extrem und lebensbedrohlich. Daraus entwickeln sie unter Umständen das Gefühl, nur überleben zu können, indem sie sich auf die Seite der Geiselnehmer stellen und mit ihnen kooperieren. Ein Beispiel ist die Entführung von Patricia Campbell Hearst. Sie war die Enkelin des amerikanischen Verlagsmagnaten William Randolph Hearst. 1974 wurde sie von der linksradikalen Symbionese Liberation Army entführt. Sie soll während ihrer Gefangenschaft mit dem Tod bedroht worden sein, sympathisierte jedoch mit ihren Entführern. Gemeinsam mit ihnen verübte sie einen Banküberfall. Vor Gericht plädierte sie auf Unzurechnungsfähigkeit aufgrund des Stockholmsyndroms. Das Gericht folgte dieser Argumentation jedoch nicht. Patty Hearst wurde zu 35 Jahren Gefängnis verurteilt, später aber durch Präsident Bill Clinton begnadigt.

Auch eine umgekehrte Situation kann entstehen, sie wird als Lima-Syndrom bezeichnet. Dabei empfinden die Geiselnehmer Sympathie für die Opfer. Der Name entstand nach einer Entführung im Jahr 1996 im peruanischen Lima. Eine Gruppe von Terroristen hatte damals die japanische Botschaft in Lima in ihre Gewalt gebracht. Sie entwickelten jedoch große Sympathie für die Opfer und ließen einige von ihnen wieder frei.

Immobilisation und Dissoziation

Hans Selye, einer der Begründer des Begriffs »Stress«, beschreibt in seinem Buch *Stress beherrscht unser Leben* ein vorübergehendes Stresstief als *General Adaptation Syndrome* (kurz *GAS*), zu Deutsch Allgemeines Anpassungssyndrom. Er unterscheidet drei Phasen einer Stressreaktion: die Alarmreaktion, die Widerstandsphase und die Erschöpfungsphase.

Während der Alarmreaktion kommt es oft zu einer kurzen Verringerung der Widerstandskraft gegen den Stress, einhergehend mit einem Moment der Immobilisation. Für einige Sekundenbruchteile wird jegliche Aktivität eingestellt. Man ist im wahrsten Sinne des Wortes für einen Augenblick wie gelähmt, um dann plötzlich zu handeln. Dieser Moment der Erstarrung ist nicht dasselbe wie eine echte Freeze-Reaktion, bei der alle Energie den Körper verlässt. Vielmehr ist die kurze Immobilisation eine Chance, die richtige Entscheidung zu treffen: Flucht oder Kampf? Es handelt sich also eigentlich um eine Phase der Orientierung: Man gewinnt ein wenig Zeit, um sich richtig zu entscheiden. Stellen Sie sich ein Reh vor, das einen Moment lang regungslos verharrt, als es plötzlich die Lichter eines heranrasenden Autos sieht. Einige Sekunden später erhält es vom Sympathikus einen Energieschub – und rennt weg.

Auf eine längere Widerstandsphase, in der wir tatsächlich kämpfen oder fliehen, folgt die Erschöpfungsphase. Gegen Ende einer Stressreaktion lässt unsere Energie nach, wie die unten stehende Grafik zeigt. Dann müssen wir uns von der Anspannung erholen. Regeneriert man nach einer Stressreaktion nicht oder nur unzureichend, droht ein Burn-out.

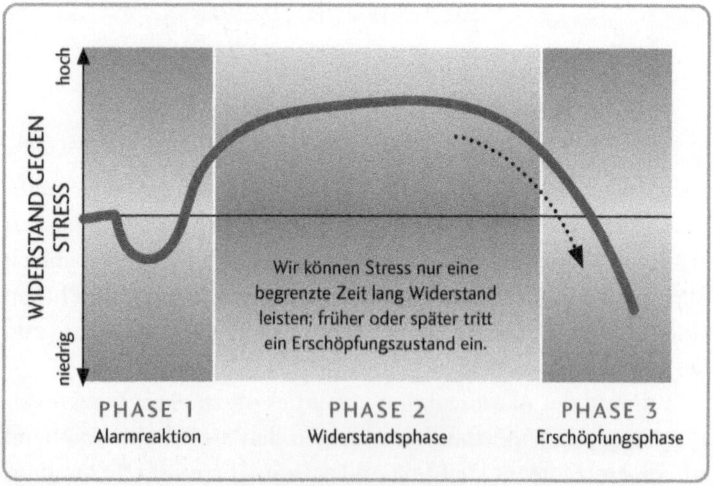

ABBILDUNG 30. Das Allgemeine Anpassungssyndrom nach Selye

Manchmal ist weder Flucht noch Kampf eine Option. Stellen Sie sich folgende Situation vor: Ein Rehbock sieht und spürt, dass ein Löwe auf der Lauer liegt. Einen Moment lang bleibt das Tier wie festgenagelt stehen, ist zur Flucht bereit. Doch das Raubtier ist schon so nah, dass Fliehen aussichtslos erscheint. Der Rehbock ist in tödlicher Gefahr. In seinem autonomen Nervensystem kommt es zu einer instinktiven Reaktion des dorsalen Vagus: Das arme Tier kann sich schlicht nicht mehr bewegen. Es befindet sich in einem dorsal-vagalen Freeze-Zustand. Der Rehbock wird in den Klauen des Löwen sein Ende finden.

Bei Menschen lösen Traumata manchmal ähnliche Reaktionen aus: Wenn sie sich bedroht fühlen, Todesangst haben, werden sie völlig immobilisiert und dissoziiert. Immobilisation und Dissoziation sind biologische Phänomene. Ihnen gegenüber sind wir machtlos. Dennoch entwickeln traumatisierte Personen später oft starke Schuld- und Schamgefühle. »Warum habe ich mich nicht gewehrt?«, ist eine Frage, die viele Traumaopfer immer wieder umtreibt.

Was genau passiert bei einer Immobilisation? Sie verlieren Körperwärme, Ihre Lungen nehmen weniger Sauerstoff auf und Ihr Blutdruck sinkt. Ihr Körper fährt sozusagen vorübergehend herunter: Das Atmen fällt Ihnen schwer, Ihre Muskeln erschlaffen (das wird auch als »Atonie« bezeichnet) und Sie haben keine Kraft mehr.

Was eine solche Immobilisation so problematisch macht, ist die Tatsache, dass die intensive Anspannung im Körper verbleibt. Sich nicht bewegen zu können und trotzdem extrem angespannt zu sein, führt zu einem schnellen Zusammenbruch aller kognitiven und emotionalen Prozesse. Die aufgestaute Spannung kann über Jahrzehnte hinweg ihren Tribut fordern. Viele Menschen entwickeln Schuld- und Schamgefühle, weil sie meinen, sie hätten anders reagieren müssen. Dies kann sich in dauerhafter innerer Unruhe, verschiedensten Beschwerden des Magen-Darm-Trakts und des Herzens, Blutdruck- und Sexualstörungen äußern. Deshalb sollten wir bei Traumaopfern besonders viel Wert auf Bewegung legen, um Energie nach außen abzuleiten.

Traumata haben langfristige Auswirkungen, insbesondere wenn sie aus der Kindheit stammen. Ein Trauma verändert das kindliche Gehirn. Das »misshandelte« Gehirn zählt weniger Neuronen und bestimmte Verbindungen zwischen den Gehirnzellen werden zerstört. Die große Menge an Cortisol, die während eines Traumas freigesetzt wird, ist toxisch und schädigt zum Beispiel das Erinnerungsvermögen. Stresserfahrungen können ein chronisches Stresssyndrom, Angststörungen oder Phobien auslösen. Sie können zudem Veränderungen in der Funktionsweise des genetischen Materials der Betroffenen nach sich ziehen. Bestimmte Gene werden durch solche Modifizierungen womöglich »ein- oder ausgeknipst«. So bleiben die Auswirkungen eines schweren Traumas oft über mehrere Generationen hinweg bestehen. Denken Sie etwa an die Kinder von Holocaust-Opfern.

Neben Immobilisation geht mit Traumata oft auch Dissoziation einher. Das ist an sich nicht zwangsläufig problematisch: Wir alle dissoziieren hin und wieder in gewissem Maße – zum Beispiel, wenn wir tagträumen oder über etwas sinnieren. Vielleicht haben Sie es auch schon einmal beim Autofahren erlebt: Plötzlich merken Sie, dass Sie fast am Ziel sind, und Ihre Gedanken schon eine ganze Weile haben schweifen lassen. Völlig in ein Buch, einen Film, eine Fernsehsendung oder in Musik vertieft zu sein, sind ebenfalls Beispiele für Dissoziation, ebenso wie bestimmte Trancezustände. Hypnose zum Beispiel ist nichts anderes als das Herbeiführen einer dissoziativen Trance.

Dissoziation ist also nicht unbedingt ein Übel – wohl aber, wenn sie in Folge eines traumatisierenden Erlebnisses auftritt. Das Opfer verdrängt dann bestimmte Gedanken, Gefühle, Wahrnehmungen oder Erinnerungen aus seinem Bewusstsein. Es gerät so in einen Zustand der Unbeweglichkeit, in dem es keine Schmerzen oder andere Empfindungen mehr spürt und nicht mehr nachdenken kann. Die traumatisierende Erfahrung und alles, was damit zusammenhängt – Schmerzen, Angst, bestimmte Wahrnehmungen und Erinnerungen –, zu verdrängen, ist eine Möglichkeit, das Trauma zu überleben. Doch diese Gefühle, Gedanken etc. sind damit nicht ausgelöscht. Sie wirken unterschwellig weiter auf die Betroffenen ein, manchmal für Jahrzehnte oder sogar das gesamte restliche Leben lang.

Dissoziation ist die Essenz eines Traumas. Geräusche, Bilder, Gedanken und sogar körperliche Empfindungen, die während eines traumatisierenden Ereignisses vorhanden waren, werden von unserem Bewusstsein abgespalten und entwickeln ein Eigenleben – solange das Trauma nicht verarbeitet wird. Die Betroffenen sehen weiterhin lauter Gefahren, und solange ihre Anspannung nicht fachkundig und vollständig abgebaut wird, rasen weiterhin Stresshormone durch ihren Körper.

Wenn Kinder Schockierendes erleben, kommt es neben der Dissoziation auch zu intensivem Stress. Dieser kann lange nachwirken und dazu führen, dass sie im späteren Leben weniger gut mit dem »normalen« Stress zurechtkommen, der zum menschlichen Alltag dazugehört. Der dorsale Vagus drückt dann jedem Ereignis seinen Stempel auf. Bestimmte Umgebungen, Gerüche, Geschmäcker oder Geräusche reaktivieren Elemente des vergangenen Traumas und führen zu einer unbestimmten Angst, Wut oder einer Art Erstarrung oder Immobilisation.

FORMEN DER DISSOZIATION

Es gibt verschiedene Formen der Dissoziation. In diesem Buch gehe ich nur auf die einfache oder primäre strukturelle Dissoziation ein. Dabei bleiben Ängste, Scham- oder Schuldgefühle nach einem erlittenen Trauma bestehen. Diese emotionalen Komponenten bereiten Betroffenen manchmal über Jahre oder sogar ein Leben lang Probleme. Einige Menschen reagieren, als würde das traumatisierende Ereignis erneut eintreten. Sie haben große Angst, wenn sie mit etwas konfrontiert werden, das mit diesem Ereignis zusammenhängt. Auch die damit verbundenen körperlichen Empfindungen sind beängstigend. Denken Sie etwa an einen erhöhten Herzschlag oder eine schnellere Atmung, Zittern und Schwitzen. Manche Menschen versuchen deshalb verzweifelt, bestimmte Situationen zu vermeiden. Oder sogar Erinnerungen und Fotos, denn schon scheinbare Kleinigkeiten können ein Trauma wieder wachrufen. So leben manche traumatisierte Menschen mit ihren verdrängten Gefühlen zurückgezogen in einer stumpfen, leeren Welt. Sie fühlen sich oft machtlos, hoffnungslos und hilflos. Sie erleben Flashbacks und Alpträume, ihr Selbstbewusstsein ist häufig gestört und geschwächt. Schamgefühle treten auf, wenn die Betroffenen sich selbst die Schuld geben. Manchmal kommt es zu Depressionen, selbstverletzendem Verhalten oder noch Schlimmerem.

Das führt mitunter zu dramatischen Zuständen. Die sekundäre oder multiple Dissoziation sowie Persönlichkeitsstörungen, die ebenfalls durch Traumata ausgelöst werden können, behandle ich in diesem Zusammenhang nicht.

Das Gute an der Polyvagaltheorie ist, dass wir uns nicht in erster Linie mit dem Erlebten beschäftigen müssen. Wir wissen, was ein entgleister dorsaler Vagus anrichten kann, und schenken der Mobilisation daher besondere Aufmerksamkeit. Denn traumatisierte Menschen stecken voller Energie. Das Problem ist, dass diese Energie nicht entweichen kann. Diese Personen haben während des traumatisierenden Ereignisses gelernt, sich ruhig zu verhalten, um die Gefahr zu überleben. So arbeitet der dorsale Vagus. Doch dann staut sich diese Energie auf – und genau das darf nicht passieren, das verursacht Beschwerden. Wenn eine Lampe eingeschaltet wird, muss sie leuchten können, andernfalls zerspringt sie.

Ein Beispiel: Einer meiner Klienten war einem Straßenraub zum Opfer gefallen. Währenddessen hatte er unbewusst im Hintergrund ein Haus mit einer Geranienpflanze auf der Fensterbank wahrgenommen. In diesem Moment muss eine gewisse Konditionierung erfolgt sein: Sein Gehirn assoziierte Geranien nun automatisch mit Gefahr. Jedes Mal, wenn er eine Geranie sah, bekam er eine Panikattacke, die Zwangshandlungen nach sich zog. Wann immer er irgendwohin eingeladen wurde, vergewisserte er sich penibelst, dass dort keine Geranien blühten. Mithilfe der Polyvagaltheorie konnte ich diesem Mann helfen. Die Geranie ist ein Trigger, der alte Gefühle von Angst und Scham wieder aufleben lässt.

Traumabewältigung: piano, piano, piano

Achtung: In diesem Buch liegt der Schwerpunkt auf Immobilisation und Dissoziation im Kontext von Traumata, also auf der Annäherung über den dorsalen Vagus. Es ist jedoch kein Handbuch für Traumatherapie. Ich gehe in diesem Kapitel weder auf Therapien wie EMDR oder Hypnose noch auf medikamentöse Behandlungsmöglichkeiten ein. Ich möchte mich auf einige Beobachtungen auf der Grundlage der Polyvagaltheorie beschränken, die bei der Überwindung von Traumata hilfreich sein können. Beachten Sie dabei bitte, dass es noch viele weitere, meist spezialisiertere Hilfsangebote gibt.

In der Regel erfordert die Bewältigung eines komplexen Traumas unterstützende Traumatherapie.

Im Folgenden gebe ich einige Hinweise für Therapeutinnen und Therapeuten. Für sie ist es im Kontext von Dissoziation und Immobilisation wichtig, zu betonen, dass die Gegenwart sicher ist, statt zu fordern, dass sich die Patientin oder der Patient wieder an alle Einzelheiten des ursprünglichen Traumas erinnert. Lassen Sie die Person, die sich im dorsalen Vagus befindet, aufschreiben, welche Elemente ihr im Hier und Jetzt Sicherheit bieten. Nicht immer kennen Menschen ihre Trigger; manchmal können sie sich an gar nichts erinnern oder haben Erinnerungslücken. Fragen Sie, in wessen Gesellschaft und an welchen Orten sich der oder die Betroffene wohlfühlt. Benennen Sie gemeinsam Vertrauenspersonen, die Ihre Patientin oder Ihr Patient um Rat bitten kann und die für sie oder ihn auch tatsächlich erreichbar sind. Regen Sie an, viel Zeit an der frischen Luft zu verbringen, in einer sicheren Umgebung, und sich viel zu bewegen.

In weniger schweren Fällen können Sie als Therapeutin oder Therapeut zu vorsichtiger Mobilisation und einfühlsamen Gesprächen übergehen. Bei schweren Traumata kann eine klassische Psychotherapie sinnvoll sein, gegebenenfalls in Kombination mit einer medikamentösen Behandlung. Schwere Traumata erfordern spezialisierte Hilfe.

Über ein erlebtes Trauma zu sprechen und einer anderen Person zu erzählen, was genau passiert ist, stellt für die meisten Menschen eine große Herausforderung dar. Sie kämpfen mit Scham- und Schuldgefühlen und lassen konkrete Tatsachen oft lieber unerwähnt. Vielmehr versuchen sie häufig, diese zu verdrängen. Im Grunde sind Details auch nicht entscheidend. Es geht vor allem um die Emotionen, nicht um die Fakten oder den Ablauf des traumatisierenden Ereignisses. Das sind Aspekte, die man in der Regel ohnehin nicht vollständig erfassen kann.

Besonders leidvolle und schwierig zu behandelnde Emotionen sind traumabedingte Schuldkomplexe *(toxic guilt)* sowie anhaltende posttraumatische Schamgefühle.

Wer sich während eines traumatischen Erlebnisses »passiv« verhalten hat und nicht begreift, dass dies auf die Funktionsweise seines autonomen Nervensystems zurückzuführen ist, kann sich noch jahrelang Vorwürfe machen. Die Betroffenen denken dann, sie seien selbst schuld an den Geschehnissen, weil sie ja nicht gehandelt haben. Dabei verkennen sie, dass eine auswegbringende Reaktion gar nicht möglich war. Während eines traumatischen Ereignisses können eine ruhige, gar regungslose Körperhaltung und das Unterdrücken von Angst ganz normale, lebensrettende Verhaltensweisen sein.

Viele Traumaopfer befürchten, dass mit ihnen etwas nicht stimmen könnte, und scheuen folglich immer mehr den zwischenmenschlichen Kontakt. Soziale Beziehungen bedeuten für sie mitunter eine Gefahr, denn sie möchten nicht mit Vorwürfen konfrontiert werden. Manchmal entwickeln sie auch Schuldgefühle. Haben sie das Trauma vielleicht selbst mitverursacht? Schamgefühle werden zu einer Art Bewältigungsstrategie. Die Betroffenen machen sich klein, ziehen sich zurück oder stecken den Kopf in den Sand.

Symptome wie Schuldgefühle führen dazu, dass schon die Anwesenheit anderer Menschen die Betroffenen verunsichert. Ihre Emotionen können so stark sein, dass es zu selbstverletzendem Verhalten kommt. Sie schlagen sich etwa selbst, fügen sich absichtlich Verbrennungen zu, reißen sich die Haare aus, schlagen den Kopf gegen die Wand oder schlucken giftige Substanzen. Es kann sich auch eine Alkohol- oder Drogenabhängigkeit entwickeln.

In der Unterstützung und Therapie dieser Personen ist es wichtig, besonders behutsam mit ihnen umzugehen. Möchte Ihre Klientin oder Ihr Klient Ihnen schildern, in welcher Stimmung sie oder er sich in dem traumatisierenden Moment befand, können Sie daraus entnehmen, ob ein dorsaler Zustand vorlag. Schritt für Schritt erklären Sie der Person dann genau, was sich in jenen Augenblicken in ihrem autonomen Nervensystem abspielte. Vielen traumatisierten Menschen geht es schon mit diesem Wissen besser, und sie sehen einen Weg aus der Dunkelheit. Sie über den dorsalen Vagus aufzuklären, kann den Betroffenen helfen zu verstehen, dass ihre Immobilisation und ihr passives Verhalten während des traumatisierenden Ereignisses völlig normal waren. Haben Ihre Klientinnen und Klienten dies einmal verinnerlicht, dürften ihre Schuld- und Schamgefühle nachlassen und ihr Selbstvertrauen wieder wachsen. Schließlich haben sie nun erkannt, dass sie nicht schuld an ihrem Trauma sind. Diese Einsicht kann sogar im Falle eines Gerichtsverfahrens hilfreich sein.

Sie können Traumaopfern auch helfen, indem Sie eine sanfte Mobilisation in das Gespräch einbauen und behutsam mit ihnen in Verbindung treten, um Co-Regulation zu ermöglichen. Strahlen Sie Sicherheit aus, stellen Sie keine intimen Fragen, seien Sie nicht neugierig auf ihre Geschichte, berühren Sie die Betroffenen nicht. Ein gutes Gespräch ist nur in einer absolut sicheren Atmosphäre möglich.

Traumaopfer müssen erst wieder lernen, zwischen einem Trigger der Gefahr und einer tatsächlichen Bedrohung zu unterscheiden. Ein Trigger stellt noch keine Gefahr dar, sondern ist ein Hinweis darauf. Trigger gibt es im Hier und Jetzt mehr als genug. Doch die eigentliche Bedrohung, die Gefahr, ist längst Vergangenheit. Diese Menschen müssen also die Lage versetzt werden, zwischen Gegenwart und Vergangenheit zu unterscheiden. Manchmal möchten sie dann doch noch ihre Geschichte erzählen. Dann liegt die Kunst darin, sich diese ohne jegliche Bewertung anzuhören und nicht nach Einzelheiten zu fragen. Seien Sie nicht neugierig. Details wiederzugeben, bringt den Betroffen nichts.

Sich in die Stimmungslage einer traumatisierten Person hineinzuversetzen, ist eine anspruchsvolle Aufgabe. Und es kann durchaus riskant sein, weil auch Sie selbst Ihre eigenen belastenden Erfahrungen mitbringen. Beginnen Sie mit einer leichten Mobilisation: ein kleiner gemeinsamer Spaziergang, ein wenig Bewegung. Achten Sie immer auf Sicherheit: Nutzen Sie Ihre Augen, Mimik, Stimme und Ihr Gehör. Mit etwas Glück wird Ihr Gegenüber in einen sympathischen Zustand gelangen und es fließt mehr Energie in sein System. Überlegen Sie, welche Ressourcen es dazu braucht. Ressourcen könnten etwa schöne Erfahrungen und angenehme Emotionen sein, die eine Person erlebt hat. Nach etwas Übung können Sie die Vagusbremse hinzunehmen und in den ventralen Vagus übergehen. Es macht nichts, wenn ein leichter dorsaler »Beigeschmack« bestehen bleibt. Schließlich hat jeder Mensch seine eigene Vergangenheit – und die ist nicht eitel Sonnenschein.

ERSTE HILFE BEI TRAUMATA

- Während eines traumatisierenden Erlebnisses kollabieren die Betroffenen häufig: Sie sind kraftlos, stellen sich tot, ihre Körpertemperatur sinkt, sie bewegen sich nicht und dissoziieren womöglich. Auch lange danach kann ein solcher Kollaps noch an der Körperhaltung erkennbar sein. Traumatisierte Menschen gehen zum Beispiel oft leicht gebückt, als würden sie versuchen, sich klein zu machen, und manchmal wirken sie wie in sich zusammengesunken … Gewöhnen Sie sich an, Ihren Rücken gerade zu halten und ausladende Gesten zu machen. Das verschafft Ihnen Erleichterung und ermöglicht eine kohärente Atmung. Beginnen Sie, langsam zu atmen. Atmen Sie durch die Nase ein und durch den Mund aus. Zunächst atmen Sie pro Minute fünfmal ein und fünfmal aus, nach und nach können Sie zu vier Einatmungen und sechs Ausatmungen übergehen.
- Machen Sie schöne Fotos in der Natur, die Sie immer wieder mit Staunen betrachten. Sammeln Sie diese Glimmer (Glimmer-Tagebuch, siehe S. 119). Erstellen Sie dann eine Übersicht Ihrer autonomen Zustände (Mapping, siehe S. 245). So gewinnen Sie allmählich einen besseren Einblick in die Funktionsweise des dorsalen und auch des ventralen Vagus. Was brauchen Sie, um sich im Hier und Jetzt sicher zu fühlen? Vielleicht haben eine bessere Atmung und mehr Bewegung schon viel bewirkt.
- Ihr autonomes Nervensystem will Sie vor Gefahren schützen. Indem Sie sich mit Zeichen der Sicherheit umgeben, holen Sie Ihr autonomes Nervensystem in die Gegenwart, wo Sie geborgen sind. Etablieren Sie einen strukturierten Tagesablauf. Wann frühstücken Sie, wann essen Sie zu Mittag? Sorgen Sie für Ruhepausen, gehen Sie wenn möglich zu einer festen Zeit zu Bett und

stehen Sie zu einer ebensolchen wieder auf. Die unangenehmen Gefühle, die Sie heute noch mit sich tragen, stammen aus der Vergangenheit und sind in Ihrem autonomen Nervensystem abgespeichert. Sie werden immer wieder mal hochkommen, das ist ganz normal. Davor brauchen Sie keine Angst zu haben.

- Wenn Sie einmal verstanden haben, dass während Ihres traumatisierenden Erlebnisses weder Kampf noch Flucht eine Option war, lösen sich die Scham- und Schuldgefühle womöglich in Luft auf. Empfinden Sie Wut, Panik oder Reizüberflutung? Das ist nicht weiter schlimm. Wut bedeutet, dass Sie allmählich in das sympathische Nervensystem übergehen – und das sind gute Neuigkeiten. Zuvor steckten Sie voller aufgestauter Energie, die nicht freigesetzt werden konnte. Der Sympathikus kann Ihnen helfen, diese überschüssige Energie loszuwerden. Im letzten Kapitel finden Sie entsprechende Übungen. Fangen Sie behutsam damit an und überstürzen Sie nichts.
- Mit der Zeit wird es immer mehr Momente geben, in denen Sie nur so vor sich hin sinnieren und einfach abschalten können. Das ist eine neue Erfahrung für jemanden, dessen Gedanken bisher von ständiger Anspannung geprägt waren. Gönnen Sie sich diese Augenblicke. Ein Tag mit glückseligem Nichtstun fördert Ihre Kreativität und schenkt Ihnen innere Ruhe. Lassen Sie Ihre Gedanken schweifen *(mind wandering)*, tagträumen oder meditieren Sie.
- Die alten Römer pflegten zu sagen: *»De minimis non curat praetor.«* Zu Deutsch: »Um Kleinigkeiten kümmert sich ein Richter nicht.« Auch heutzutage ist es ratsam, sich nicht mit Details und Nebensächlichkeiten zu belasten, sondern sich auf das große Ganze und die wichtigen Dinge zu konzentrieren. Achten Sie auf Ihre positiven Gefühle und unterstreichen Sie diese. Vielleicht möchten Sie dazu die Kapitel über Herzkohärenz und die Emotionslandschaft noch einmal lesen.
- Ausgehend von diesen positiven Erfahrungen gelangen Sie schließlich in den ventralen Vagus. Versuchen Sie nun, nach und

nach mit den Nervensystemen Ihrer Mitmenschen zu co-regulieren. Wählen Sie dazu optimistische Personen, die Positivität ausstrahlen. Bauen Sie allmählich ein unterstützendes soziales Netz auf. Suchen Sie sich neue Hobbys oder Interessen, knüpfen neue Kontakte und sammeln alle Signale der Sicherheit, indem Sie sie aufschreiben oder fotografieren.

- Stellen Sie sich stimulierende Fragen wie: »Woran möchte ich weiterarbeiten? Was brauche ich? Wer kann mir helfen? In welchem Umfeld? Oder schaffe ich es allein? Wie kann ich die Übersicht meiner autonomen Zustände erweitern? Wie trainiere ich meine Vagusbremse? Wie knüpfe ich neue soziale Kontakte?«

Construal Level Theory (CLT) ist eine Theorie der Sozialpsychologie. Eine ihrer Anwendungsbereiche bezieht sich darauf, dass eine Emotion weniger stark auf uns wirkt, wenn wir sie aus einer gewissen Distanz betrachten. Der Grundgedanke ist, dass ein Objekt umso abstrakter erscheint, je weiter es vom Individuum entfernt ist. Abstraktes Denken kann also sehr hilfreich sein. Nehmen wir an, Sie planen einen Urlaub an einem wunderschönen, sonnigen Ort. Je näher das Reisedatum rückt, desto mehr praktische Befürchtungen drängen sich auf. Ist mit den Tickets und Pässen alles in Ordnung? Wird uns das Ferienhaus gefallen? Wer kümmert sich um unsere Haustiere? Ein Urlaub, der erst in zehn Monaten ansteht, ist viel abstrakter. Dadurch denken wir viel eher nur an die positiven Dinge: herrliches Wetter, wunderschöne Natur. Wie kann *CLT* nun also bei Traumata helfen? Wir können lernen, die Emotionen, die ein bedrohlicher Trigger in uns auslöst, abstrakt und mit einem gewissen Abstand zu betrachten. Eine Übung: Stellen Sie sich einen gläsernen Aufzug vor und visualisieren Sie Ihre Ängste, Scham- oder Schuldgefühle. Legen Sie all diese Gefühle hinein. Lassen Sie den Aufzug jetzt nach oben fahren, während Sie ihn weiterhin vom Boden aus beobachten. So werden Ihre Emotionen mit zunehmender Entfernung immer abstrakter – und dadurch weniger belastend.

WIE BAUEN SIE ZU TRAUMATISIERTEN MENSCHEN EINE VERBINDUNG AUF?

- Kommen Sie Traumaopfern nicht zu nahe, respektieren Sie ihren intimen Bereich. Besonders zu Beginn, bei der Anbahnung des Kontakts, können Sie für die Betroffenen ein Zeichen der Gefahr darstellen. Die persönliche Zone ist für enge Freundinnen und Freunde reserviert, mit denen der Umgang leichtfällt.

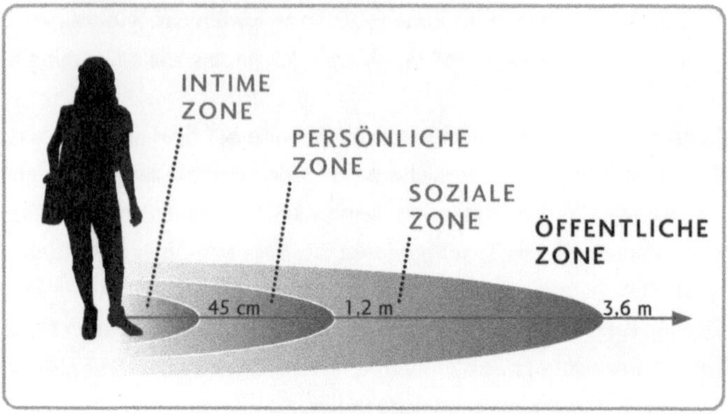

ABBILDUNG 31. Distanzzonen

- Bewegen Sie sich behutsam. Vermeiden Sie plötzliche, unerwartete oder heftige Bewegungen. Bewegen Sie sich langsam, Schritt für Schritt.
- Berühren Sie die Betroffenen nicht, suchen Sie keinen direkten Augenkontakt und wählen Sie Ihre Worte mit Bedacht. Bauen Sie Metaphern oder Geschichten in das Gespräch ein.
- Versuchen Sie, vom ventralen Vagus aus eine Verbindung aufzubauen. Sorgen Sie für einen ausreichend starken Tonus Ihres eigenen ventralen Vagus. Sie können die Liste Ihrer Glimmer, eine Atemmeditation, die Herzkohärenz, die Vagusbremse etc. als Hilfestellung nutzen.

- Atmen Sie langsam, am besten nach der 5–5-Atmung. Mit ein wenig Glück gelingt es Ihnen dadurch, mit dem Nervensystem der traumatisierten Person zu co-regulieren.
- Bewegen Sie sich langsam und machen Sie sich ein wenig größer, indem Sie zum Beispiel Ihre Arme leicht ausbreiten. Hoffentlich wird Ihr Gegenüber durch Ihre Bewegungen selbst auch lockerer und beginnt sogar, sich leicht mitzubewegen.
- Achten Sie immer auf die Signale der Sicherheit.
- Konzentrieren Sie sich auf den dorsalen Vagus statt auf die Geschichte hinter dem Trauma. Dann besteht eine gute Chance, dass Sie nach einer Weile gemeinsam in einen sympathischen und von dort in einen ventral-vagalen Zustand gelangen.
- Nutzen Sie die Ressourcen, die die Personen selbst in sich tragen und die in der Umgebung vorhanden sind (siehe S. 122). Eine große Hilfestellung ist die Übung zum »idealen Selbst«. Ich bitte Menschen oft, einen Moment lang zu fantasieren: »Was und wer möchten Sie sein? Welche Menschen möchten Sie kennenlernen, wo würden Sie gerne wohnen und welche Arbeit wünschen Sie sich? Wie würden Ihre Liebsten auf all das reagieren? Stellen Sie sich vor, dass Sie Ihr ideales Selbst in fünf Jahren erreicht haben. Wie fühlt sich das an, was sehen Sie, was hören Sie, was fühlen Sie? Haben Sie Vorbilder? Denken Sie an die Menschen, die Ihnen in Ihrem Leben viel bedeuten.«

Ein Trauma stellt eine schwere Belastung in einem Menschenleben dar. Dieses Kapitel soll vor allem dazu anregen, milde und respektvoll mit traumatisierten Menschen umzugehen. Nicht jede oder jeder ist in der Lage, einfach eine Traumatherapie zu beginnen. In der Regel ist eine Überweisung an einen spezialisierten Psychologen oder eine Psychiaterin dringend zu empfehlen. Das heißt jedoch nicht, dass Sie für diese Menschen nichts tun können. Vielleicht sind Sie die erste Person, die es schafft, mit ihnen zu co-regulieren, die versteht, was ihr Trauma eigentlich umfasst. Erlauben Sie den Menschen, ihre Gefühle auszudrücken. Verständnis, Verbindung und Co-Regulation, verbunden mit viel Milde und Geduld, sind die wirksamsten Angebote, die Sie machen können. Dabei kann Ihr Wissen über den Vagusnerv eine wichtige Ressource sein.

Posttraumatisches Wachstum und der japanische Soldat

»In der Art, wie ein Mensch sein unabwendbares Schicksal auf sich nimmt, mit diesem Schicksal all das Leiden, das es ihm auferlegt, darin eröffnet sich auch noch in den schwierigsten Situationen und noch bis zur letzten Minute des Lebens eine Fülle von Möglichkeiten, das Leben sinnvoll zu gestalten.«

VIKTOR FRANKL

Schreckliche Erlebnisse können einen Menschen nicht nur erschüttern, sondern auch stärker machen. Das heißt »posttraumatisches Wachstum«. Diese Theorie wurde in den 1990er-Jahren durch den US-amerikanischen Professor Richard Tedeschi ausgearbeitet.

Zuallererst ist es wichtig, sich das Trauma und alle damit verbundenen negativen Gefühle und Gedanken einzugestehen. Stellen Sie sich die folgenden Fragen:

- Was habe ich aus dieser Erfahrung gelernt?
- Habe ich neue Menschen kennengelernt?
- Wurde mir geholfen?

- Welche neuen Möglichkeiten haben sich mir eröffnet?
- Wie sehe ich mich selbst und andere jetzt?
- Erkenne ich die Signale der Sicherheit und auch der Gefahr jetzt besser?
- Fällt es mir jetzt leichter, mit meinen Lieben zu sprechen?
- Habe ich negative Gefühle wie Scham und Schuld hinter mir gelassen?
- Habe ich die nötige Geduld, neue Fähigkeiten und Optionen auszuprobieren?

Durch ein Trauma kann das Leben eines Menschen völlig aus den Fugen geraten. Ob es nun eine traurige Kindheit oder eine allzu autoritäre Erziehung ist, eine schwere Krankheit, eine Depression oder ein Burn-out, eine Kündigung, ein Unfall, eine Gewalttat, eine Entführung oder eine Misshandlung – all das sind einschneidende negative Erlebnisse. Doch sie können sich auch positiv auf das Leben der Betroffenen auswirken. Das nennen wir dann posttraumatisches Wachstum. Es ist möglich, aus solchen Rückschlägen zu lernen – und unser Leben anders zu gestalten, uns auf das zu konzentrieren, was wirklich wichtig ist. Milder werden, Rücksicht auf geliebte Menschen und Freunde nehmen, Empathie entwickeln, alles Schöne wertschätzen lernen. Ein Klischee besagt: *»What doesn't kill you, makes you stronger.«* Nicht, dass ein Trauma angenehm wäre, aber wir können versuchen, danach das Beste daraus zu machen. Ein Trauma zeigt uns sozusagen den Weg zu unserem ventralen Vagus. Es geht nicht darum, die Dunkelheit loszuwerden, sondern das Licht zu finden.

Es gibt jedoch einige Voraussetzungen. Zum Beispiel dürfen wir den weniger angenehmen Gefühlen nicht immer nur aus dem Weg gehen. Schuld- und Schamgefühle, Selbstabwertung, Angst und Wut: All diese Emotionen meinen es gut mit uns. Sie haben uns in der Vergangenheit beschützt. Während eines Traumas brauchten Sie diese Emotionen, um noch ein klein wenig Energie übrig zu haben. Die können Sie jetzt einsetzen, um schöne Dinge zu verwirklichen. Treten Sie also leicht auf die Vagusbremse, wenn Wut oder Angst in Ihnen hochkommen. So bleibt Ihnen genug Energie, um wundervolle Dinge zu genießen und Kontakte einzugehen. Keine gute Idee ist es hingegen, diese Gefühle zu verdrängen. Das funktioniert sowieso nicht und kostet Unmengen an Kraft. Gefühle sind nicht dazu da, unterdrückt zu werden. Dann ist Schlaflosigkeit vorprogrammiert. Extrahieren Sie aus jeder Emotion das Positive. Üblicherweise sind das ein Gefühl der Milde, ein Zuwachs an Energie und ein aufmerksamer ventraler Vagus mit guter Neurozeption.

In seinem wunderbaren Buch *Revolusi* erzählt David Van Reybrouck die Geschichte eines japanischen Soldaten. Gegen Ende des Zweiten Weltkriegs mussten sich die Japaner geschlagen geben. Doch ein Soldat kapitulierte nicht. Er verschwand in den Dschungel der indonesischen Insel Morotai. Ganz allein, ohne seine Kameraden. Er hielt einem Feind stand, den es gar nicht mehr gab. Fast 30 Jahre lang lebte er in dem Irrglauben, der Krieg dauere noch an. Seine Vorräte schwanden und er war völlig abgemagert, als er 1974 schließlich entdeckt wurde und sich ergab. Doch man verspottete ihn nicht. Er wurde mit großem Applaus für seine Treue »befreit« – und erhielt eine Statue.

Das ist eine schöne Metapher. So sollten wir mit den Emotionen umgehen, die nach einem Trauma zurückbleiben: sie nicht verdrängen, sondern das Positive daraus ziehen. Und erkennen, dass etwas, das vor 30 Jahren funktioniert hat, heute nicht mehr weiterhilft. Der Krieg ist vorbei. Jetzt sind Verbundenheit und Milde angesagt.

Der Vagusnerv kann uns in einem solchen Prozess große Dienste erweisen. Er hilft uns, intensive Emotionen zu bewältigen und wieder zur Ruhe zu kommen. Wenden Sie dazu die Atemübungen an, die Sie in den vorigen Kapiteln kennengelernt haben. Achten Sie insbesondere auf eine lange Ausatmung, denn der Stress des Traumas hat eine chronische Fight-Flight-Freeze-Reaktion ausgelöst. Doch die lässt sich stoppen. Die richtige Atmung, eine leichte Mobilisation, die Vagusbremse, Übungen zur Herzkohärenz und vor allem das Verständnis der Emotionslandschaft sind dabei äußerst hilfreich. Und so können auch Flashbacks und Albträume nachlassen, weil Sie ruhiger werden. Körperliche Symptome wie Bluthochdruck oder Herzrhythmusstörungen verbessern sich oft ebenfalls. Auch Meditation und Yoga können helfen. All diese Übungen beeinflussen Ihre hormonelle Reaktion auf Stress positiv. Ihr Cortisolspiegel sinkt, was wiederum die Immunabwehr stärkt. Sie können wieder klar denken, Ihre Gefühle regulieren und vor allem Verbindungen eingehen. Körper und Geist arbeiten eng zusammen.

In meinen vielen Jahren als Traumatherapeut konnte ich auch beobachten, dass Menschen, die wie oben beschrieben mit ihrem Trauma umgehen, gelassen und milde im Leben stehen. Sie werden häufig zu ruhigen, angenehmen Menschen. Milde zu sich selbst (Selbstmitgefühl) und zu anderen (Mitgefühl) zu sein, ist eine Haltung, die Sie schnell in einen ventral-vagalen Zustand versetzen kann.

Natürlich erfordern komplexe Traumata in der Regel zusätzlich zu einer solchen Haltung die Unterstützung von Fachleuten. Vergessen Sie aber nie, dass der ventrale Vagus ein wichtiges Werkzeug in Ihrem Heilungsprozess ist. Los geht's!

EIN PROTOKOLL DER VERGEBUNG

- Stellen Sie Ihre Füße flach auf den Boden und atmen Sie ein paar Mal entspannt ein und aus. Denken Sie an einen Ort, ein Erlebnis, eine Person oder ein Ereignis, womit Sie sich sehr sicher und selbstbewusst gefühlt haben. Denken Sie an die schöne Natur, an einen geliebten Menschen oder an einen Ort, an dem Sie gerne Zeit verbringen. Spüren Sie tiefer in dieses ruhige und glückselige Gefühl hinein und holen Sie sich dazu Unterstützung von Ihrer gleichmäßigen Atmung oder der Vagusbremse.

- Denken Sie jetzt an eine Person, die Sie verletzt hat. Was hat sie damals gesagt? Spüren Sie den Schmerz. Atmen Sie tief ein und schieben Sie diese Gefühle beiseite, indem Sie Ihre Aufmerksamkeit auf Ihre Atmung lenken. Zählen Sie langsam bis zehn. Mit jeder Zahl finden Sie zu mehr innerer Ruhe und Gelassenheit. Auf diese Weise gelangen Sie an die Schwelle zum Schlaf. Das ist ein Ort ohne Groll oder Traurigkeit. Betreten Sie diesen sicheren Ort.
- Bleiben Sie an diesem sicheren Ort und bringen Sie die Person, die Sie verletzt hat, vor Ihr geistiges Auge. Vielleicht hat dieser Mensch, dessen Aussagen oder Handlungen Sie so getroffen haben, auch einige weniger angenehme Dinge erlebt. Vielleicht spüren Sie, dass das, was er oder sie Ihnen angetan hat, nicht richtig war, aber unter dem Einfluss von tiefen Verletzungen oder Traumata aus der Vergangenheit geschah. Vielleicht können Sie das nachvollziehen.
- Wie könnte es sich anfühlen, wenn Sie dieser Person verzeihen? Fließt dann eine andere Energie durch Ihren Körper? Blicken Sie mit Mitgefühl und Versöhnlichkeit auf diese Person. Was fühlen Sie jetzt? Lassen Sie sich eine Weile von diesen intensiven Gefühlen der Vergebung mittragen.
- Atmen Sie noch einmal tief ein und aus und zählen Sie von eins bis drei, um dann wieder im Hier und Jetzt präsent zu sein.

9

Ein dynamischer Blick auf Resilienz und Immunabwehr

Was ist Resilienz?

»There is a crack, a crack in everything.
That's how the light gets in.«

LEONARD COHEN

Resilienz ist die Fähigkeit, sich an Stress und Widrigkeiten anzupassen und vielleicht sogar gestärkt daraus hervorzugehen. Es geht also darum, mit einschneidenden Veränderungen gut zurechtzukommen. Heute ist Resilienz wichtiger denn je: Wir leben in einer disruptiven Welt. Und noch nie wandelte sie sich so schnell wie derzeit. Um gut und glücklich zu leben, müssen Sie also viel widerstandsfähiger sein als früher. Das erinnert ein wenig an posttraumatisches Wachstum, doch Resilienz hat nichts mit Traumata zu tun.

Was auch immer uns widerfährt – belastende Erfahrungen, Burn-out, Depression, beruflicher oder privater Stress –, ständig beeinflusst unsere Resilienz, wie wir unser Leben gestalten. Wissenschaftliche Studien liefern uns immer mehr Erkenntnisse über ihre Bedeutung. Ist Resilienz ein Persönlichkeitsmerkmal oder wird sie durch unsere Umwelt geprägt? Ist diese Widerstandsfähigkeit angeboren oder lässt sie sich erlernen? Mal wird Resilienz als Charakterzug beschrieben, mal als Lernprozess. Die Wahrheit liegt wahrscheinlich in der Mitte: Manche Menschen sind von Natur aus widerstandsfähiger als andere, doch wir können unsere Resilienz auch trainieren und stärken.

Thomas Edison war ein Erfinder und Geschäftsmann. Der Überlieferung nach fertigte er Tausende von Prototypen der Glühbirne, bevor ihm schließlich, nach viel Blut, Schweiß und Tränen, der Durchbruch gelang. Edison musste sein ganzes Leben lang gegen Rückschläge ankämpfen. Dennoch gab er nie auf. Er soll einmal gesagt haben: »Ich habe nicht versagt. Ich habe nur 100 000 Wege gefunden, die zu keiner Lösung führen.« Edisons Beharrlichkeit bescherte uns einige der erstaunlichsten Erfindungen des frühen 20. Jahrhunderts, wie den Phonographen, den Telegrafen und den Film.

Diese kurze Geschichte über Edison lässt uns über uns selbst nachdenken. Bin ich resilient genug, um nach einem Rückschlag weiterzumachen? Um niemals aufzugeben?

Der Mensch ist ein soziales Wesen. Wir suchen den Kontakt zu anderen, und wir brauchen ihn für unser Wohlbefinden. Es zehrt an uns, wenn wir nach einem Trauma oder einer Kränkung zu lange in Groll und Hass verharren. Dann sind wir nämlich in ständiger Alarmbereitschaft und sehen überall Signale der Gefahr, wodurch unser dorsaler Vagus aktiv bleibt. Dies führt zu Immobilisation und geringer Resilienz. Auch Grübeln ist eine Form der geistigen Immobilisation.

Zum Glück ist unser Gehirn plastisch: Es entwickelt sich stets weiter. Widerstandsfähige Menschen beschäftigen sich nicht überlang mit Misserfolgen und schlüpfen nicht in eine Opferrolle. Sie lernen aus ihren Fehlern, passen sich an, setzen sich zur Wehr und machen dann weiter.

Hemmende und stärkende Gedanken

Sie können sich selbst einige Fragen stellen, um herauszufinden, wie resilient Sie sind. Nehmen Sie Kritik persönlich? Bleiben Sie auch angesichts großer Herausforderungen und Krisen gelassen? Versuchen Sie für ein Problem schnell eine Lösung zu finden? Bleiben Sie nach einem herben Rückschlag lange niedergeschlagen? Oder erholen Sie sich schnell von einer unangenehmen Situation? Fühlen Sie sich oft wie ein Opfer von äußeren Umständen? Sind Sie überzeugt, mit vielen verschiedenen Gegebenheiten zurechtzukommen? Belastet es Sie, wenn Sie auf Widerstand stoßen? Haben Sie viele soziale Kontakte? Können Sie gut mit Ihrer Vagusbremse umgehen?

Im Folgenden lesen Sie die Ergebnisse einer Befragung von Tausenden Menschen zu ihrer Widerstandsfähigkeit. Hierauf achten resiliente Menschen ganz besonders:

- Sie pflegen positive, wertvolle soziale Kontakte und haben ein starkes Netzwerk. In der Regel sind sie gute Zuhörer – zugängliche Menschen, die anderen Vertrauen schenken und denen umgekehrt auch vertraut wird. Sie bringen häufig guten Humor ein, der niemanden verletzt. Humor fördert das Vertrauen und kann Spannungen, Ängste und Verärgerungen abbauen.
- Sie setzen auf Prävention, indem sie auf gesunde Ernährung, ausreichend Bewegung und Entspannung achten. Sie wissen, dass ein Burn-out eine langsame Erosion ihrer Lebensenergie bedeuten würde. Deshalb bemühen sie sich, ihre Energie nicht

unnötig auf Ärger und Konflikte zu verschwenden. Sie nehmen sich die nötige Zeit für ihre Selbstfürsorge. Sie haben immer einen Plan und bereiten sich gut vor, bevor sie handeln. Sie nehmen sich Zeit, um Situationen in Ruhe zu überdenken. Und sie schreiben ihre Gedanken auf.

- Sie sind authentisch und handeln aus tiefster Überzeugung. Sie sind ehrlich, glaubwürdig und offen. Sie wissen, was ihnen wichtig ist, und handeln dementsprechend. Sie trauen sich, Präsenz zu zeigen, und vergleichen sich nie mit anderen. Sie sind in der Lage, Alternativen anzuführen und Entscheidungen zu treffen. Perfektionistinnen und Perfektionisten streben in der Regel nicht danach, authentisch zu sein; sie wollen perfekt sein und räumen dem Urteil anderer einen hohen Stellenwert ein. Sogenannte *Pleaser* wollen in erster Linie gefallen, was nicht unbedingt zur Entwicklung einer gesunden Resilienz beiträgt. Es ist selten authentisch.
- Sie sind voller Schwung, leben mit Leidenschaft und verfolgen langfristige Ziele.
- Sie nutzen ihre Talente optimal aus. Sie sind dynamisch und engagiert.
- Sie empfinden ihr Leben und ihre Arbeit nicht als Belastung. Sie gewinnen immer wieder neue Inspiration.
- Sie sind flexibel und achten darauf, keine unproduktiven Gedanken zu hegen.
- Sie können mit Veränderungen und Rückschlägen umgehen. Sie lernen aus Misserfolgen.
- Sie pflegen eine ausgewogene *Work-Life-Balance*.
- Sie tragen Überzeugungen in sich, die sie stärken und es ihnen ermöglichen, allein zurechtzukommen.
- Sie nehmen selten bis nie eine Opferrolle ein.
- Sie bringen gerne aufrichtige Wertschätzung zum Ausdruck und freuen sich über Feedback.
- Sie genieren sich nicht, andere um Hilfe zu bitten.

Nicht wenige Menschen tragen Gedanken oder Überzeugungen in sich, die ihre Resilienz beeinträchtigen. Albert Ellis, Psychologe und Begründer der kognitiven Verhaltenstherapie, hat solche Gedanken genauer untersucht. In der Regel beruhen sie auf Perfektionismus oder der gefühlten Abhängigkeit von der Meinung der Mitmenschen. »Andere bestimmen, wozu ich tauge und was ich wert bin.« Dadurch entsteht ein sehr negatives Selbstbild.

Nachfolgend finden Sie zehn Aussagen. In der linken Spalte stehen hemmende Überzeugungen, die sich negativ auf Ihre Widerstandskraft auswirken. Laut Ellis sollten wir stattdessen versuchen, mithilfe der Überzeugungen in der rechten Spalte Entscheidungen zu treffen und danach zu handeln. Dann steigern Sie Ihre Resilienz und Ihr Selbstvertrauen und entwickeln ein positiveres Selbstbild. Schon der griechische Philosoph Epiktet sagte: »Es sind nicht die Dinge selbst, die uns beunruhigen, sondern unsere Vorstellungen und Meinungen von den Dingen.« Albert Ellis teilt diese Auffassung, dass Probleme hauptsächlich entstehen durch die Art und Weise, wie wir die Ereignisse betrachten, die uns widerfahren.

HEMMENDE ÜBERZEUGUNGEN	STÄRKENDE ÜBERZEUGUNGEN
Ich möchte immer respektiert werden.	Ich komme auch ohne Respekt klar. Es ist angenehm, von anderen respektiert zu werden, aber viel wichtiger ist, dass ich mich selbst respektiere.
Ich will alles perfekt machen.	Ich gebe immer mein Bestes, aber niemand macht immer alles perfekt.
Menschen verhalten sich oft unehrlich.	Manchmal verhalten sich Menschen unehrlich – das ist nur menschlich.
In unschönen Situationen muss ich mich immer aufregen.	Ich brauche mir keinen Kopf über Belanglosigkeiten und Details zu machen. Ich akzeptiere, was ich nicht ändern kann.

Die meisten Probleme haben externe Ursachen.	Externe Ursachen können eine Rolle spielen, aber ich achte vor allem auf meine eigenen Möglichkeiten, Probleme zu lösen.
Ich mache mir Sorgen über alles Mögliche, das in der Zukunft passieren könnte.	Niemand kann die Zukunft vorhersagen. Ich bin auf jeden Fall in der Lage, auf mögliche Probleme angemessen zu reagieren.
Ich erwarte, dass andere Menschen eine genauso hohe Selbstdisziplin an den Tag legen wie ich.	Ich strenge mich an und mache alles, so gut ich kann, aber Fehler sind immer möglich. Auch ich bin menschlich und kann nicht ständig diszipliniert sein.
Ich muss mich auf andere verlassen können.	Andere Menschen sind wichtig, aber ich bringe selbst alle wichtigen Fähigkeiten mit, um im Leben weiterzukommen.
Ich zahle heute noch den Preis für schlimme Erfahrungen in der Vergangenheit.	Es ist zwar schade, dass ich Schlimmes erlebt habe, doch jetzt kann ich meine eigenen Pläne verwirklichen.
Ich muss mich ständig mit den Problemen anderer befassen.	Sich um andere Menschen zu kümmern, ist ein toller Charakterzug. Meine Empathie zeichnet mich aus, aber ich kann nicht die ganze Welt verändern. Ich trage meinen Teil dazu bei.

ABBILDUNG 32. Die häufigsten hemmenden Überzeugungen und ihre stärkenden Pendants (Quelle: Albert Ellis und René Diekstra)

Coping: Wie gehen Sie mit Problemen um?

Der Umgang mit diesen Reizen heißt *Coping* (Bewältigung). Es gibt unterschiedliche Bewältigungsstrategien. Durch handlungsorientiertes Coping versuchen wir, unsere Probleme gezielt anzugehen. Das ist der effizienteste Weg: Wir wollen den Stier bei den Hörnern packen und die Ursache des Problems beseitigen. Doch das ist nicht immer möglich. Selbst habe ich zum Beispiel einmal erlebt, wie die Crew eines transatlantischen Flugs uns Passagiere darüber informierte, dass ein ernstes Problem aufgetreten war und das Flugzeug unverzüglich umdrehen musste. In einem solchen Moment liegt Ihr Leben in den Händen der Pilotin oder des Piloten. Auch wenn Sie es wollten, würde niemand zulassen, dass Sie mal eben die Steuerung des Flugzeugs übernehmen. Die meisten Menschen entscheiden sich in einer solchen Situation für emotionsorientiertes Coping. Ich sah meine Mitreisenden zum Beispiel beten, miteinander reden, weinen … All das sind Möglichkeiten, um Angst und Stress abzubauen. Es gibt natürlich noch weitere Möglichkeiten der Stressminderung. Auf die eigene Atmung zu achten und zu meditieren, ist sehr effektiv, genau wie Sport zu treiben, etwas Gesundes und dennoch Leckeres zu essen, das Gespräch zu suchen und sich mit anderen auszutauschen. Sie können auch probieren, sich abzulenken, indem Sie sich schöne Bilder und Erinnerungen vor Augen holen. Oder Sie entscheiden sich für rationales Coping, wobei Sie Informationen über das Problem sammeln, um es besser in den Griff zu bekommen. Die Situation zu erfassen, kann bereits Wunder bewirken.

Schädlich ist hingegen das sogenannte palliative Coping: rauchen, trinken, Drogen konsumieren, Vorräte anhäufen … Damit wirft man im Grunde das Handtuch in den Ring. Man gibt die eigene Autonomie auf und flüchtet sich in Möglichkeiten und Situationen, die man selbst kontrollieren kann.

Resiliente Menschen sind flexibel und wenden je nach Situation unterschiedliche Coping-Strategien an. Auffällig ist jedoch, dass sie überwiegend Methoden wählen, bei denen sie selbst das Ruder in der Hand behalten. Sie möchten ihr Schicksal weder von anderen abhängig machen noch dem Zufall überlassen. Widerstandsfähige Menschen glauben vielmehr, dass sie ihr Leben selbst gestalten können. Mit anderen Worten: Sie entscheiden sich eher für handlungsorientiertes als für palliatives Coping. Sie leben nach der Weisheit, die Franz von Assisi zugeschrieben wird: »Gib mir die Gelassenheit, die Dinge hinzunehmen, die ich nicht ändern kann, den Mut, die Dinge zu ändern, die ich ändern kann, und die Weisheit, um den Unterschied zwischen beidem zu erkennen.«

Menschen mit einer hohen Resilienz haben also auch eine hohe Selbstwirksamkeitserwartung: Sie vertrauen auf ihre Kompetenzen und wissen, dass sie ihr Umfeld beeinflussen können. Laut Albert Bandura, dem Begründer der Selbstwirksamkeitstheorie, gehen sie ihre Probleme eigenständig an und glauben an ihre individuellen Fähigkeiten. Albert Bandura war ein kanadischer Psychologe, der zahlreiche Studien zu Selbstwirksamkeit und Coping durchgeführt hat.

Die vier Cs in Widerstandsfähigkeit

Ein interessantes Modell zum Thema Resilienz stammt von Suzanne Kobasa. Die Forscherin definiert Widerstandsfähigkeit als eine Charaktereigenschaft oder einen Zustand, der durch vier Komponenten gekennzeichnet ist, die im Englischen alle mit C beginnen:

1. *COMMITMENT*, ein Gefühl der Beteiligung, des Engagements. Gemeint ist die Eigenschaft, sich in verschiedenen Bereichen voll einzubringen: bei der Arbeit, im Familienleben, in einer Beziehung, in den verschiedensten sozialen Strukturen. Resiliente Menschen entwickeln gute Beziehungen zu Freunden, Familienmitgliedern und Kollegen. Diese sozialen Netzwerke sind ein hervorragender Puffer gegen Stress. Wir können unsere Verbindungen weiter festigen, indem wir beruhigende und positive Emotionen in den Vordergrund rücken. Im vorigen Kapitel habe ich aufgezeigt, wie wir unsere inneren Ressourcen wie Durchhaltevermögen, Liebe, Vergebung und Gelassenheit fördern können.

2. *CHANGE.* Widerstandsfähige Menschen sind in der Lage, ihre Ansichten zu überdenken und die Standpunkte anderer nachzuvollziehen. Veränderung ist für sie das Normalste auf der Welt.
3. *CHALLENGE.* Resiliente Personen sehen Probleme als Herausforderungen. Sie betrachten Misserfolge und Fehler als Möglichkeiten, zu lernen und sich weiterzuentwickeln.
4. *CONTROL.* Widerstandsfähige Personen nehmen ihr Leben selbst in die Hand. Wir alle stehen immer wieder vor der Entscheidung, eine Opferrolle einzunehmen oder die Schwierigkeiten anzugehen. Resiliente Menschen entscheiden sich dafür, selbst aktiv zu werden. Außerdem verstehen sie Rückschläge als etwas Vorübergehendes. Sie sagen zum Beispiel: »Meinem Kunden hat meine Arbeit dieses Mal nicht so zugesagt«, statt: »Mein Kunde ist mit meiner Arbeit unzufrieden.« Sie glauben an Wachstum und Fortschritt. Statt: »Das kann ich nicht«, denken sie vielmehr: »Ich kann das im Moment noch nicht so gut, aber ich habe die Möglichkeit, viel dazuzulernen.«

Ich möchte dem gerne ein fünftes C hinzufügen: Resiliente Menschen sind *constructive-minded,* sie denken also konstruktiv. Sie verweilen nicht in negativen Emotionen, sondern pflegen ihre kraftvollen inneren Ressourcen wie Mut und Ausdauer, Liebe, Vergebung und Gelassenheit.

ÜBUNG: WIE OPTIMIEREN SIE IHRE WIDERSTANDSFÄHIGKEIT?

Eine kurze Wiederholung der verschiedenen Möglichkeiten, die Polyvagaltheorie in die Praxis umzusetzen:

- ❑ Listen Sie Ihre verschiedenen ventralen Zustände im Laufe eines Tages auf.

- ❑ Erstellen Sie eine Übersicht Ihrer Trigger und Glimmer.
- ❑ Trainieren Sie Ihre Vagusbremse.
- ❑ Machen Sie Übungen zur Steigerung Ihrer Herzratenvariabilität.
- ❑ Trainieren Sie Ihre Herzkohärenz.
- ❑ Üben Sie mit der Methode der Emotionslandschaft.
- ❑ Integrieren Sie Atemmeditationen in Ihren Alltag.
- ❑ Gehen Sie häufig spazieren oder treiben Sie regelmäßig Sport.
- ❑ Versuchen Sie, Ihre Emotionen so zu regulieren, dass Sie im ventral-vagalen Zustand bleiben.
- ❑ Üben Sie, mit anderen zu co-regulieren.

Wenn Sie sich einige dieser Übungen zur Gewohnheit machen, werden Sie schon bald feststellen, dass Ihr Stressreflex nicht mehr so schnell die Kontrolle übernimmt. Sie fühlen sich seltener genötigt, zu kämpfen oder zu fliehen, neigen aber auch weniger dazu, sich von Problemen abzuschotten oder in eine Immobilisation zu verfallen. Im Gegenteil: Bei jeder Herausforderung verfügen Sie über genug Energie, um sie zu meistern. Und wenn Sie einmal gestresst sind, erholen Sie sich rasch wieder davon. Sie werden also durch Ihren ventralen Vagus geschützt. Das macht Sie widerstandsfähig. Mit Widerstandsfähigkeit ist in diesem Kontext gemeint, dass Sie in der Lage sind, schnell zwischen dem vagalen und sympathischen Zustand zu wechseln und dadurch ein ausgeglichenes Leben voller Möglichkeiten, Verbindung und Co-Regulation zu führen. Viele der beschriebenen Übungen haben eine unmittelbare Auswirkung auf den Stressreflex. Menschen, die unter dem schützenden Schild des ventralen Vagus stehen, erleben seltener intensive Stressmomente. Der Vagusnerv bremst den Stress aus. Das hat einen positiven Einfluss auf Ihren Hormonhaushalt: Es wird DHEA produziert und Ihr Cortisolspiegel sinkt. So stärken Sie Ihre Immunabwehr. Dazu sollten Sie die Übungen jedoch regelmäßig durchführen.

Sobald sich eine Infektion in Ihrem Körper ausbreitet, teilt der Vagus dies über Neurozeption sofort den Kerngebieten Ihres Gehirns mit, die für den Umgang mit Stress zuständig sind. Dann wird Cortisol ausgeschüttet und einige Stoffe in Ihrem Gehirn werden in ihrer Arbeit beeinträchtigt. Sie leben unter Dauerstress – und das produzierte Cortisol kann für bestimmte Zellen des Nervensystems schädlich sein.

Es gilt deshalb, Entzündungen erst gar nicht aufkommen zu lassen. Eine dynamische Widerstandsfähigkeit und eine starkes Immunsystem bieten dafür die besten Voraussetzungen. Und natürlich ist es ratsam, bei wiederholten Infektionen, Müdigkeit oder anderen unklaren Symptomen ärztlichen Rat einzuholen. Machen Sie sich aber bewusst, dass ein gut funktionierender ventraler Vagus eine wichtige Ressource bedeutet.

Ihre geistige Fitness hat einen großen Effekt auf körperliche Prozesse und Ihren Hormonhaushalt. Indem Sie Ihre Immunabwehr stärken, erkranken Sie seltener an chronischen Entzündungen. Außerdem können Ihr Körper und Ihr Geist besser interagieren, was Ihre Widerstandsfähigkeit noch weiter verbessert.

10

Vertiefende Übungen für mehr Widerstandsfähigkeit

In den vorangegangenen Kapiteln haben Sie einige grundlegende Übungen kennengelernt. In diesem Kapitel finden Sie nun eine Auswahl weitergehender Übungen. Die meisten basieren auf dem Hervorrufen und Visualisieren Ihrer Trigger und Glimmer. Diese Übungen sind besonders geeignet, um Ihre Widerstandsfähigkeit zu stärken.

Übung 1:
Visualisierungen

»Die besten und schönsten Dinge auf der Welt kann man weder sehen noch hören. Man muss sie mit dem Herzen fühlen.«

HELEN KELLER

Ich möchte Ihnen zwei Visualisierungsübungen näherbringen. Darin wenden Sie *Compassion-Focused Therapy (CFT)* an, eine Therapieform, die darauf abzielt, Mitgefühl bewusst zu fördern. Sie wurde von Paul Gilbert entwickelt und ist sehr wirkungsvoll, wenn es darum geht, Menschen zu helfen, mit schmerzlichen Emotionen, Scham und Selbstkritik umzugehen. Indem man sich selbst und anderen mit mehr Mitgefühl, Nachsicht und Akzeptanz begegnet, kann man besser mit (negativen) Emotionen zurechtkommen, die durch den dorsalen Vagus entstehen. Diese Therapieform spielt in verschiedenen Ansätzen eine Rolle, etwa in der kognitiven Umstrukturierung sowie in Achtsamkeits- und Visualisierungsübungen.

VISUALISIERUNGSÜBUNG 1: VERBINDUNG

Die erste Übung steht im Zeichen der Verbindung. Sie eignet sich besonders für Menschen, die unter emotionalem Stress oder Einsamkeit leiden oder das Bedürfnis nach Körperkontakt verspüren. Mit dieser Übung begeben Sie sich in Ihrem Inneren auf die Suche nach Sanftmut, Milde und Verbindung. Dabei können Sie Ihre Atmung als Werkzeug nutzen, um Mut zu schöpfen und die Signale der Sicherheit zu sehen und anzuerkennen. Diese Übung erfordert einiges an Erfahrung, Sie sollten sie regelmäßig wiederholen. Sie werden dabei feststellen, dass alle möglichen Erfahrungen an die Oberfläche kommen, zum Beispiel eine Wärme, ein Kribbeln, verschiedenste Emotionen. Lassen Sie diese zu.

ÜBUNG

Atmen Sie tief ein, sodass Sie es bis in Ihren Bauch spüren. Ziehen Sie Ihre Schultern kurz hoch, entspannen Sie sie dann wieder und fixieren Sie einen Punkt im Raum. Setzen Sie sich langsam auf einen Stuhl, der Sie gut stützt, oder legen Sie sich auf eine Matte.

Wenn es sich richtig anfühlt, können Sie jetzt Ihre Augen schließen. Achten Sie für einen Moment auf Ihre Atmung und legen Sie eine Hand auf Ihre Brust oder Ihre Herzgegend. Atmen Sie langsam ein und aus, während Sie jeweils bis fünf zählen. Nehmen Sie wahr, wie Luft durch Ihre Nase in Ihren Körper gelangt. Gehen Sie jetzt zur Herzatmung über und richten Sie Ihre Aufmerksamkeit auf Ihre Herzgegend. Spüren Sie, wie Ihr Herz atmet, wie Sauerstoff in Ihre Lungen, Ihren Bauch, Ihr Becken und Ihre Beine strömt. Vielleicht fühlt sich Ihre Stirn nun etwas kühler an. Vielleicht merken Sie, wie sich die kleinen Muskeln in Ihrem Gesicht, Nacken und Hals, in Ihren Armen und Händen, in Ihrer Brust, Ihrem Bauch und Becken und in Ihren Beinen entspannen. Auch Ihre Augenlider und Mundwinkel werden mit jedem Atemzug schwerer. Stellen Sie sich eine schöne Treppe mit zehn Stufen vor, die Sie vor Ihrem inneren Auge sehen. Atmen Sie weiter langsam ein und aus und gehen Sie dabei, wenn Sie möchten, die Treppe hinunter:

- ❑ zehn, neun … entspannt
- ❑ acht, sieben, sechs … noch entspannter
- ❑ fünf, vier, drei … noch ein wenig entspannter
- ❑ zwei, eins und null … völlig entspannt
- ❑ tiefenentspannt

Nun gelingt es Ihnen womöglich, ein einladendes Zimmer zu visualisieren: ruhig, mit schönem Mobiliar, Gemälden, herrlichen Gerüchen und leiser Musik. Von Ihrem Herzen aus dürfte sich jetzt ein angenehmes Gefühl in Ihrem ganzen Körper verbreiten.

Sie sind entspannt, Ihr Körper fühlt sich warm und schwer an. Sie atmen langsam und gleichmäßig.

Rufen Sie eine oder mehrere Personen vor Ihr inneres Auge, denen Sie Zuneigung, Unterstützung oder Liebe zukommen lassen möchten. An diese Menschen zu denken, löst vielleicht Emotionen in Ihnen aus. Nehmen Sie diese einfach nur wahr. Denken Sie daran, dass Sie Ihren geliebten Personen Kraft, Zuversicht und Herzenswärme schicken möchten. Spüren Sie, wie Ihre Welt mit jedem Ein- und Ausatmen größer wird. Durch Ihre Atmung erleben Sie eine Verbindung mit diesen Menschen. Genießen Sie diese Nähe.

Beenden Sie die Übung nach einer Weile, indem Sie langsam die Augen öffnen, den Blick durch den Raum wandern lassen und sich ein wenig bewegen.

VISUALISIERUNGSÜBUNG 2: MIT ÜBERBLEIBSELN UMGEHEN

In einer zweiten Übung lernen Sie, mit »Überbleibseln« umzugehen. Das sind negative Emotionen, die von früheren Traumata herrühren. Einst waren sie nützlich und boten uns eine Form von Sicherheit. Doch nach einem Trauma hinterlassen sie oft Schuld- und Schamgefühle. Der dorsale Vagus bleibt dann unterschwellig aktiv und beeinträchtigt ständig unsere Möglichkeiten der Verbindung. Wir sollten diese Überbleibsel zu einer alternativen Strategie bewegen – einer Strategie, die sich des ventralen Vagus bedient.

Diese Visualisierungsübung beginnt auf die gleiche Weise wie die erste. Zunächst entspannen Sie sich ganz bewusst – Ihr Körper fühlt sich schwer und warm an, Ihre Atmung ist langsam und regelmäßig. Dann können Sie versuchen, mit Ihren »Überbleibseln« in Verbindung zu treten.

ÜBUNG

Atmen Sie tief ein, sodass Sie es bis in Ihren Bauch spüren. Ziehen Sie Ihre Schultern kurz hoch, entspannen Sie sie dann wieder und fixieren Sie einen Punkt im Raum. Setzen Sie sich langsam auf einen Stuhl, der Sie gut stützt, oder legen Sie sich auf eine Matte.

Wenn es sich richtig anfühlt, können Sie jetzt Ihre Augen schließen. Achten Sie für einen Moment auf Ihre Atmung und legen Sie eine Hand auf Brust oder Herzgegend. Atmen Sie langsam ein und aus, während Sie jeweils bis fünf zählen. Nehmen Sie wahr, wie Luft durch Ihre Nase in Ihren Körper gelangt. Gehen Sie jetzt zur Herzatmung über und richten Sie Ihre Aufmerksamkeit auf die entsprechende Gegend. Spüren Sie, wie Ihr Herz atmet, wie Sauerstoff in Ihre Lungen, Ihren Bauch, Ihr Becken und Ihre Beine strömt. Vielleicht fühlt sich Ihre Stirn nun etwas kühler an. Vielleicht merken Sie, wie sich die kleinen Muskeln in Ihrem Gesicht, Nacken und Hals, in Ihren Armen und Händen, in Ihrer Brust, Ihrem Bauch und Becken und in Ihren Beinen entspannen. Auch Ihre Augenlider und Mundwinkel werden mit jedem Atemzug schwerer. Stellen Sie sich eine schöne Treppe mit zehn Stufen vor, die Sie vor Ihrem inneren Auge sehen. Atmen Sie weiter langsam ein und aus und gehen Sie dabei, wenn Sie möchten, die Treppe hinunter:

- ❑ zehn, neun … entspannt
- ❑ acht, sieben, sechs … noch entspannter
- ❑ fünf, vier, drei … noch ein wenig entspannter
- ❑ zwei, eins und null … völlig entspannt
- ❑ tiefenentspannt

In diesem Zustand kann Ihr Herz Kontakt zu den emotionalen Anteilen aufnehmen, die Ihnen Scham- und Schuldgefühle bescheren. Spüren Sie, wie Ihr Atem und Ihre Energie zu diesen Überbleibseln fließen. Vielleicht können Sie fragen, was diese Anteile in diesem Augenblick für Sie bewirken möchten. Wenn Sie eine Antwort bekommen, werden Sie feststellen, dass die emotionalen Komponenten immer noch versuchen herauszufinden, wie sie Sie schützen können, dass sie immer noch für Ihre Sicherheit sorgen wollen, dass sie immer noch nach sicheren Verbindungen suchen. Diese Überbleibsel haben nur Ihr Bestes im Sinn.

Bitten Sie Ihre negativen Anteile nun, einen anderen Weg einzuschlagen. Können sie vielleicht ein Ziel anstreben, das noch wichtiger ist als Sicherheit? Etwa eine Art Vollwertigkeit, einen Zustand, in dem Sie ganz und gar zufrieden, authentisch und milde zu sich selbst sind.

Womöglich sind Ihre Überbleibsel für Sie auf der Suche nach sicheren Verbindungen, die Schuld und Scham keinen Raum geben. Eintracht und Milde, für Sie selbst und andere. Wie fühlt sich das an? Vielleicht fließt jetzt ein warmes Gefühl der Zuneigung gegenüber sich selbst und anderen durch Ihren Körper. So wachsen Sie über sich hinaus: Sie werden größer und stärker.

Nun können Sie diesen Anteilen für all die Möglichkeiten danken, die sie bieten. Spüren Sie, wie es ist, eins mit ihnen zu sein. Spüren Sie, wie Ihre Welt mit jedem Ein- und Ausatmen größer wird. Durch Ihre Atmung erleben Sie eine Verbindung mit Ihren Überbleibseln. Genießen Sie diese.

Übung 2: Storytelling und Metaphern, der ventrale Vagus als Zaubertrank

Geschichten zu erzählen, kann sehr hilfreich sein, um Ihre Widerstandsfähigkeit zu erhöhen. Unser Gehirn ist darauf trainiert, Geschichten zu hören und Bilder zu sehen. Ein Bild sagt mehr als tausend Worte. Diese Übung besteht aus einer Reihe von Bausteinen, die den Zuständen gemäß der Polyvagaltheorie ähneln.

Jede gute Geschichte hat eine Hauptperson, mit der man sich identifizieren kann. Eine Person mit Ecken und Kanten, mit konkreten Ambitionen und Wünschen: ein guter Job oder ein schöner Urlaub, eine Handvoll zuverlässige Freunde, ein Lebenstraum oder ein bestimmtes Ziel. Doch schon bald tun sich Probleme auf. Eine Geschichte, in der alles rundläuft, wird schließlich schnell langweilig. Der flämische Schriftsteller Willem Elsschot wusste schon: »Zwischen Traum und Tat stehn Regeln uns im Weg und praktische Bedenken.« Vielleicht muss sich die Hauptperson mit Menschen herumschlagen, die es auf sie abgesehen haben, mit echten Feinden. Sie fühlt sich unverstanden und stürzt in eine Krise, weiß nicht mehr weiter. Doch dann tut sich eine Lösung auf, in Form von Hilfe oder einer plötzlichen Eingebung. Die Hauptperson fühlt sich wieder verstanden und verwirklicht ihren Traum.

Die Protagonisten einer guten Geschichte haben es nicht leicht. Sie beginnen üblicherweise im ventralen Vagus, landen in einem sympathischen und von dort aus in einem dorsalen Zustand. Doch mit ein wenig Hilfe gelangen sie wieder in einen ventralvagalen Zustand.

Werfen wir einen Blick auf die Geschichte von Lucy. In den 1970er-Jahren wurde in Äthiopien das sehr gut erhaltene Skelett einer Frau gefunden, der man den Namen Lucy gab. Sie war ein ausgestorbener Vormensch der Gattung Australopithecus und lebte im Pliozän, also vor etwa 3,2 Millionen Jahren, in Ostafrika. Damit gehört sie zu den ältesten bekannten *Homini*. Sie war ein primitiver Menschenaffe, und doch stammen wir heutigen Menschen von dieser Gattung ab. Die Ausgrabung inspirierte den französischen Regisseur Luc Besson zum Film *Lucy* (2014), mit Scarlett Johansson und Morgan Freeman in den Hauptrollen. Johansson spielt darin eine junge Frau, in deren Körper eine neuartige Droge freigesetzt wird, die dazu führt, dass ihre Intelligenz immer weiter zunimmt. Unter dem Einfluss der mysteriösen blauen Substanz ist sie plötzlich zu übermenschlichen Leistungen fähig – eine Metapher für die Entwicklung, den Fortschritt unserer Spezies. Der fesselnde und gut umgesetzte Science-Fiction-Film stützt sich auf den Mythos, dass wir nur 10 Prozent unserer Gehirnkapazität nutzen und es daher noch ein großes unerforschtes Gebiet gibt. Morgan Freeman spielt einen Professor der Neurowissenschaften, der in Lucy den »lebenden« Beweis dafür sieht, dass seine Theorie über diese 10 Prozent zutrifft. Doch wie wir nun wissen, benötigen wir keinen Zaubertrank, um 100 Prozent unserer Gehirnkapazität zu nutzen. Wir haben den Vagusnerv.

Der Film erzählt eine recht klischeehafte Geschichte, wie es sich für einen guten Mythos gehört. Viele Menschen möchten nun mal glauben, dass es Substanzen gibt, die sie auf wundersame Weise glücklicher, kreativer, vernünftiger und kognitiv leistungsfähiger machen können. Diese Vorstellung bringt etlichen findigen Geschäftsleuten eine Menge Geld ein.

Doch der Film *Lucy* kann auch helfen, anderen zu verdeutlichen, dass wir sehr wohl die gesamte Kapazität unseres Gehirns nutzen, nicht nur 10 Prozent. Wir können die unglaubliche Kraft des Vagusnervs aufzeigen, der Verbindung und Co-Regulation ermöglicht. Dank dieser Fähigkeiten werden wir Menschen stärker, weil wir Netzwerke bilden und die Kraft Dutzender, ja Hunderter anderer Nervensysteme nutzen können. Das ist die wahre Leistung des Vagusnervs. Das ist der eigentliche Zaubertrank.

Als Menschen haben wir dieser Fähigkeit Flügel verliehen, indem wir Neuronen mittels Synapsen zu großen neuronalen Netzen in unserem Gehirn verbinden (ebenso wie die Tierwelt es tut). Der Vagusnerv bietet zusätzlich enormes Potenzial: Wir können co-regulieren und uns mit den autonomen Nervensystemen anderer Menschen verbinden. Der Vagus ist der heilige Gral, die Superpille, die unsere Gehirnkapazität erweitert. Doch um ihn zu nutzen, müssen wir über das Individuelle hinausgehen und miteinander in Verbindung treten. So betreten wir eine sichere Welt voller Möglichkeiten. Wenn wir co-regulieren und uns vernetzen, wirkt der Vagus wie eine Art Superimpfstoff gegen Egoismus. Das Ergebnis: Unsere Widerstandsfähigkeit nimmt zu und wir gehen gesünder und leistungsfähiger durchs Leben.

Übung 3: Deep Listening, eine Übung in Verbindung

»Halten Sie sich fern von denjenigen, die versuchen, Ihren Ehrgeiz herabzusetzen. Kleingeister tun das immer, aber die wirklich Großen geben Ihnen das Gefühl, dass auch Sie selbst groß werden können.«

MARK TWAIN

Wir wissen um die Bedeutung regelmäßiger Bewegung für unsere Gesundheit. Richtiges Zuhören ist genauso eine wesentliche Voraussetzung, um unser autonomes Nervensystem zu trainieren. Ehrlich und mitfühlend zu sprechen und zuzuhören, gehört zu den wichtigsten Grundfertigkeiten im 21. Jahrhundert. Besonders in Dialogen können wir die Hilfe unseres autonomen Nervensystems sehr gut gebrauchen. Wir können wahrnehmen, in welchem autonomen Zustand sich unser Gegenüber befindet, und darauf eingehen. Das ist echtes Zuhören. Wir müssen lernen zu spüren, was jemand sagt.

Als der damalige US-Präsident John F. Kennedy 1963 eine Rede in West-Berlin hielt, sagte er die legendären Worte: »Ich bin ein Berliner.« Dieser Satz gilt als denkwürdiger Moment im Kalten Krieg und als eines der besten Beispiele für Empathie überhaupt. Kennedy war ein Meister des *Deep Listening*. Seine Botschaft kam an!

Schlechte Zuhörer unterbrechen andere häufig. Sie achten auf deren Worte, aber übergehen ihr eigenes autonomes Nervensystem. Sie verfolgen nicht, was zwischen den Zeilen gesagt wird. Dadurch fühlen sich andere Menschen nicht gehört. Aktives Zuhören schließt die nonverbale Kommunikation mit ein. Sie können die Worte Ihres Gegenübers wiederholen, paraphrasieren und sorgfältig dessen eigentliche Aussage ergründen.

Deep Listening bedeutet nicht nur zuzuhören, sondern auch der Versuch zu fühlen, was andere fühlen, mit ihnen zu co-regulieren und eine Verbindung aufzubauen. Dazu ist es erforderlich, dass Sie offen für die Ansichten anderer sind und mit Bedacht und Respekt antworten. Der ventrale Vagus ist Ihr Wegweiser. Versuchen Sie also, in einen ventral-vagalen Zustand zu gelangen. Nutzen Sie wenn nötig die Vagusbremse. So können Sie problemlos mit einem anderen autonomen Nervensystem co-regulieren, in diesem Fall mit dem Ihrer Gesprächspartnerin oder Ihres Gesprächspartners. Auf diese Weise kommen Sie in Verbindung, auf dieselbe Wellenlänge. Die Gehirnströme der beiden Personen stimmen ihre Rhythmen aufeinander ab. Dieser Rhythmus schafft eine Verbindung zwischen den beiden autonomen Systemen. Dies kann ein Schlüsselfaktor für das Begreifen von Sprache und zwischenmenschlicher Kommunikation sein.

Übung 4: Elevator Pitch, eine Übung für mehr Selbstvertrauen

Ein *Elevator Pitch* ist eine kurze Ansprache, in der Sie sich selbst oder eine Idee in wenigen Sätzen vorstellen. Das kann äußerst wichtig sein, um eine Verbindung herzustellen. Der erste Eindruck zählt; unser Vagus ist beim ersten Kontakt mit anderen besonders aufmerksam. Sie sollten sich also gut vorbereiten.

Der Begriff Elevator Pitch bezieht sich auf die 60 Sekunden, die Ihnen zur Verfügung stehen, wenn Sie zufällig mit einer Person im Aufzug fahren, die Sie beeindrucken möchten. Wenn Ihr Gegenüber an Ihren Worten interessiert ist, möchte er oder sie Ihnen vielleicht weiterhelfen und den nötigen Anschub für Ihr Vorhaben geben.

Wie verkaufen Sie sich oder Ihre Idee? Ihr *Pitch* sollte lang genug sein, um Begeisterung zu wecken, aber kurz genug, um niemanden zu langweilen. Sie möchten zeigen, wer Sie sind, was Sie zu bieten haben und welchen Nutzen andere daraus ziehen können. Gleichzeitig senden Sie Signale der Sicherheit aus und verströmen Zuversicht. Beschreiben Sie enthusiastisch die erfreuliche Zukunft, die sich aus der gemeinsamen Erarbeitung einer Lösung ergeben würde.

Es ist sinnvoll, in wenigen Sätzen einen Elevator Pitch über sich selbst zu formulieren. Diese Sätze können Sie dann regelmäßig wiederholen. Das stärkt Ihr Selbstvertrauen.

ÜBUNG

Schreiben Sie Ihren eigenen Elevator Pitch. Berücksichtigen Sie dabei alle Elemente der Polyvagaltheorie.

Übung 5: Mobilisation

Mobilisation ist entscheidend für die Traumabewältigung. Man muss aber keine schwierigen Körperhaltungen einnehmen, um einen dorsalen Vagus aus seiner dunklen Welt zu befreien. Es reicht schon, sich einfach zu »bewegen«.

Erik Scherder ist Professor für Neuropsychologie an der Freien Universität Amsterdam und Professor für Bewegungswissenschaften an der Universität Groningen. Er hat die Auswirkungen von körperlicher (In-)Aktivität und menschlichen Verhaltensweisen untersucht. Bewegungsmangel kann das Schmerzempfinden verstärken. Und Schmerzen führen dazu, dass man sich noch weniger bewegt. Bewegung hält also unseren Körper und unser Gehirn fit. Je mehr wir uns bewegen, desto aktiver ist unser Gehirn.

Sie brauchen keinen Spitzensport zu treiben. Häufiger mit dem Fahrrad zu fahren oder zu Fuß zu gehen, anstatt das Auto zu nehmen, ist schon eine klasse Entscheidung. Auch Tanzen und Treppensteigen tragen das Ihre bei. Entwickeln Sie eine Routine und versuchen Sie, einige Male pro Woche 30 bis 60 Minuten spazieren zu gehen. Mithilfe eines Schrittzählers können Sie Ihre Fortschritte verfolgen.

Gerade bei Traumata ist es wichtig, gezielt mit bestimmten Körperpartien zu arbeiten und diese sanft zu mobilisieren. Während eines Traumas kommt es zum Beispiel häufig zu Verspannungen im Nacken, insbesondere im Psoas-Muskel. Dieser besteht aus mehreren großen Muskelsträngen, die leicht verkrampfen können. Der Psoas verbindet das Becken zum einen mit dem unteren Rücken, zum anderen mit den Oberschenkeln. Verspannungen des Psoas können die Verdauung und die Fortpflanzungsfähigkeit beeinträchtigen und Schmerzen im unteren Rücken verursachen.

Um Ihren Psoas-Muskel zu entspannen, legen Sie sich mit dem Rücken auf eine Matte, stellen Sie die Füße flach auf und beugen Sie die Knie. Schieben Sie ein kleines Kissen unter Ihren Kopf, aber nicht unter Ihren Nacken. Bewegen Sie nun Ihre Füße weiter in Richtung Ihres Beckens, die Knie werden dabei angewinkelt. Achten Sie darauf, dass Ihre Wirbelsäule gerade bleibt, Ihr Rücken flach auf der Matte liegt und Ihre Arme entspannt sind. Atmen Sie langsam durch die Nase ein und durch den Mund aus. Wenden Sie die 5–5-Atmung an (siehe S. 199). Gehen Sie zur Herzatmung über und denken Sie an positive Emotionen. Lassen Sie all Ihre Emotionen zu, sie müssen einen Weg nach draußen finden. Wenn sich das alles gut anfühlt, können Sie zum nächsten Schritt übergehen: Heben Sie ein Bein an und halten Sie es mit beiden Händen fest. Wechseln Sie eventuell nach einer Weile das Bein.

Danach können Sie eine weitere Übung anhängen: Legen Sie sich wieder in die Ausgangsposition und bringen Sie Ihre Arme hinter Ihren Kopf. Die Handflächen zeigen dabei zueinander. Wenn Sie Ihren Rücken flach gegen den Boden drücken, wirkt das ebenfalls entspannend.

Um Ihre Nackenmuskeln zu lockern, machen Sie ein Doppelkinn. Ziehen Sie Ihr Kinn ein und drehen Sie Ihren Kopf langsam nach links und rechts. Legen Sie dann Ihr rechtes Ohr auf Ihre rechte Schulter. Halten Sie Ihren Kopf wieder mittig und wiederholen Sie die Übung: Das linke Ohr geht zur linken Schulter. Ziehen Sie nun die Schultern hoch und zählen Sie bis drei. Abschließend senken Sie die Schultern behutsam wieder.

Wenn Sie unter leichtem Stress stehen, können Sie diese Übungen selbstständig durchführen. Haben Sie mit einem schweren Trauma zu kämpfen, holen Sie sich besser professionelle Hilfe.

Wichtig: Gehen Sie nie über Ihre Schmerzgrenze hinaus und überanstrengen Sie sich nicht. Lassen Sie sich im Zweifel physiotherapeutisch beraten. Ihr Vagusnerv wird es Ihnen danken.

Übung 6: Storyboard, Ihr vagales Fotoalbum

I'm going to be a mighty king like no king was before
Everybody look left, look right
Everywhere you look, I'm standing in the spotlight

AMANDA GORMAN,
FREI NACH »THE LION KING«

Kunst berührt, verbindet und löst manchmal tiefe Ängste in uns aus. In vielen Kunstwerken bringen kreative Köpfe ihren autonomen Zustand zum Ausdruck. Visuell gestaltende Künstlerinnen und Künstler beweisen, dass ein Bild mit der Kraft des autonomen Nervensystems versehen sein kann. Gute bildende Kunst bewegt die Betrachtenden, überlässt es ihnen aber, die Emotionen selbst zu entdecken. So wird das Rezipieren abstrakter Kunst zu einer Art Übung in Co-Regulation (siehe auch S. 141).

Eine weitere interessante Übung ist die Gestaltung eines *Storyboards*, wie es Regisseurinnen und Regisseure tun. Ein Storyboard ist eine Sequenz von Fotos oder Zeichnungen, die eine Geschichte erzählen – eine effektive Methode, um Informationen visuell zu präsentieren. Mit einem Storyboard können Sie eine Geschichte hervorragend darstellen und die Abfolge von Ereignissen sowie die Energie in jedem Bild und jeder Bewegung zeigen. Eine Geschichte in mehrere kleine Häppchen zu zerlegen, hilft Ihnen, sich auf die autonome Komponente zu konzentrieren. Solche Übungen sind sehr illustrativ und schulen Menschen darin, Geschichten in kurzer Zeit zu erzählen und zu verstehen, indem sie bei jedem Bild kurz innehalten und seine autonome Energie auf sich wirken lassen. Auf diese Weise lernt man alle vagalen Zustände optimal kennen. Das

Ganze ist Übungssache. Jedes Mal, wenn Sie vor einer Statue oder einem Gemälde stehen oder wenn Sie in der Natur unterwegs sind, fragen Sie sich für einen Augenblick, in welchen Zustand Sie diese Szenen versetzen. Wenn möglich, machen Sie ein Foto und bewahren Sie es auf. Wenn Sie in Ihrem »vagalen Album« blättern, gelangen Sie nach einer Weile in den entsprechenden Zustand.

Übung 7: Ehrfurcht, eine Flow-Übung

»Schon mein ganzes Leben lang faszinieren mich die großen Fragen, die sich uns stellen, und ich habe versucht, wissenschaftliche Antworten darauf zu finden. Vielleicht habe ich deshalb mehr Bücher über Physik verkauft als Madonna über Sex.«

STEPHEN HAWKING

Ehrfurcht ist eine Kombination aus Faszination und Respekt mit einer Prise Angst. Wir Menschen fühlen uns winzig klein im Verhältnis zum unendlich großen Kosmos. Doch wir fühlen uns auch mit diesem Kosmos verbunden. Sie können dieses Gefühl genauso beim Lesen eines guten Buches oder eines wundervollen Gedichts erleben, beim Betrachten eines großartigen Gemäldes oder beim Hören herrlicher Musik. Ehrfurcht spürt man aber am deutlichsten in der Natur.

Denken Sie zum Beispiel an El Capitan, die gigantische Felsformation im nordamerikanischen Yosemite Park. Sie ist Ehrfurcht gebietend, besonders wenn Sie Ihrer Fantasie freien Lauf lassen. Wie ist dieses Massiv entstanden, nach Millionen von Jahren mit Erosion, Wind, Gletschern, Regen und Schnee? Sie fühlen sich unbedeutend, aber als Teil dieser überwältigenden Natur. Genau das macht den kombinierten autonomen Zustand aus, den ich weiter vorne als *stillness* bezeichnet habe (siehe S. 143). In diesem Zustand sind der ventrale und der dorsale Vagus gleichzeitig aktiv. Es ist ein Zustand der Immobilisation, aber ohne Angst. Sie können eine Situation in vollen Zügen genießen, ohne leichtsinnig zu werden. Und Sie können nach und nach weitere Elemente des dorsalen Vagus zulassen und erkunden, und zwar auf eine sichere, ruhige Weise.

Ehrfurcht ist eine Erfahrung vergleichbar mit Flow. Die Zeit steht gefühlt still, Sie sind hochfokussiert und glücklich. Wenn Sie ehrfürchtig sind, nehmen Sie alles viel intensiver wahr. Sie fühlen sich dann nicht allein, sondern sind Teil eines großen Ganzen. Ehrfurcht ist eine wichtige Ressource, denn jeder und jede kann sie erleben. Und selbst wenn Sie allein sind, können Sie sich dennoch verbunden fühlen. Eine heilsame Erfahrung.

TIPP

Nehmen Sie sich Zeit, um die Natur zu genießen, ein Museum zu besuchen oder ein gutes Buch zu lesen. Wenn Sie ehrfürchtig sind, machen Sie ein Foto. Notieren Sie sich auch die Titel von schönen Büchern, Gedichten, Gemälden und Musikstücken. Halten Sie all Ihre Gänsehautmomente in einem Tagebuch fest. So lernen Sie in einer sicheren Umgebung auch Ihren dorsalen Vagus kennen.

Übung 8: Vorbilder

Schätzen Sie Ihre Vorbilder, die Menschen, zu denen Sie aufschauen, die in dunklen Momenten Ihres Lebens an Ihrer Seite standen und mit denen Sie auch Ihre Erfolge feiern konnten. Sie haben viel von ihnen gelernt und sind dadurch zu einem besseren Menschen geworden. Der Einfluss Ihrer Vorbilder auf Ihr Leben ist beachtlich. Vielleicht haben diese Menschen Ihnen geholfen, einen Sprung ins kalte Wasser zu wagen, und Sie auf Ihre Fähigkeiten aufmerksam gemacht, auf Ihren Wert als Individuum. Eine solche Person im nahen Umfeld ist ein Geschenk.

Manchmal haben Menschen Prominente oder Helden als Vorbilder, doch die Distanz zu ihnen ist zu groß. Es ist besser, jemanden zu haben, den Sie persönlich erreichen können, der Sicherheit ausstrahlt und mit dem Sie co-regulieren können.

ÜBUNG

Wer sind Ihre Vorbilder und weshalb? Was tun sie? Wie stehen sie im Leben? Welche Bilder sehen Sie, was spüren Sie, welche Wörter oder Klänge hören Sie, wenn Sie an diese Personen denken? Können Sie dieses Gefühl in schwierigen Momenten als Glimmer nutzen? Helfen Ihre Vorbilder Ihnen, den dorsal-vagalen Zustand zu verlassen?

Übung 9: Das ideale Selbst

»Ich habe schreckliche Dinge erlebt, von denen einige sogar tatsächlich passiert sind.«

MARK TWAIN

Die meisten Menschen haben bestimmte Ziele und Ideale. Das ist gut und wichtig, kann aber auch zu einem Selbstbild führen, das nicht mit unserem idealen Selbst übereinstimmt. Es zwängt Sie in eine Version von Ihnen, wie sie sich andere vorstellen. Das »ideale« Selbst ist die Person, die Sie wirklich sein möchten. Um herauszufinden, wer das ist, können Sie sich einige Fragen stellen. Es ist wichtig, regelmäßig innezuhalten und darüber nachzudenken, wer Sie wirklich sein möchten. Was wollen Sie tun? Was bereitet Ihnen Freude im Leben? Wie sehen Sie aus, wenn Sie Ihr ideales Selbst erreicht haben? Was tun Sie dann? Welche Menschen umgeben Sie? Es ist hilfreich, regelmäßig über Ihre Zukunft zu fantasieren. Wer werde ich sein, was werde ich in fünf Jahren, in zehn Jahren und gegen Ende meines Lebens tun? Wie werde ich mich selbst sehen? Werde ich stolz auf mich sein? Unterschätzen Sie nicht die Macht der Visualisierung. Echte Spitzensportlerinnen und Spitzensportler visualisieren die Wettkampfstrecke, die Gegner, ihre Bewegungen. Und sie begehen die Strecke, um sich einen Eindruck zu verschaffen. So können sie sich im entscheidenden Moment ganz auf ihr Handeln konzentrieren.

Fragen Sie sich also regelmäßig, wie Sie wirklich leben möchten. Nehmen Sie Ihr Leben selbst in die Hand und treffen Ihre eigenen Entscheidungen. Ihre Träume und Visualisierungen sind dabei wie Salz und Pfeffer. Mark Twain drückte es so aus: »In zwanzig Jahren wirst du die Dinge bereuen, die du nicht getan hast, anstatt die Dinge, die du getan hast.«

ÜBUNG

Fertigen Sie eine *Bucket List* an und schreiben Sie alles auf, was Sie in Ihrem Leben noch tun möchten. Stellen Sie sich Ihr Leben in fünf Jahren vor. Was werden Sie dann sehen, hören und fühlen, von welchen Menschen werden Sie umgeben sein? Angenommen, Sie hätten keinerlei finanzielle Probleme oder Einschränkungen, was würden Sie dann notieren?

Sich Ihr ideales Selbst vorzustellen, ist eine wirkungsvolle Ressource, um einen ventral-vagalen Zustand zu erreichen. Mit einer solchen Vision leben Sie in einem Glimmer und werden durch Selbstbild und ideales Selbst inspiriert. Rufen Sie sich dieses Bild immer dann ins Gedächtnis, wenn Sie es schwer haben. Fühlt sich Ihre Vision wie eine Herausforderung an, verleiht sie Ihnen Energie? Nutzen Sie die ventrale Vagusbremse und lösen Sie sie noch ein wenig mehr, sodass Sie noch mehr Energie erhalten. Manchmal kommt vielleicht ein Gefühl der Schuld oder des Bedauerns in Ihnen hoch, weil Sie schon »so viel Zeit« verloren haben. Doch es ist nie zu spät, eine Vision und ein Bild Ihres idealen Selbst zu entwickeln. Damit haben Sie in jeder Phase Ihres Lebens eine starke Ressource an Ihrer Seite.

FRAGEN SIE SICH ALSO:

Wie sieht mein Traumleben in fünf bis zehn Jahren aus?
Wie sieht mein Traumjob in fünf bis zehn Jahren aus?
Wer bin ich dann?
Was mache ich dann?

Übung 10: Meditation

Millionen von Menschen meditieren. Zahlreiche wissenschaftliche Studien belegen die vielen positiven Effekte von Meditation. Mithilfe von Meditationstechniken können Sie Grübeltendenzen, Ängste, Panikmomente und Schuldgefühle verringern. Sie schlafen besser, Ihr Blutdruck sinkt und Ihr Verdauungsapparat arbeitet besser. Sie können sich Dinge leichter merken und werden kreativer, da sich in Ihrem Gehirn mehr und leistungsfähigere Verbindungen herausbilden.

Meditieren lässt sich in jedem Alter erlernen. Es gibt unzählige Formen der Meditation. Zum Thema Atemmeditation können Sie das Kapitel über Herzkohärenz erneut lesen. In meinem Buch *Rust voor je brein* (»Ruhe für Ihr Gehirn«) finden Sie umfangreiche Empfehlungen und Beispiele für Meditationsübungen.

Während einer Meditation hört das Gehirn auf zu rattern. Das fühlt sich gut an. Meine Mutter sagte immer, dass sie sich nach dem Bügeln oder Putzen völlig entspannt und kreativ fühlte. Sie meditierte, ohne es zu wissen, und anscheinend fiel ihr das beim Bügeln besonders leicht. Malbücher für Erwachsene lagen eine Zeit lang voll im Trend. Ausmalen, putzen, bügeln: All das können Formen der Meditation sein.

Meditation erhöht den ventral-vagalen Tonus. Nach einer Meditationsphase fällt es Ihnen leichter, mit anderen Menschen zu co-regulieren und eine Verbindung herzustellen. Das macht es einfacher, soziale Netzwerke zu bilden und Kontakte zu knüpfen. Ein hoher ventral-vagaler Tonus verbessert zudem die Herzratenvariabilität.

Barbara Fredrickson von der University of North Carolina untersuchte die Bedeutung des Vagusnervs für das Eingehen von Verbindungen. Gemeinsam mit Bethany Kok vom Max-Planck-Institut für Kognitions- und Neurowissenschaften publizierte sie zum Einfluss von Verbindungen auf den ventral-vagalen Tonus. Fredrickson sieht ihren Vagusnerv als einen Partner, der es ihr ermöglicht, Verbindungen herzustellen. Wenn wir üben, Verbindungen einzugehen, erhöhen wir unseren vagalen Tonus, und ein hoher vagaler Tonus fördert umgekehrt unsere Fähigkeit, Verbindungen einzugehen. Und das wiederum verbessert unsere körperliche und geistige Gesundheit. Wenn wir meditieren, entfernen wir uns vom Computer und von unseren virtuellen Kontakten und hören stattdessen aufmerksam auf uns selbst und unsere Umgebung.

Wie Sie wissen, verläuft der Vagusnerv durch Ihren ganzen Körper. Wenn Sie ihn visualisieren, führen Sie eine Art *Bodyscan* durch. Sie können Ihren Vagus bitten, Gelassenheit, Milde und Ausgeglichenheit zu fördern und keine schädlichen Emotionen zuzulassen. So gelingt es Ihnen womöglich, Angst, Ärger oder Stress zu vermeiden. Das verbessert Ihre Herzratenvariabilität. Wenn Sie mit sich selbst gut umgehen, stärken Sie Ihren Vagusnerv, steigern Ihre Herzkohärenz und schaffen Möglichkeiten für Verbindung.

Fredrickson zeigt auf, dass Meditationsübungen, in denen Sie Freundlichkeit und Milde gegenüber sich selbst praktizieren, den Tonus des ventralen Vagus erhöhen und Aggressionen oder Ressentiments gegenüber anderen verringern. Dies ist ganz einfach: Es genügt, wenn Sie während der Meditation ein wenig Freundlichkeit, Vergebung und Milde an sich selbst und andere »senden«. Richten Sie diese positiven Gefühle an Freundinnen, Bekannte und geliebte Menschen. Beziehen Sie dabei auch Personen mit ein, von denen Sie verletzt oder enttäuscht wurden, und vor allem sich selbst. Machen Sie eine solche Meditation täglich.

Ein zweiter Vorteil von Meditation im Kontext der Polyvagaltheorie ist ihre Auswirkung auf die Neurozeption. Wenn Sie meditieren, lassen Sie alle möglichen Trigger an Ihrem geistigen Auge vorbeiziehen. Sie nehmen diese Reize wahr, reagieren aber nicht darauf. Das ist nur möglich in einer freundlichen, sicheren Umgebung. So trainieren und stärken Sie Ihre Neurozeption.

Es gibt zahlreiche Meditationstechniken. Bekannt sind vor allem solche, bei denen es darum geht, die eigene Aufmerksamkeit gezielt zu lenken. Dabei wird sich auf eine einzige Sache konzentriert. Solche Techniken können hilfreich sein, um Stress, Ängste oder Zorn zu überwinden.

Mit einer Aufmerksamkeitsmeditation fokussieren Sie sich auf die Gefühle, Gedanken oder Wahrnehmungen in Ihrem Körper. Eine *Open-Monitoring*-Meditation stellt Ihre Gedanken, Emotionen, Erinnerungen und Visualisierungen in den Mittelpunkt. Eine *Focused-Attention*-Meditation richtet sich auf die Geräusche, Gerüche, Farben und andere Sinneswahrnehmungen in Ihrer unmittelbaren

Umgebung. Beide Techniken haben das Ziel, dass Sie Ihre Gefühle, Gedanken und Empfindungen auf aktive, aufgeschlossene und unbefangene Weise wahrnehmen. Sie sind also neutral, unvoreingenommen und offen für alles um Sie herum und für alle Gedanken, die in Ihnen aufkommen. Sie achten auf Geräusche, Bilder, Gerüche und Farben in Ihrer Umgebung oder Ihrem eigenen Körper. Sie nehmen Ihre Empfindungen einfach nur wahr, ohne sie zu bewerten.

Beispiele für Achtsamkeitsmeditationen sind *Mindfulness-*, *Vipassana-*, Bodyscan- und *Loving-Kindness*-Meditationen sowie Kombinationen dieser Techniken. Sie können ein Mantra aussprechen, während Sie sich auf die Schwingungen in Ihrem Körper oder andere Empfindungen konzentrieren.

Viele Meditationsübungen bestehen aus einer Kombination von Focused-Attention- und Open-Monitoring-Techniken. Ich bin selbst ein großer Fan von Meditationen, die Atmung und Selbstmitgefühl (Loving-Kindness-Meditationen) in den Fokus rücken, weil sie so einfach sind und sich zugleich äußerst positiv auf das polyvagale System auswirken. Ein großer Vorteil ist, dass Sie keinerlei Hilfsmittel benötigen und die Übungen immer und überall ausführen können. Sobald Sie die Technik einmal beherrschen, können Sie sie in kleinen Frustmomenten, während eines Streits oder kurz vor einem wichtigen Termin anwenden.

Möchten Sie es auch ausprobieren? Geben Sie sich dafür Zeit. Wählen Sie eine Übung oder Meditationstechnik, mit der Sie sich wohlfühlen – und dann heißt es üben, üben, üben. Am besten üben Sie mindestens zweimal täglich für je 15 bis 20 Minuten. Nach einigen Monaten werden Sie die positiven Effekte bemerken: eine ausgewogenere Verdauung, ein gesteigertes allgemeines Wohlbefinden und eine bessere Schlafqualität. Meditationsübungen lassen sich prima mit der 4–7–8-Atmung (siehe S. 146) und der Visualisierungsübung für mehr Verbindung (siehe S. 221) kombinieren.

ÜBUNG

Setzen Sie sich entspannt hin, schließen Sie die Augen und richten Sie Ihre Aufmerksamkeit nach innen. Nehmen Sie die Gedanken, die in Ihnen aufsteigen, wahr wie einen vorbeifließenden Fluss. Lösen Sie sich von ihnen, entfernen Sie sich ein wenig vom Fluss und setzen Sie sich auf den Deich. Beobachten Sie einfach nur. Manchmal kommen neue Gedanken hinzu, dann fließt der Fluss schneller. Lassen Sie sich nicht ablenken. Bewerten Sie Ihre Gedanken nicht als »gut«, »schlecht« oder »störend«, selbst wenn Sie plötzlich einen Juckreiz oder Schulterschmerzen spüren oder ein lautes Geräusch hören. Nehmen Sie auch solche Elemente wahr und lassen Sie sie zu. Für gewöhnlich verschwinden diese neuen Empfindungen dann wieder und Sie sitzen erneut entspannt am Flussufer und beobachten Ihre vorbeifließenden Gedanken.

Als begleitende, vertiefende Übung empfehle ich Ihnen dieses Video: www.youtube.com/watch?v=VHu5ZAA0HYw

Übung 11: SWOT-Analyse

SWOT ist ein Akronym und steht für *Strengths* (Stärken), *Weaknesses* (Schwächen), *Opportunities* (Chancen) und *Threats* (Risiken). Bei der SWOT-Analyse handelt sich um eine bekannte Technik, die häufig in Unternehmen eingesetzt wird, um beispielsweise die Marktchancen eines neuen Produkts zu beurteilen. Doch auch Sie können problemlos eine SWOT-Analyse Ihrer eigenen Stärken und Schwächen sowie Ihrer persönlichen Chancen und Risiken erstellen, um Stress besser zu bewältigen.

Der Urmensch kannte drei Reaktionsmöglichkeiten: angreifen, sich schnellstmöglich aus dem Staub machen oder ängstlich abwarten und sich klein machen, in der Hoffnung, nicht bemerkt zu werden. Wenn diese Schutzmechanismen nicht funktionierten, war er geliefert. Eine Stressreaktion verlieh ihm die nötige Wachsamkeit und Kraft, um zum richtigen Zeitpunkt und auf die richtige Weise zu reagieren. Jeder Fehler konnte tödlich sein.

Heutzutage haben wir es mit einer anderen Art von Stress zu tun. Lebensbedrohliche Situationen kommen nur noch selten vor, aber dafür gibt es alle möglichen neuen und ziemlich komplexen Probleme. Wir alle sind allmählich zu Wissensarbeitern und -arbeiterinnen geworden. Das hat zur Folge, dass wir nie genau überblicken können, wann unsere Arbeit vollständig abgeschlossen ist und wann wir ausreichend hohe Qualität geliefert haben. Die Ursachen von Stress sind heute viel subtiler. Es dauert deutlich länger, bis wir wissen, ob wir richtig damit umgegangen sind. Gleichzeitig haben wir jetzt aber auch mehr Möglichkeiten, aus unseren Fehlern zu lernen.

Versuchen Sie, in Abbildung 33 die drei Komponenten des autonomen Systems zu finden. Analysieren Sie dazu zunächst Ihre Stärken und Schwächen sowie Ihre Chancen und Risiken. Eine solche SWOT-Analyse kann Ihnen helfen herauszufinden, was Sie tun können, um Ihr Risiko eines Burn-outs zu verringern.

Benennen Sie Ihre positiven Seiten (Ihre Stärken) und Ihre negativen Seiten (Ihre Schwächen). Werfen Sie dann einen Blick auf Ihr Umfeld: Wo liegen dort Ihre Chancen und Risiken? Schreiben Sie diese in das Diagramm und notieren Sie jeweils, ob Sie sich dabei im ventral-vagalen Zustand, im dorsalen Zustand oder in einem Stresszustand (Sympathikus) befinden.

Fragen Sie sich anschließend, was Sie tun können, um eine Schwäche in eine Chance zu verwandeln. Kann eine Ihrer Ressourcen dabei helfen? Können Sie die Vagusbremse, Ihre Herzkohärenz oder eine Atemmeditation nutzen?

	POSITIV	NEGATIV
INTERN	STÄRKE	SCHWÄCHE
EXTERN	CHANCE	RISIKO

ABBILDUNG 33. SWOT-Analyse

IHRE PERSÖNLICHE SWOT-ANALYSE

1. Ihre Stärken

Definieren Sie Ihre Ziele, Ihre Mission. Bevor Sie etwas in Angriff nehmen, sollten Sie genau wissen, was Sie erreichen wollen – und zwar ohne Angst vor dem Scheitern zu haben. Wo liegen Ihre Stärken?

2. Ihre Schwächen

Was könnte Sie aufhalten? Neigen Sie zu Prokrastination? Sind Sie perfektionistisch? An welchen Ihrer Eigenschaften möchten Sie unbedingt noch arbeiten?

3. Ihre Chancen

Welche Möglichkeiten bieten sich? Welche Menschen können Sie kennenlernen? Wer oder was motiviert Sie? Was sind Ihre Stärken, welche Ressourcen haben Sie? Gibt es Freunde oder Bekannte, die Ihnen helfen können? Möchten Sie noch eine bestimmte Fähigkeit erlernen?

4. Ihre Risiken
Gibt es Menschen oder äußere Umstände, die Sie ausbremsen können?

Übung 12: Mapping

»Die Landkarte ist nicht das Gebiet.«
ALFRED KORZYBSKI

Viele Menschen empfinden es als hilfreich, ihre Erfahrungen in einer Art Landkarte zu erfassen. Das macht es einfacher, mithilfe von Orientierungspunkten den richtigen Weg zu finden. Wenn wir die Welt aus der Perspektive des polyvagalen Systems betrachten, benötigen wir mindestens drei Karten:

- Zunächst einmal brauchen wir eine Landkarte, die uns hilft zu erkennen, wo wir uns befinden: im dorsalen Vagus, im sympathischen Nervensystem oder im ventralen Vagus?
- Eine zweite Karte dient dazu, unsere Trigger und Glimmer zu lokalisieren. Wo liegen die Bedrohungen, die uns in den dorsalen Vagus versetzen, und wo die positiven Erfahrungen, die den ventralen Vagus aktivieren?
- Schließlich zeigt uns eine dritte Karte, wo sich die Ressourcen befinden, die uns helfen können, durch das gesamte System zu navigieren. Befinden Sie sich in der Gegenwart, in der Vergangenheit oder in der Zukunft? Kann ich eine Verbindung herstellen, co-regulieren? Was kann ich selbst tun und wobei benötige ich Hilfe?

Manche Menschen entwerfen besonders kunstvolle Karten, was an sich schon eine Therapie darstellt, andere wiederum halten es simpel. Dafür gibt es keine Regeln – Hauptsache, Sie legen los.

Ziel der Mapping-Übung ist es, dass Sie immer eine »kritische Masse« an ventral-vagaler Energie zur Verfügung haben, wodurch Sie den sympathischen und den dorsal-vagalen Zustand sicher aktivieren können. Dann sind Sie in der Lage, sich auch in diesen beiden Zuständen aufzuhalten, ohne von ihnen übermannt zu werden. So können Sie fast mühelos zwischen den Zuständen wechseln und in der Folge Ihre Widerstandsfähigkeit erhöhen.

Mapping ist eine der wichtigsten Übungen, um die Systematik Ihres eigenen autonomen Systems zu erfassen. Dazu sollten Sie sie mehrere Monate lang anwenden und Ihr Leben lang verfeinern. Wenn Sie Ihre eigenen autonomen Zustände eine Weile bewusst abbilden, fällt es Ihnen auch leichter, die Signale von Sicherheit und Gefahr in Ihren Mitmenschen wahrzunehmen. Dann können Sie sogar Landkarten für andere erstellen. Das fördert Co-Regulation und Verbindung. Sie werden feststellen, dass nicht die Erlebnisse, sondern die unterschiedlichen Stimmungslagen Ihrer Mitmenschen von Bedeutung sind. Sie lernen, anderen mehr Milde und Wertschätzung entgegenzubringen.

ÜBUNG

Halten Sie für jeden autonomen Zustand fest, wie sich dieser anfühlt. Was sagen Sie, was hören Sie, was denken Sie? Wer sind Sie dort? Wie sieht die Welt aus? Wie blicken Sie auf andere Menschen? Im ventralen Zustand könnten Sie beispielsweise sagen: »Ich fühle mich sicher, ich bin freundlich, die Welt ist einladend und voller Energie.« Auch im sympathischen Zustand steht Ihnen eine Menge Energie zur Verfügung, aber zugleich nehmen Sie die Umwelt als bedrohlich wahr. Denken Sie dann an Momente, in denen Sie sich in einem solchen sympathischen Zustand befanden und unter großem Stress standen.

Holen Sie sich mithilfe der Vagusbremse nun gerade genug Energie, um in einen spielerischen Zustand zu kommen, in einen Flow. Am besten beginnen und beenden Sie solche Übungen im ventralen Vagus.

Ein ventral-vagaler Zustand ist also im Idealfall der Ausgangspunkt. Versuchen Sie von dort aus, in einen sympathischen Zustand zu gelangen. Dank der Vagusbremse dürfte Ihnen das recht leichtfallen. Hier ist jedoch reichlich Energie vorhanden, und es besteht die Gefahr einer Stressreaktion, wenn man die Bremse vollständig löst. Doch genau das können Sie jetzt tun, denn Sie möchten diesen Zustand schließlich erforschen. Sie machen sich auf die Suche nach den Triggern, die Sie hierhin geführt haben, und beantworten erneut die Frage: »Wer bin ich hier, wie blicke ich auf andere und wie sieht die Welt hier aus?« Vielleicht fühlen Sie sich wie gejagt, rennen verzweifelt lauter Deadlines hinterher und halten andere Menschen für Wölfe, die Sie hetzen, und die Welt für einen großen, unbarmherzigen Wettkampf.

Schließlich versuchen Sie, in einen dorsalen Zustand zu gelangen. Das gelingt vielleicht nicht ohne Widerstand, denn es ist eine dunkle, unangenehme Daseinsform. Sie möchten den dorsalen Zustand jedoch gerne erreichen, weil Sie mögliche Trigger dann besser erkennen können. Was versetzt Sie in einen dorsalen Zustand? Ist es Demütigung, nicht gesehen zu werden, Zurückweisung? Oder ein vergangenes Trauma?

Im dorsalen Zustand sind Sie unsichtbar und stumm. Sie nehmen andere Menschen als große Bedrohung wahr. Es ist daher wichtig, nicht zu lange im dorsalen Zustand zu verweilen, sondern schon bald in den ventralen Zustand zurückzukehren.

VENTRAL sicher Verbindung	Auf der Suche nach Glimmern Was hat mich in diesen Zustand versetzt? Wer bin ich? Wer sind die anderen? Wie ist die Welt?
SYMPATHISCH Energie Kampf oder Flucht	Auf der Suche nach Triggern Was hat mich in diesen Zustand versetzt? Wer bin ich? Wer sind die anderen? Wie ist die Welt?
DORSAL keine Energie Kollaps Dissoziation	Auf der Suche nach Triggern Was hat mich in diesen Zustand versetzt? Wer bin ich? Wer sind die anderen? Wie ist die Welt?

Mapping hilft dabei, sich auf den autonomen Zustand zu konzentrieren, auf die Empfindungen statt auf eine Darstellung der Wirklichkeit. Es sind die Empfindungen, die zählen. Ihre persönliche Landkarte können Sie mit Ihrem Therapeuten oder Ihrer Therapeutin teilen oder mit anderen Personen, die mit der Polyvagaltheorie vertraut sind. Sie müssen gar nicht über all das Erlebte sprechen, zeigen Sie einfach Ihre Landkarte und erzählen Sie, wie es sich anfühlt, die unterschiedlichen Gebiete darauf zu erkunden.

Wenn es Ihnen schwerfällt, selbst eine Landkarte zu entwerfen, holen Sie sich professionelle Hilfe. Eine Therapeutin oder ein Therapeut kann Sie außerdem dabei unterstützen, sicher zwischen Ihren autonomen Zuständen zu navigieren. Das Wechseln zwischen den Zuständen ist für manche Menschen nämlich sehr schwierig und kann zu längeren Phasen der Unsicherheit führen. Ihre Therapeutin oder Ihr Therapeut kann Sie in diesem ganzen Prozess begleiten und unterstützen.

Übung 13: Circle of Influence

Stephen Covey hat das Modell des *Circle of Influence* entwickelt. Anhand dieses Kreises erläutert er, wie wir unseren Einflussbereich vergrößern können.

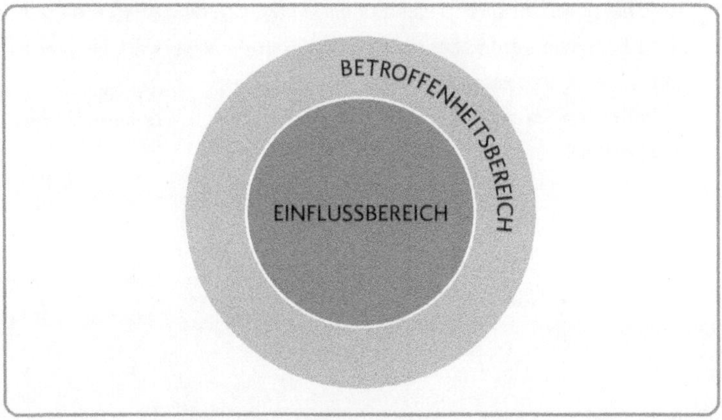

ABBILDUNG 34. Circle of Influence

Alles, womit Sie sich beschäftigen, fällt in Ihren Betroffenheitsbereich: eine Pandemie wie Corona, Ihre persönliche Arbeitsorganisation, Kriege in anderen Teilen der Welt, das Wohlbefinden der Menschen in Ihrem Umfeld …

Im kleineren Kreis, Ihrem Einflussbereich, befindet sich alles, was Sie selbst beeinflussen können. Je größer Ihr Einflussbereich, desto seltener sind Sie ein Opfer der Umstände und desto fester halten Sie die Zügel Ihres Lebens in der Hand. Versuchen Sie daher immer, Ihren Einflussbereich zu erweitern. Wenn dieser Kreis größer wird, nimmt auch Ihre Widerstandsfähigkeit zu. Und so gelangen Sie schneller in einen optimalen ventral-vagalen Zustand.

ÜBUNG

Erstellen Sie eine Liste mit allem, was Sie direkt beeinflussen können. Worin besteht Ihr Einfluss? Bereitet er Ihnen Freude?

Erstellen Sie eine zweite Liste mit allem, was in Ihrem Betroffenheitsbereich liegt, worauf Sie aber keinen oder nur begrenzten Einfluss haben.

Sehen Sie sich beide Listen an: Was möchten Sie ändern? Was sind Sie dafür bereit zu tun? Welche hemmenden Überzeugungen halten Sie zurück? Wie werden Sie die Polyvagaltheorie anwenden, um Ihren Einflussbereich zu vergrößern?

Erarbeiten Sie schließlich einen Handlungsplan. Wer kann Ihnen dabei helfen?

11

Die Polyvagaltheorie in anderen Forschungsgebieten

In diesem letzten Kapitel möchte ich auf einige wichtige Entwicklungen eingehen, die derzeit umfassend untersucht werden und bei denen die Polyvagaltheorie eine wichtige Rolle spielen kann.

Autismus-Spektrum-Störung und die Polyvagaltheorie

Das Leben im Allgemeinen und insbesondere das Leben in unserer VUCA-Welt (Volatile – Uncertain – Complex – Ambiguous) sowie Übergänge in neue Lebensabschnitte bringen zahlreiche Herausforderungen in Bezug auf Kommunikation, soziale Interaktion,

Organisation und Planung mit sich. Diese Herausforderungen verlangen ein hohes Maß an Wissen, Fähigkeiten und Flexibilität. Unsere Vorstellungskraft ist gefordert – die Fähigkeit, aus gewohnten Routinen auszubrechen und mit Verlusten und Veränderungen umzugehen. Menschen mit Autismus haben aufgrund ihrer spezifischen Probleme in diesen Bereichen häufig Schwierigkeiten, mit unvorhersehbaren, unsicheren, komplexen und mehrdeutigen Situationen zurechtzukommen.

Deshalb wird im Folgenden kurz erklärt, was Autismus nach heutigem wissenschaftlichen Verständnis und Kenntnisstand genau ist. Außerdem folgen einige Überlegungen zur Polyvagaltheorie und ihren in diesem Buch besprochenen Anwendungsmöglichkeiten. Vielleicht tragen sie zu mehr Lebensqualität für Menschen mit Autismus bei.

Was ist Autismus eigentlich? Heutzutage gilt er als eine komplexe neurobiologische Entwicklungsstörung. Man wird damit geboren und hat es sein ganzes Leben lang. Autismus ist weitgehend unabhängig vom Intelligenzniveau und äußert sich in sehr unterschiedlichen Verhaltensweisen. Nahezu eine von 100 Personen hat Autismus.

Autismus ist das Ergebnis von Wechselwirkungen zwischen genetischen, neurobiologischen, neuropsychologischen und verhaltensbezogenen Faktoren sowie Umgebungsbedingungen.

Menschen mit Autismus zeigen häufig bestimmte Verhaltensweisen. Zu diesen äußeren Merkmalen von Autismus, die wir beobachten können, gehören:

- Schwierigkeiten bei der Kommunikation und der sozialen Interaktion; Aussagen werden wörtlich aufgefasst, Doppeldeutigkeiten oder Witze nicht immer verstanden; Schwierigkeiten, einer Unterhaltung zu folgen; Menschen mit Autismus verlieren sich häufig in Details und Fakten, sind zu ungezwungen oder im Gegenteil extrem zurückhaltend in der Interaktion mit anderen, sind zu direkt, reagieren in einer bestimmten Situation auf unerwartete oder unangemessene Weise, bleiben auf Distanz.

- Probleme, Freundschaften und Beziehungen einzugehen und aufrechtzuerhalten; Teamarbeit fällt schwer
- Starre Verhaltensmuster und Reaktionen, ausgeprägtes Bedürfnis nach Regelmäßigkeit und festen Routinen, Beharren auf den eigenen Überzeugungen, geringe Kompromissbereitschaft, spezifische Interessen, Abblocken anderer, Ärger über Veränderungen, hohes Gerechtigkeitsbedürfnis
- Schwierigkeiten, das eigene Leben zu strukturieren, Pläne für die Zukunft zu schmieden, die eigenen Finanzen im Blick zu behalten; langsames Erledigen alltäglicher Dinge; Probleme, eine Tätigkeit zu beginnen oder zu beenden, die Zeit einzuschätzen; Handlungsunfähigkeit
- Menschen mit Autismus verbringen gerne viel Zeit alleine.
- Über- oder Unterempfindlichkeit der Sinne: Personen mit Autismus sind häufig überfordert durch bestimmte Geräusche, Lichtreize, Gerüche, Eindrücke und Bilder; manche werden ungern durch andere Menschen oder deren Kleidung berührt; manche sind eigen in Bezug auf Textur oder Geschmack von Essen; andere haben Schwierigkeiten, Reize der inneren Organe wahrzunehmen (Hungergefühl, Schmerzen ...); manchen fällt es schwer, sich den Wetterbedingungen entsprechend zu kleiden; andere haben Probleme, gleichzeitig etwas zu sehen und zu hören.
- Manche Menschen mit Autismus haben Schwierigkeiten, ihre Vorstellungskraft zu nutzen und Entscheidungen zu treffen.

Natürlich haben Personen mit Autismus nicht nur mit Schwierigkeiten zu kämpfen, sondern verfügen auch über Stärken wie individuelle Talente, ein Auge fürs Detail, analytisches Denkvermögen, Aufrichtigkeit, logisches Argumentieren und kreative Lösungsfindung.

Wir können das Verhalten, das »Äußere« des Autismus, nur verstehen, wenn wir die Ursache dafür betrachten, nämlich das »Innere« des Autismus, das autistische Gehirn.

Aus neuropsychologischer Sicht gibt es mehrere Erklärungen für das Verhalten von Menschen mit Autismus und das, was in ihrem Gehirn vor sich geht. Menschen mit Autismus verarbeiten Informationen auf eine andere Weise, sie nehmen die Welt anders wahr und verstehen sie anders:

- *Theory of Mind*: Menschen mit Autismus fällt es schwerer, Gedanken, Wissen, Überzeugungen, Erwartungen, Emotionen, Gefühle und Absichten bei anderen und sich selbst zu erkennen, vor allem wenn diese nicht explizit deutlich gemacht werden. Das kann zu Problemen führen, wenn es darum geht, intuitiv und schnell empathisch zu denken, sich in andere hineinzuversetzen und Rücksicht auf sie zu nehmen. Normalbegabte Menschen mit Autismus versuchen ihre Intelligenz einzusetzen, um die Absichten hinter Botschaften zu erkennen. So kompensieren sie ihre Schwächen häufig über geradlinige Schlussfolgerungen (wenn A, dann B). Diese berücksichtigen oft nicht den Kontext und sind daher nicht immer richtig. Ein Beispiel: Menschen schreien sich auf der Straße an. Wenn Menschen sich anschreien, bedeutet das aber nicht immer, dass sie wütend aufeinander sind. Viel Umgebungslärm oder ein großer Abstand zwischen den beiden kann auch der Grund dafür sein.
- Exekutive Funktionen: Manche Menschen mit Autismus haben Schwierigkeiten, die geeignetste Strategie zur Lösung eines »Problems« zu wählen, durchzuplanen, auszuführen, zu bewerten und anzupassen. Auch kann es ihnen schwerfallen, alltägliche Handlungen oder ihnen zugewiesene Aufgaben zu meistern. Sie neigen dazu, sich auf eine Lösungsmöglichkeit zu versteifen, die sie jedes Mal anwenden, ohne den Kontext in Betracht zu ziehen.

- Zentrale Kohärenz: Viele Menschen mit Autismus tun sich schwer, intuitiv und spontan den Zusammenhang zwischen Dingen oder Ereignissen zu erkennen. Sie konzentrieren sich stärker auf Details. Es gelingt ihnen häufig nicht, zwischen Einzelheiten zu unterscheiden, die für die Deutung einer Situation wichtig oder unwichtig sind.
- Kontextsensitivität: Das Gehirn von Menschen mit Autismus ist nicht besonders gut darin, Bedeutungen spontan, unbewusst und blitzschnell zu erfassen. Die Welt ist mehrdeutig, und die Bedeutung dessen, was man wahrnimmt, hängt von dem Kontext ab, in dem man sich befindet: Eine erhobene Hand kann eine Begrüßung, eine Aufforderung zum Innehalten, eine Frage oder etwas ganz anderes bedeuten. Tränen können ein Zeichen für Traurigkeit, Schmerz, Freude, Augenprobleme, kalten Wind und noch viel mehr sein. Menschen mit Autismus entnehmen dem Kontext weniger Informationen, insbesondere wenn dieser vage, unklar und variabel ist. Sie neigen dazu, eindeutige Zusammenhänge herzustellen: eine Beobachtung = eine Bedeutung. Menschen mit Autismus haben häufig das Bedürfnis, ihre Wahrnehmungen rational zu begründen, was viel Energie und Zeit in Anspruch nimmt.
- Die Vorhersagefähigkeit des Gehirns: Wissenschaftlerinnen und Wissenschaftler haben herausgefunden, dass das klassische »Computer«-Modell unseres Gehirns als Empfänger von Reizen mittels unserer Sinne (Input – Processing – Output) nicht zutrifft. Gemäß der neuen Theorien sollten wir vielmehr vom vorhersagenden, prädikativen Gehirn sprechen. Unser Gehirn sagt voraus, wie eine bestimmte Situation, in der wir uns befinden, wohl aussehen wird, befiehlt unseren Sinnen zu überprüfen, wie gut diese Prognose war, verarbeitet etwaige Fehler in der Aussage, erstellt wenn nötig eine neue Vorhersage und steuert unser Verhalten entsprechend. In der Wissenschaft wird Autismus zunehmend als eine Störung der Vorhersagefähigkeit des Gehirns angesehen.

Die Wahrnehmungsprobleme, die Menschen mit Autismus an den Tag legen, sind das Ergebnis einer Störung der Entwicklung ihres Gehirns. Vermutlich hängt Autismus mit einer anomalen Funktion und Interaktion mehrerer Gehirnareale zusammen. Das wird weiterhin intensiv erforscht.

Für Menschen mit Autismus ist die Welt verwirrend, unberechenbar und schwer zu verstehen. Das sorgt für Dauerstress. Die Energie, die ihnen ständig abverlangt wird, beeinträchtigt ihre Gesundheit und Lebensqualität erheblich. Sie sind besonders anfällig für Stress- und Angstsymptome, Depressionen, Niedergeschlagenheit, übermäßiges Grübeln, Schlafprobleme, Minderwertigkeitsgefühle, körperliche Beschwerden wie Kopfschmerzen, Müdigkeit, Magenschmerzen, Essstörungen, körperliche und emotionale Erschöpfung sowie Burn-out.

BEZUG ZUR POLYVAGALTHEORIE

Menschen mit Autismus weisen Probleme mit der Neurozeption auf. Sie nehmen viele Signale der Unsicherheit wahr und empfinden die Welt als bedrohlich. Sie verweilen allzu oft in einem Zustand chronischer Aktivierung des sympathischen Nervensystems sowie in einem dorsalen Zustand der Erstarrung, des Kollapses, der Immobilisation und Dissoziation.

Heilen lässt sich Autismus gegenwärtig noch nicht. Es gibt weltweit jedoch verschiedenste Therapiemöglichkeiten.

Die Methode der belgischen Organisation Autisme Centraal bietet einen Orientierungsrahmen mit sechs Grundprinzipien für die Begleitung von Erwachsenen und die Erziehung von Kindern mit Autismus. Im Mittelpunkt steht die Verbesserung der Lebensqualität der Betroffenen. Das Schaffen einer Grundruhe ist ein wichtiges Element dieser Methode. Durch Anpassungen in der

Umgebung sowie konkrete und klare Kommunikation wird versucht, für Ruhe und Vorhersehbarkeit zu sorgen. Die Personen erlernen Strategien, um sich selbst zu beruhigen, sodass sie in der Lage sind, auch in sozialen Kontexten zu entspannen.

Selbstständig Erholungsphasen einzulegen, und genau das schon von klein auf zu lernen, ist ein weiterer Schlüssel zur Bewältigung der großen Herausforderung, die soziale Interaktion für Menschen mit Autismus darstellt.

Sowohl die Basisruhe als auch Erholungsphasen sind im Zusammenhang mit dem ventralen Vagus zu betrachten. Den Vagusnerv mithilfe der Vagusbremse und Atemübungen zu kräftigen, kann helfen, Stressreaktionen abzumildern und zur Ruhe zu kommen.

Glimmer wie Komplimente bekommen, den eigenen Interessen nachgehen, Anerkennung erfahren, seine Talente einsetzen können und dafür Wertschätzung erhalten – das sind ebenfalls wichtige Quellen positiver Energie für Menschen mit Autismus. Sinnesreize in kleinen Dosen zu genießen, kann zur Entspannung beitragen.

Autismusfreundliche Kommunikation und Anpassungen der Umgebung, die darauf ausgerichtet sind, Übersichtlichkeit und Vorhersehbarkeit zu schaffen, und ein Augenmerk auf den Flow sind äußerst wichtige Ressourcen für Menschen mit Autismus. Bewegung, Sport, angepasste Kinesiotherapie/Physiotherapie etc. sind ebenfalls hilfreich für Personen mit Autismus, um die richtigen Signale an ihr Gehirn zu senden.

Ein stärkerer ventraler Vagus sorgt für eine bessere Neurozeption, ein tieferes Gefühl der Sicherheit, mehr Gelassenheit und mehr Möglichkeiten, mit der Welt und mit anderen Menschen in Verbindung zu treten. Der Vagus öffnet auch Türen, um neue Fähigkeiten zu erlernen. Doch für Menschen mit Autismus bedeutet ein stärkerer ventraler Vagus vor allem, dass sie in unserer chaotischen Welt funktionieren und überleben können.

Psychologische Sicherheit

»Ich liebe Kritik, aber ich muss damit einverstanden sein.«

MARK TWAIN

Wenn Menschen in einer Gemeinschaft leben, in der sie sich sicher und wertgeschätzt fühlen, sind sie glücklicher und gesünder. Schon unsere entfernten Vorfahren wussten, dass hierin der Schlüssel zu einem längeren Leben liegt. Tiefes Vertrauen zwischen den Mitgliedern einer Gemeinschaft – einschließlich ihrer Leitfiguren – vermittelt ein Gefühl der psychologischen Sicherheit.

Simon Sinek ist ein inspirierender Redner und der Autor von fünf international bekannten Büchern, darunter *Frag immer erst: warum* und *Das unendliche Spiel*. Auch hielt er einen fesselnden Ted-Talk zum Thema »Warum gute Anführer einem Sicherheit geben«. Darin spricht er über William Swenson, einem Oberstleutnant der United States, der 2009 für seine Verdienste in Afghanistan mit der Medal of Honor ausgezeichnet wurde. Swenson war dort Teil einer Kolonne, die in einen Hinterhalt geriet. Er riskierte sein Leben, um seine verwundeten Kameraden zu retten. Warum sind Männer und Frauen wie Swenson bereit, ihr Leben für andere zu geben? Handeln sie aus Pflichtbewusstsein? Die Antwort der Soldatinnen und Soldaten lautet ausnahmslos: »Weil sie das Gleiche für mich tun würden.« Diese Aussage ist ein Zeichen von tiefem Vertrauen. Während der militärischen Ausbildung werden Teamgeist, Zusammenarbeit sowie unerschütterliches Vertrauen ineinander und in die Vorgesetzten besonders gefördert.

Am 15. Januar 2009 geriet ein Airbus über New York in eine Notlage. Berichten zufolge gelangten Vögel in die Triebwerke. Dem erfahrenen Piloten Chesley B. Sullenberger gelang es, das Flugzeug auf dem eisigen Hudson River notzulanden. Alle Insassen überlebten. Sullenberger hatte eine Menge Erfahrung als Kampfjetpilot in der United States Air Force. Er war somit ein Experte für Sicherheitsprozeduren in Notfallsituationen. Die Besatzung vertraute ihrem Piloten blind und schaffte es daher auch, die Passagiere zu beruhigen. Der Pilot strahlte Zuversicht, Ruhe und Professionalität aus und schuf so ein Klima der psychologischen Sicherheit.

Aber selbst in einem durchschnittlichen Büro, in dem Ihnen weder Kugeln um die Ohren fliegen noch Absturzgefahr besteht, ist psychologische Sicherheit unerlässlich. Sie sorgt für ein Klima, in dem sich Menschen trauen, ihre Ideen, Bedenken, Missverständnisse und Fehler zu äußern, ohne Angst vor Zurechtweisung oder Bestrafung haben zu müssen. Als Amy Edmondson, Professorin an der Harvard Business School, die Effektivität von Teams untersuchte, stellte sie fest, dass sich die Mitglieder erfolgreicher Teams sicher genug fühlen, um sich verletzlich zu zeigen und ehrlich zu kommunizieren. Edmondsons Erkenntnisse wurden durch das Project Aristoteles von Google bestätigt. Bei dieser Befragung Hunderter Teams landete psychologische Sicherheit auf Platz eins der Merkmale guter Teams. Am anderen Ende des Spektrums finden sich Teams, deren Mitglieder Angst haben, offen zu sprechen, sich »lächerlich« zu machen, zu versagen oder unterschwellige Konflikte im Team zu verschärfen.

Auch wenn Beschäftigte entlassen werden – wegen schlechter Arbeitsergebnisse oder Verkaufszahlen – leidet ihr Gefühl der Sicherheit. Die verbleibenden Angestellten befürchten, ebenfalls ihren Job zu verlieren, und diese Unsicherheit erschwert es ihnen, weiterhin gute Leistungen zu erbringen. Es fehlt an Sicherheit, Solidarität und Zusammengehörigkeit.

In einer Familie sollte genauso eine Atmosphäre der psychologischen Sicherheit, des Respekts und des Vertrauens herrschen. Dann trauen sich Kinder auszusprechen, was sie denken und empfinden. Kluge Eltern sind froh, wenn ihre Kinder eine eigene Meinung haben und nicht nur gefallen wollen.

Vertrauen lässt sich nicht erzwingen, doch Sie können ein Klima schaffen, in dem es optimal wachsen kann – indem Sie klare Vereinbarungen treffen, jedem Teammitglied eine klare Rolle zuweisen und klar kommunizieren. Rituale wie zeitnahes Feedback und regelmäßiges Hervorheben der Gruppeninteressen sind wichtig. Spannungen sollten sofort angegangen werden. Psychologische Sicherheit geht nicht nur von der Teamleitung aus; jede und jeder Einzelne spielt eine Rolle. Mithilfe der Vagusbremse können Sie auch in herausfordernden oder stressigen Situationen gelassen und miteinander in Verbindung bleiben, um weiterhin als Team zu agieren. Jede einzelne Person, die Ruhe bewahrt, hilft der gesamten Gruppe, ebenso gelassen zu bleiben – dank des Prozesses der Co-Regulation.

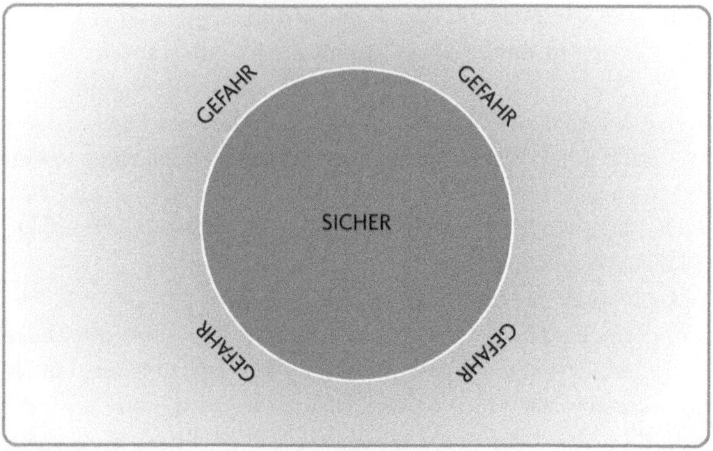

ABBILDUNG 35. Psychologische Sicherheit (nach Sinek): eine Oase der Ruhe in einer feindseligen Welt

UND WAS IST MIT UNSICHERHEIT?

Unsere Vorfahren lebten in einer Welt voller Gefahren: unerbittliche Kälte, sengende Hitze, Naturkatastrophen, Nahrungsmittelknappheit, Angriffe durch andere Stämme oder Raubtiere … Unser Gehirn und unser Nervensystem sind deshalb darauf ausgelegt, Gefahren sofort zu erkennen: Unser Körper reagiert fünfmal schneller auf Signale der Gefahr als auf Signale der Sicherheit. Unser hochempfindsames Nervensystem hält Tag und Nacht Wache und ergreift bei der geringsten Bedrohung Maßnahmen. Bilder, Bewegungen, Geräusche, Körperhaltungen und Gerüche können allesamt Signale der Gefahr sein. Darüber hinaus gibt es bedrohliche Signale, die Sie intuitiv wahrnehmen, oft sogar lange bevor die Gefahr tatsächlich eintritt.

Der Negativitätsbias, Auch Negativitätsfehler oder -effekt genannt, beschreibt das Phänomen, dass Menschen unangenehme Ereignisse und Informationen schneller wahrnehmen als erfreuliche. Schöne Erinnerungen treten in den Hintergrund, sobald etwas Schlechtes passiert, worüber man grübeln kann. Das erklärt, weshalb traumatische Erlebnisse so lange nachwirken können, manchmal ein Leben lang. Selbst »bloße« negative Kritik oder ein hitziger Streit können Sie tagelang emotional belasten.

Der moderne Mensch hat es eher selten mit blutdürstigen Raubtieren zu tun. Heutzutage lauert die Gefahr in negativem Feedback, Kritik, Einsamkeit, fehlenden Verbindungen, Sehnsucht nach körperlicher Nähe, mangelnder Co-Regulation, Müdigkeit, Schlaflosigkeit, Übergewicht, Diabetes … Auch Deadlines, Überstunden, zu viel Belastung, Staus, Altern, gefährliche Verkehrssituationen, schwierige Kolleginnen und Kollegen, Mobbing oder unangenehme Vorgesetzte gehören zum modernen Leben und verursachen Stress, der mit Wut, Angst oder anderen negativen Gefühlen einhergeht. Damit zurechtzukommen, kostet Mühe und Energie.

SCHLUSSWORT

The survival of the friendliest

»Wenn man trübes Wasser in Ruhe lässt, wird es wieder klar.«

LAOZI

In seinem Buch *Sterben: Wachsen im Umgang mit dem Tod* beschreibt Ira Byock, wie eine Studentin der berühmten Anthropologin Margaret Mead vor vielen Jahren die Frage stellte, was ihrer Meinung nach das erste Merkmal zivilisierten Lebens gewesen sei. Zur Überraschung der Studentin lautete die Antwort nicht »die ersten Werkzeuge aus Stein« oder »die ersten Tongefäße«. Mead zufolge war das allererste Anzeichen von Zivilisation ein Oberschenkelknochen, der eindeutig gebrochen war, aber dem man Zeit zum Heilen gelassen hatte. Bricht sich ein Tier ein Bein, ist die Wahrscheinlichkeit groß, dass es nicht überlebt. Es kann nicht weglaufen, wenn Gefahr droht, es kann nicht auf Nahrungssuche gehen und so weiter und so fort. »Ein gebrochener und wiederverheilter Oberschenkelknochen ist der Beweis dafür, dass es jemanden gab, der die verletzte Person beschützt und ihre Wunden verbunden hat, sie an einen sicheren Ort gebracht und bis zur Heilung umsorgt hat. Sich gegenseitig in schwierigen Zeiten zu unterstützen, das ist der Beginn von Zivilisation«, so Mead.

Ich habe es schon im Vorwort zu diesem Buch festgehalten: Der Homo sapiens konnte sich gegenüber den anderen Arten der Gattung Homo durchsetzen, weil er der freundlichste war. Dass wir heute die ungekrönten Könige der Erde sind, verdanken wir also vor allem unserem Nervensystem, den Verknüpfungen zwischen unserem Gehirn und all unseren Organen – von der Stimme über das Herz, die Lunge, die Muskulatur bis hin zum Verdauungstrakt.

Unser Nervensystem ist ständig auf der Suche nach Anzeichen von Gefahr oder Sicherheit sowie nach Verbindung und guter Gesellschaft. Wir wissen, dass gesunde Kontakte der beste Weg sind, um glücklich und sicher durchs Leben zu gehen. Dank der Fürsorge unseres Nervensystems können wir soziale Strukturen und Organisationen bilden, mit anderen interagieren, uns an Gepflogenheiten und Gesetze halten. Wir können Kultur schaffen, gemäß einer bestimmten Vision und Ethik leben, Beziehungen eingehen und verschiedene Sprachen sprechen. Wenn unser Nervensystem gut funktioniert, wird unsere Welt um einiges sicherer.

Verbindung basiert auf Vertrauen, Aufrichtigkeit und Respekt. Schon ein kurzer Moment echter, positiver Gefühle genügt, damit es zwischen zwei Menschen funkt. Denken Sie an das Lachen eines Babys, einen freundlichen Händedruck, ein Kompliment, das von Herzen kommt. Wenn wir miteinander in Kontakt treten, kommt es zu einer Kettenreaktion biologischer Veränderungen in unserem Körper. Die autonomen Nervensysteme von zwei Personen, ihre Herzrhythmen, ihre Hirnströme und die elektrischen Wellen innerhalb ihrer Nervensysteme stimmen sich aufeinander ein. Der Vagusnerv sorgt dafür, dass sich der Herzrhythmus mit jeder Ausatmung verlangsamt. Und der Vagusnerv produziert Acetylcholin, das eine positive Wirkung auf den gesamten Körper hat. Neben einem optimalen Herzrhythmus optimiert sich auch Ihr Zuckerstoffwechsel. Sie fühlen sich sicher und kontaktfreudig.

Wenn Sie jeden Tag mehr und mehr dieser positiven Emotionen empfinden, verbessert sich Ihre Fähigkeit, mit anderen in Verbindung zu treten. Gute soziale Kontakte sind genauso wichtig wie Bewegung, eine gesunde Ernährung und ausreichend Erholung. All diese Faktoren verringern das Risiko, früh zu sterben, und tragen zu einem starken und gesunden Herzen bei. *»You are wired to connect«*, wie Barbara Fredrickson es so treffend formuliert.

Wir haben das große Glück, in einer Zeit zu leben, in der sich die Wissenschaft in rasantem Tempo weiterentwickelt. Die Polyvagaltheorie bietet uns eine solide wissenschaftliche Grundlage, um menschliche Gefühle und menschliches Verhalten besser zu verstehen. Fachsprachlich ausgedrückt ist die Polyvagaltheorie ein Teilgebiet der psychophysiologischen Forschung. Dabei untersuchen Wissenschaftlerinnen und Wissenschaftler den Einfluss des Gehirns und des autonomen Nervensystems auf das menschliche Verhalten.

Ich habe selbst mehr als einmal erlebt, dass sich ein Großteil unserer Alltagswelt und unser Erwachsenwerden um Schwächen und Bedrohungen dreht. Das gilt für viele Glaubenssysteme, aber auch für unsere Erziehung und unsere Arbeit. Es geht so oft um Belohnungen und Bestrafungen. Wir fokussieren uns auf unsere Schwächen, halten Ausschau nach externen Gefahren, vergleichen uns mit anderen und versuchen, eine Situation zu verbessern. Doch das ist nicht der Weg, der zu uns Menschen passt.

Wir können auf andere, authentische Weise stark sein und verfügen über einen inneren Kern, der offen ist für Co-Regulation und Verbindung. Eine einzelne Person muss nicht alles wissen und können. Wir sind darauf programmiert, Netzwerke zu bilden, in Gemeinschaften zu leben und uns gegenseitig zu helfen. Echte Bedrohungen gefährden meist die gesamte Gemeinschaft. Denken Sie etwa an Umweltverschmutzung, Armut, Klimawandel, Wasserknappheit, Hungersnöte und weltweite Infektionskrankheiten wie Corona. Es liegt auf der Hand, dass wir alle zusammenarbeiten müssen, wenn wir solche Gefahren abwenden wollen.

In einem System sozialer Kontakte sind wir sicher. Jeder Mensch kann das tun, worin er gut ist, und so zur Sicherheit der Menschheit beitragen. Das ist eine sehr hoffnungsvolle Botschaft. Zusammenarbeit und Verbindung bieten uns die größte Sicherheit. Dadurch können wir unseren Verteidigungsmodus verlassen und auf Wohlbefinden, Gesundheit, Immunität und Resilienz hinsteuern. Oder wie es der belgische Premierminister Alexander De Croo während der Corona-Krise ausdrückte: »Wir sind ein Team von 11 Millionen Menschen. In einem Team kämpft man nicht nur für sich selbst, sondern auch füreinander.«

Dieses Buch zu schreiben, hat mir große Freude bereitet. Ich wende die Übungen, die ich Ihnen an die Hand gegeben habe, selbst täglich an, und erlebe, wie gut sie mir tun. Mein Gesundheitszustand hat sich dadurch verbessert und vor allem pflege ich schönere, liebevollere und verständnisvollere Beziehungen zu anderen. Dasselbe wünsche ich auch Ihnen.

FÜR MEHR INFORMATION:

l.swinnen@telenet.be
www.stressmanagement.be

DANK

Ein Buch wird immer unter Zeitdruck geschrieben. Dieses Buch ist all den Menschen gewidmet, die wegen meines Schreibhobbys zeitweilig auf meine soziale Unterstützung verzichten mussten, und vor allem jenen, die mir jahrelang mit Informationen und Aufmerksamkeit zur Seite standen und mich stets wieder daran erinnerten, dass wissenschaftliche Arbeit nichts anderes ist als eine besondere Sichtweise auf die Welt.

Ich bin vielen Personen zu großem Dank verpflichtet. Zuallererst Martine, ohne die es dieses Buch nie gegeben hätte. Sie hat mich auf liebevolle Weise tatkräftig unterstützt. Und vor allem hat sie das Kapitel über Autismus-Spektrum-Störungen im Kontext der Polyvagaltheorie verfasst.

An zweiter Stelle möchte ich mich beim Team von HeartMath Benelux bedanken. Sie haben mit großer Hingabe und Herzlichkeit zum Kapitel über Herzkohärenz beigetragen. Robert Erdbrink und Frédéric Coppieters haben viel Zeit darauf verwendet, mir die notwendigen Auskünfte zur Verfügung zu stellen. Frédéric hat mir sogar einen ganzen Vormittag »Unterricht« über Herzkohärenz erteilt. Somit können Sie sicher sein, genau die richtigen Informationen zu erhalten.

Mein Dank gilt außerdem Louis van Nieuland und Gina Peeters, die sich mit unendlicher Geduld zum selben Thema mit mir ausgetauscht haben.

Die Geschichte von Lucy hat mir Dr. Georges Otte zugetragen. Vielen Dank auch an Sophie Cauwels, die mir so einiges über den Psoas-Muskel beigebracht und sich sogar die Mühe gemacht hat, dafür ein paar Videos zu drehen.

Und natürlich nicht zu vergessen: Prof. Dr. Stephen Porges, der die Polyvagaltheorie entwickelt hat. Auch Deb Dana, Trainerin und rechte Hand von Dr. Porges, gebührt ausdrücklicher Dank.

Ferner bin ich dem Team meines belgischen Verlags Lannoo und insbesondere Katrien Van Oost zu großem Dank verpflichtet. Sie hat meine Texte mit zahlreichen wertvollen Kommentaren versehen und damit die Qualität dieses Buches erheblich verbessert. Es wurde eine Menge professioneller Arbeit investiert, um dieses Ergebnis zu erreichen.

Ich danke zudem allen CEOs, Führungskräften, Managerinnen und Managern, Mitarbeitenden, Beamtinnen und Beamten, Selbstständigen und Studierenden, die mir durch ihre Kommentare und Anregungen während Trainings und Vorlesungen sehr geholfen haben.

Ich wage es nicht, hier alle Personen aufzuzählen, denen ich für ihre Unterstützung dankbar bin, weil ich ohnehin die eine oder den anderen übersehen würde. Sie alle wissen jedoch, wer sie sind und welchen Beitrag sie zum Entstehen dieses Buches geleistet haben.

Dr. Luc Swinnen

LITERATUR

- » Ambady, Nalini & Skowronski, John J. (2008). *First Impressions*. New York: Guilford Press.
- » Autisme Centraal, Autimatisch, een visuele uitleg over autisme door mensen met autisme, 61 223 beelden over autisme en normale begaafdheid (dvd).
- » Bandura, A. (1977). »Self-efficacy: Toward a Unifying Theory of Behavioral Change«, in: *Psychological Review*, 84(2), 191–215.
- » Bandura, A. (1995). *Self-Efficacy in Changing Societies*. Cambridge: Cambridge University Press.
- » Bannink, Frederike (2015). *Posttraumatisch succes*. Amsterdam: Pearson Benelux BV.
- » Bannink, Frederike (2016). *Positieve psychologie*. Amsterdam: Boom.
- » Bastian, Edward & Staley, Tina (2009). *Living Fully, Dying Well*. Boulder, CO: Sounds True Inc.
- » Berk, Tjeu van den (2001). *Het mysterie van de hersenstam. Over basisfuncties, psychosomatiek & spiritualiteit*. Utrecht: Meinema.
- » Bono, Edward de (2005). *Zes denkende hoofddeksels*. Amsterdam: Business Contact.
- » Bos, Henny (2013). *De dramadriehoek*. Barneveld: Boekenbent.
- » Bowlby, John (2005). *The Making and Breaking of Affectional Bonds*. London: Taylor & Francis Ltd.
- » Carley, Steven G. (2013). *Independence versus conformity, revisiting a Solomon E. Asch Study: Psychology in Action*. Boston, MA: SGC Production.
- » Christakis, Nicholas & Fowler, James (2011). *Connected. The Amazing Power of Social Networks and How They Shape Our Lives*. New York: HarperCollins.
- » Compernolle, Theo (2006). *Stress, vriend en vijand*. Tielt: Lannoo.
- » Covey, Stephen (2018). *Die 7 Wege zur Effektivität: Prinzipien für persönlichen und beruflichen Erfolg*. Offenbach: GABAL Verlag.
- » Csíkszentmihályi, Mihály (2010). *Flow. Das Geheimnis des Glücks*. Stuttgart: Klett-Cotta Verlag.
- » Cuddy, Amy (2019). *Ohne Worte alles sagen: Mit Körpersprache überzeugen*. München: Goldmann Verlag.
- » Damasio, Antonio (2019). *De vergissing van Descartes*. Amsterdam: Wereldbibliotheek.
- » Damasio, Antonio (2019). *Ik voel dus ik ben*. Amsterdam: Wereldbibliotheek.
- » Darwin, Charles (2008). *Die Entstehung der Arten*. Hamburg: Nikol.
- » Deb, Dana (2021). *Arbeiten mit der Polyvagal-Theorie: Übungen zur Förderung von Sicherheit und Verbundenheit*. Lichtenau: G.P. Probst Verlag.
- » Deb, Dana (2021). *Die Polyvagal-Theorie in der Therapie: Den Rhythmus der Regulation nutzen*. Lichtenau: G.P. Probst Verlag.
- » Dewulf, David (2018). *Zelfcompassie in training en therapie*. Amsterdam: LannooCampus.
- » Diekstra, René (2017). *Ik kan denken/voelen wat ik wil*. Amsterdam: Pearson Benelux BV.

» Dijksterhuis, Ap (2010). *Das kluge Unbewusste: Denken mit Gefühl und Intuition*. Stuttgart: Klett-Cotta Verlag.

» Ellis, Albert (2001). *Overcoming Destructive Beliefs, Feelings, and Behaviors: New Directions for Rational Emotive Behavior Therapy*. Buffalo, NY: Prometheus Books.

» Erickson, Milton (1982). *My Voice Will Go with You*. New York: W. W. Norton.

» Feldman Pinkenson, Ruth (2014). *The Green Bubbie: Nurturing the Future*. Scotts Valley, CA: CreateSpace Independent Publishing Platform.

» Frederickson, Barbara (2009). *Positivity: Top-Notch Research Reveals the 3-to-1 Ratio That Will Change Your Life*. New York: Harmony Books.

» Frederickson, Barbara (2023). *Die Macht der Liebe: Ein neuer Blick auf das größte Gefühl*. Frankfurt: Campus Verlag.

» Geeraerts, Katrien & Van Nieuland, Louis (2017). *Blijven ademen*. Antwerpen: M-books.

» Gilbert, Paul (2013). *Compassion Focused Therapy*. Paderborn: Junfermann Verlag.

» Gorman, Amanda (2021). *The Hill We Climb – Den Hügel hinauf*. Hamburg: Hoffmann und Campe Verlag.

» Grossmann, Igor, Baljinder, K. Sahdra & Ciarrochi, Joseph (2016). »A heart and a mind: Self-distancing facilitates the association between heart rate variability, and wise reasoning«, in: *Frontiers in Behavioral Neuroscience* 10.

» Hanson, Rick (2010). *Das Gehirn eines Buddha: Die angewandte Neurowissenschaft von Glück, Liebe und Weisheit*. Freiburg: Arbor.

» Harari, Yuval Noah (2015). *Eine kurze Geschichte der Menschheit*. München: Pantheon.

» Harari, Yuval Noah (2020). *Homo Deus: Eine Geschichte von Morgen*. München: C.H. Beck.

» Harari, Yuval Noah (2021). *21 Lektionen für das 21. Jahrhundert*. München: C.H. Beck.

» Hare, Brian & Woods, Vanessa (2020). *Survival of the Friendliest*. New York: Random House.

» Harris, Thomas A. (1976). *Ich bin o. k. – Du bist o. k.: Wie wir uns selbst besser verstehen und unsere Einstellung zu anderen verändern können – Eine Einführung in die Transaktionsanalyse*. Hamburg: Rowohlt Verlag.

» Hough, Theodore (1895). »On the Escape of the Heart from Vagus Inhibition«, in: *Journal of Physiology*, 18(3):161–200.

» Jongkind, Anja & Vonk, Greet (2020). *Posttraumatische groei. Sterker door ellende*. Baarn: S2 Uitgevers.

» Kobasa, Suzanne & Maddi, Salvatore (1984). *The Hardy Executive: Health Under Stress*. Irwin Professional Pub.

» Kok, Bethany E. & Fredrickson, Barbara L. (2010). »Upward spirals of the heart: Autonomic flexibility, as indexed by vagal tone, reciprocally and prospectively predicts positive emotions and social connectedness«, in: *Biological Psychology*, 85:432–436.

» Kok, Bethany E. u. a. (2013). »How Positive Emotions Build Physical Health: Perceived Positive Social Connections Account for the Upward Spiral Between Positive Emotions and Vagal Tone«, in: *Psychological Science*, 24(7): 1123–1132.

» Laureys, Steven (2021). *Het no-nonsense meditatie oefenboek*. Gent: Borgerhoff & Lamberigts.

» Laureys, Steven & Riccard, Mattheu (2021). *Warum Meditation heilt: Der wissenschaftliche Beweis, dass Meditieren die mentale und körperliche Gesundheit verbessert – mit Anleitungen und Praxistipps*. München: riva.
» Levi, Joel (2014). *De hond van Pavlov*. Aartselaar: Deltas.
» Lipton, Bruce (2016). *Intelligente Zellen – Wie Erfahrungen unsere Gene steuern*. Dorfen: KOHA Verlag.
» Malach-Pines, Ayala (1996). *Couple Burnout: Causes and Cures*. London: Routledge.
» McClelland, David (1961). *The Achieving Society*. Princeton, NJ: Van Nostrand Company.
» McKay, Sarah (2018). *Demystifying The Female Brain: A Neuroscientist Explores Health, Hormones and Happiness*. London: Orion Spring.
» Mijling, Ina (2016). *Rotgevoelens zijn je beste vrienden*. Amsterdam: Novum Pro.
» Mr Breath (2019). *Ontdek de kracht van ademen*. Utrecht: Kosmos Uitgevers.
» Murphy, Kate (2021). *Immer auf Sendung … nie auf Empfang: Warum wir einander endlich zuhören müssen*. München: Mosaik.
» Neff, Kristin (2003). »Self-compassion. An alternative conceptualization of a healthy attitude toward oneself«, in: *Self and Identity*, 2(2):85–101.
» Neff, Kristin (2012). *Selbstmitgefühl: Wie wir uns mit unseren Schwächen versöhnen und uns selbst der beste Freund werden*. München: Kailash.
» Neef, Manja de (2015). *Build Your Confidence With Cbt: 6 Simple Steps To Be Happier, More Successful And Fulfilled*. Berkshire: Open University Press.
» Porges, Stephen W. (2011). *The Polyvagal Theory Neurophysiological Foundations of Emotions, Attachment, Communication, and Self-Regulation*. New York: W. W. Norton & Company.
» Porges, Stephen W. (2023). *Die Polyvagal-Theorie und die Suche nach Sicherheit: Traumabehandlung, soziales Engagement und Bindung*. Lichtenau: G.P. Probst Verlag.
» Selye, Hans (1978). *The Stress of Life*. New York: McGraw-Hill Education.
» Servan-Schreiber, David (2006). *Die Neue Medizin der Emotionen. Stress, Angst, Depression: Gesund werden ohne Medikamente*. München: Goldmann Verlag.
» Solnit, Rebecca (2010). *A Paradise built in Hell*. New York: Penguin.
» Swinnen, Luc (2009). *Stress is geen probleem*. Leuven: Van Halewyck.
» Swinnen, Luc (2020). *Rust voor je brein. Train je offline brein en versterk je veerkracht, creativiteit en empathie*. Tielt: Lannoo.
» Tedeschi, Richard & Moore, Bret (2016). *The Posttraumatic Growth Workbook: Coming Through Trauma Wiser, Stronger, and More Resilient*. Oakland, CA: New Harbinger.
» Teicher, Martin (2019). *The Handbook of Therapeutic Care for Children: Evidence-Informed Approaches to Working with Traumatized Children*. London: Jessica Kingsley Publishers.
» Van Reybrouck, David (2023). *Revolusi: Indonesien und die Entstehung der modernen Welt*. Berlin: Suhrkamp Verlag.
» Vanroy, Kobe (2018). *AutismeCentraal. Methodiek voor ouders en begeleiders*. Leuven: Acco.
» Vermeulen, Peter (2016). *Autismus als Kontextblindheit*. Göttingen: Vandenhoeck & Ruprecht.

REGISTER